中國近代中醫藥期刊彙編

第一輯

24

中西醫學報

上海辭書出版社

目録

（第　八　期）

宣統二年十一月中西醫學研究會出版

中西醫學報

總發行所上海新馬路昌壽里八十一號無錫丁廣

目錄十一月份

診斷學大成序

醫師之有診斷也猶法吏之有審判歟法吏審判之術不精縱有至精之法律學與無同醫師診斷之術不精縱有至精之醫藥學亦與無同此一喻也法吏審判一誤甚者立即致人於命醫師診斷一誤甚者亦立即致人於命此又一喻也由前則醫師之對於自己而負責任也由後則醫師之對於病人而負責任也對於自己之責任將喪失醫師之資格是曰榮辱關頭對於病人之責任將戕賊他人之生命是曰性命關頭而之二關頭者同時並伏不幸而誤觸之亦往往同時並作於斯時也眞醫師之吃緊爲人處哉蓋醫師平素無論如何精研醫學藥學其接觸於病人而發生關係者蓋寡自至臨床診斷病症乃始充分接觸於病人而發生雙方的相互之關係同時醫師即發生片面的負擔之責任而責任之重要且危險則正所以爲醫師之責任也且人之所責望於醫師者鄙諺言「孝順的郎中」而文人口禪痛詆庸醫殺人輒曰「草菅人命」善之則爲孝子惡之則爲屠伯是亦足以對觀而得醫師之責任爲何如也易曰「君子作事謀始」不爲孝子卽爲屠伯自臨床診斷始鶡冠子曰「未見不得其諏而能除疾也」（天則篇謂同診）是以古來醫家名流診斷一事代多說明其甚重視之不

待言矣然自西國醫學輸入東亞而我神州古來醫家所自詡之診斷術乃至不足道
或曰西醫之診斷術雖精度亦不過若我古代扁鵲飲上池之水洞見垣一方能盡得
五臟癥結者耳惜古法之不盡傳而我中醫亦何至於至不足道者應之曰是不然扁
鵲飲上池之水云云宗教的神話也術士自神其術欺人之愚非實有其事也今之中
醫猶尙宗教也今之西醫則科學也以科學視宗教程之相差不可以道里計而吾謂
中醫之診斷術至不足道豈妄言哉夫中好古故猶陷宗教西務今故已臻科學是西
醫之勝於中醫換言之即今勝於古也雖然萬學之所攻究皆壁也亦何怪醫師以我
之醫師觀察非我之病人終隔一壁而西醫之診斷術所勝於中醫者毋寧爲比較的
而決非絕對的又不可不知也近世我國自海禁大開以來頗有翻譯及西醫之診斷
術者如德貞之脈說傅蘭雅之脉表診病論等類大抵非管窺一班即無多小册而已
（脈說係專救中醫之弊）頃讀丁仲祜先生譯著診斷學大成一書都二十餘萬言將
印行公諸世此中國醫界診斷術上空前得未曾有之鉅書也凡醫界醫師咸宜爭先
快觀人置一編祛蒙昏增神智爲裨益之價値詎有限量惟是書旣鉅帙初學讀之不
免興望洋之歎抑且先入爲主之見存尤於中西之通不能得其要領也則所敢謹爲

之概括的說述溯西國古來診斷史上進步之大要與今其成立科學之法則而以反鏡之我國果何如者終焉。

今夫宇宙自有生人以訖今茲才智之士聖哲之儔所竭極心思耳目之力而攻究萬有之現象者奚啻以恒河沙數計然其陳陳學說都而較之直可劃分爲兩大截上半截曰心理的造作時代下半截曰物質的闡明時代前者時愈古其誣愈甚後者時愈今其理愈勝萬學皆然而醫學上之診斷術又奚獨不然大古醫學無論埃及、猶太、希臘、羅馬莫不肇造於鬼神談則其診斷病狀之可笑一言以蔽之曰干神之怒而已故其時巫僧卽醫師而以敬禮鬼神爲惟一之療病方雖略有經驗的醫藥亦必附會於神而出之卽如埃及之木乃伊術剳腦剖腹希臘之彫刻術骨格筋肉描寫畢肖皆可爲引發病理解剖的知識藉資診斷而亦不見其有引發之萌芽乃至印度太古當紀元前三千百有餘年其荒唐無稽之診斷法謂有十種風自肺而入流通於人身之一萬七千管中因其流通之方向異常而發生疾病云以上所述醫學之診斷史上皆當屬之上半截心理的造作一方者也自希臘之醫聖希波革拉第 Hippokraes（西紀元前四百零六年生）作而革新醫學爲實質的學派解剖的智識雖未得正確而診斷一方創卜豫後之法無論何病各於其自然服從一定之規律即多憑官能的診斷、以尿之一般之外觀及沈渣在病有貴重之徵證且檢查病者之外貌、容態、眼勢、體溫、體量之增減、呼吸及神識、有無異常與其糞便、咯痰、舌苔等皆於卜豫後之吉凶有重大之價值亞歷山大王既歿亞歷山德城中最有名之解剖學家海羅昆兒 Herophilus 論定脈搏之强弱遲速其勢力原因在心臟而不在動脈之本身同時有名之解剖學家愛拉西多斯 Crasitratns 診一貴公子病狀察其色青眼沉聲嘶淚墜知由心理的情緒之劇動得設法驗之竟斷定爲戀繼母之病實可驚之個人的診斷法也西紀元第二世紀初葉小亞細亞之百爾嘉摩、Bergama 有哦蓮 Claudius Galenus 者以解剖爲治療之基礎亦以動靜脈之起原歸之心臟而以尿之沈渣爲津液頹敗之證據一切熱症即由津液之變性狀態而發生而進行第六世紀中葉美索不達米亞 Meslopotamia 有倭邱斯 Aeoius 者探究特殊及個人的原因留意年齡、强弱、體格、生活法、風土及氣象的變動第十六十七兩世紀間英國褒兒哈維 Boerhaaue 以病症診斷應用五官不足者撰定理學的及器械的診斷法補之當十七世紀顯微鏡之應著而十八世紀伯林教授劉婆哥尼 Qiebekuhn 爲反射性顯微鏡之發見者始於顯微鏡的檢索應用化學的試藥呈幾多之興味此則伴細菌學之發達而於治病創原因的診斷爲古人所夢想不到者矣十九世紀沿十八世紀末之餘波學海之思潮一變咸傾注全力於物質的方面而醫學亦傾注物質的方面自不待言以上所述醫學之診斷史上皆當屬之物質的闡明一方者也夫橫盡西方豎盡前古得舉其醫學之診斷史而劃分爲兩大截者大抵自希波革拉第始物質的闡明初若芽孽中經第四世紀至第十四紀所闡明亦少可觀者然其時既至而終有以臻於豐隆至盛之域也則十八世紀末以還非其時耶且又試略敘診斷術進行之序最初神鬼談無足數之價值進之則病理解剖的診斷發見又進之而官能的診斷發見又進之而原因的診斷發見最後而診斷成立一科學若其個人的診斷論者謂當活用之於科學之外焉而其成立科學之原則第一既往症檢查第二現在症檢查第三應用診斷學凡三大條件猶心理論理經濟國家諸科學之成立亦皆用三段法也噫奇矣

吾既述西方醫學上之診斷史矣（所述皆據日人平出謙吉西東醫學變遷史稿）詩曰他山之石可以攻玉而反鏡之我中國何如者豈不曰比較的西醫勝中醫亦終有比較的中醫勝西醫之一日也然今非其時也攷周官醫師一以五氣五聲五色眡其

死生。兩之以九竅之變。參之以九藏之動。」鄭康成曰「五氣、五臟所出之氣也。肺氣熱。心氣次之。肝氣凉。脾氣溫。腎氣寒。五聲、言語宮商角徵羽也。五色、面貌青赤黃白黑也。審其盈虛休王。吉凶可知。審用此者。莫若扁鵲倉公。兩參之。以觀其死生之驗。竅之變。謂開閉非常。陽竅七。陰竅二。藏之動。謂脈至與不至。正藏五。又有胃、旁胱、大腸小腸。脉之大候。要在陽明寸口。能專是者。其惟秦和乎。岐伯俞柎則兼彼數術者。」一案周官經。以五氣五聲五色二句。言觀氣色。兩之以九竅二句。言徵脈候。而康成所言已總括。內難諸經中言氣色言脈候之大要。今內難所言者不備引（如素問宣明五色篇陰陽應象大論金匱眞言大論五藏生成論靈樞本輸篇經脈篇難經第一難第三十五難等所言引不勝引）然則成周官醫大法（疾醫一官當今之太醫院長）於診察病人。而斷定其可治不可治。爲術惟二。曰氣色。曰脈候而已。更攷之史記扁鵲聽聲寫形。言病之所在。實不須切脉而以診脉爲名。則診病專恃觀氣色者。倉公傳黃帝扁鵲之脈書五色診病。知人死生。決嫌疑。定可治。則診病兼恃觀氣色徵脉候者。俞柎割皮解肌。結筋搦髓腦揲荒爪幕湔浣腸胃漱滌五臟練精易形。則並不指明診病所恃何術。後談神話而已。此史記之文與康成所稱足互相證明。他如秦緩事詳左傳。岐伯則有素靈諸書在。要之倉公旣傳黃帝扁鵲之脈書五色診病法。此中國古代診斷術之專書。也。夫惟古有專書。而中國之人法古守先數千年如一日。脈經脈訣三部四時五藏辨候診色決事脈經等書見於史志者可僂指而數。其名目未有進於古也。其內容更未有進於古也。請約言之。東方木行色靑聲呼氣臊。南方火行色赤聲笑氣焦。西方金行色白聲哭氣腥。北方水行色黑聲呻氣腐。中央土行色黃聲歌氣香。其觀氣色之大較也。取手足兩部尺寸之動脈强分之爲寸關尺三部九候。（古法手足脈並徵今但徵手而已）若者陽明脈若者厥陰脈若者太陽脈若者少陽脈若者太陰脈若者少陰脈。若者陽維脈若者陰維脈若者陽蹻脈若者陰蹻脈。旣病而浮而沉而遲而數而濇而滑而虛而實而長而短而洪而微而緊而緩而石而毛而芤而弦而濡而弱而散而細而伏而動而促而結而革而牢而代。立說種種至令人不可思議。其徵脈候之大較也。由今西醫之診斷術。氣色與脈候祇數小條件之事。而中醫不然。謂能得診斷之全也。以爲人身者陰陽五行之隸屬品也。取臟腑官骸一一分隸之陰陽五行。氣色觀外脈候診內。以全見人身中之陰陽五行。（如云肝陽肝陰胃火心火胃水腎火等名詞卽含有人身中陰陽五行之語義在內）有無違常而是否發病者也。若此者。無以擬之擬之前述印度太古醫家以十種風流通於人身之一萬七千管中因流通之方向異常而發生疾病爲診斷法者不幾同一荒誕無稽哉印度太古中國今日懸隔五千數百餘載遙遙爲對聞者將孰不曰無獨有偶而謂中醫之診斷術非尚在野蠻未開時代得乎顧今日大多數之醫生尚復深閉固拒莫肯以學愈愚攘臂而談陰陽五行如故野蠻野蠻之徽號奚辭以自解於天下而不知不覺也是故中醫到於今沉滯宗敎之一境而尚在心理的造作一方能傾注於物質的一方不識自奚日始也或曰熊之元狐之白因地而更羽之翠蛙之青隨時而易能不失其天賦之模仿性也惟人爲得天最富有模仿性之動物盡其性者即好學之聖胡炎黃貴胄而失其天賦之本性若是意者宗敎不嚴誑語之誡末由啟其好眞之心而種種物質的方面亦遂末由發展歟此則中國宗敎之大詬病（近有謂孔子非宗敎家者不學之徒相率爲欺人語耳）即中國之所以有今日豈第醫學蒙其禍而已哉悲夫悲夫

時維宣統二年六月六日實以右睪丸二十、水疝經英國醫士行摘睪術之後十二日神志慘鬱走筆成此文之工拙有所不計而言之出不得已讀者君子自能得之月敬質之仲祜先生以爲何如陽湖顧實叙於滬上寓次

外科學一夕談

無錫丁福保仲祜譯述

緒言

考周禮天官。瘍醫掌腫瘍、潰瘍、折瘍之祝藥。(祝藥附着藥也)劀殺之齊。(音劑)注曰、劀謂刮去膿血。殺謂以藥食其惡肉。此吾國外科之濫觴也。古之扁鵲、倉公、華陀、皆精外科手術。迄今讀史記後漢書本傳。猶可想見其批郤導窾。奏刀砉然之神技。洎降及後世。搢紳先生每以外科爲膿血污穢而賤視之。考西洋史羅馬時代幾以外科爲理髮師又如浴舍之弄賤業者。其品位之卑劣不能與工匠爲伍。中外幾如一轍。此外科學之所以無進步也。古時外科學既無進步。其範圍亦狹隘。至十六世紀。歐洲之各科學日益發達。爲斐氏(Vesal)創解剖學之偉業。哈斐氏(Harvey)發明血液之循環。遂與外科學有絕大之影響。而外科之範圍亦日益擴張。至十九世紀。又有全身麻醉法、(Farkson 1812 及 Simpson 1841-1842) 及防腐療法。(Lister 1872) 之二大發明外科學遂如新紀元之開創矣邇來如腦蓋胸廓腹腔內各臟器古時所視爲神聖不可侵犯之部位者今亦可用手術而治療之外科學之範圍至是乃廣大無垠幾欲包內科學而兼併之古弗氏（Koch）創設之細菌學及林德根氏（Röntgen）發見之愛克斯光線其於外科學有莫大之應用故近日外科學之進步有一日千里之勢焉迴顧吾國之外科學古之痲醉法及手術均已失傳業外科者頑陋無倫既不知細菌學又不解防腐消毒法或墨守靈樞之言以爲癰疽因寒氣之閉衛氣而生或執河間之說以爲諸痛痒瘡瘍皆屬於心火寒固非是熱亦紕繆嗚呼一孔之夫而欲與談世界醫學吾知其難矣吾譯述外科一夕談者爲函授新醫學講習社諸君子而言非爲頑陋無倫之外科醫言也書凡二十四章曰身體一部分之充血及貧血曰血塞及栓塞曰出血曰出血之處置曰炎症曰幺微生體曰炎症之症候曰炎症之經過及轉歸曰膿瘍曰消炎法曰壞疽曰潰瘍曰身體之損傷曰損傷之處置曰創傷傳染病曰動物毒病曰切創及打創曰刺創曰挫傷及挫創曰銃創曰火傷凍傷及腐蝕曰電傷曰骨折曰關節之皮下損傷外科之大略具於是矣此日本外科專家桂秀馬君之原本也外科學之奧博者他日別譯專書此則限於篇幅不能詳備同社諸君子其諒之

西洋按摩術講義

無錫丁福保仲祜編纂

緒言

余髫齔時讀孟子至爲長者折枝趙岐注折枝按摩手節也始知有按摩法後讀周禮疏案劉向云扁鵲使子術按摩韓詩外傳亦有扁鵲砭鍼厲石子游按摩之語年十五六讀諸史見班氏藝文志有黃帝岐伯按摩十卷求其書不可得考唐六典有按摩博士一人注崔實正論云熊經鳥伸延年之術故華佗有六禽之戲魏文有五搥之鍛仙經云戶樞不朽流水不腐謂欲使骨節調利血脉宣通又考唐之醫政分爲七科內有按摩一科此吾國古時言按摩之大略也余少多病屢欲肄業是術以調利其骨節宣通其血脉而瀏覽十餘載僅能一知半解終以不得專書爲憾蓋自宋元以來久視按摩爲賤技搢紳先生難言之矣

西洋古時亦有按摩法與吾國相伯仲至近世本解剖生理病理之學理其術日益精密爲理學療法之一種用以治關節筋肉及神經之病效果最佳其術以手爲之然亦有用球敲打器等以代手者但用球敲打器行按摩手術終不若手之巧妙也手之運用法約有五種可得言焉

撫按法者因身體之一部分有血液及體液之停滯或充滿可用此法以治之實行此法之後其循環遂克佳良行之之時以手尖按摩其局部自末端而向中心卽向血液還流於靜脈中之方向（約言之卽向心臟）而按摩之所患若係手部則撫按自手尖爲始漸次及於上方終達肩部

摩擦法者與前法相類似惟患部細小之時與其用撫按法不若用此法爲佳此法之主要目的在壓迫患部以散其鬱血也行是法時以數手指之指尖集於一處而摩擦之用一手指之指尖亦可摩擦患部之際手指若繪圓者然呈圓形摩擦須較前法稍劇

揉捏法者將筋肉摘起使之收縮亦係强壯筋肉之一法也行是法時以手指摘着患部之筋肉徐徐提起復準筋肉纖維之方向畧行牽移但須患者不覺疼痛適有壓迫

之感也。

敲打法者係令組織（以筋肉爲主）起强劇之興奮以指尖、指之緣邊、或拳、敲擊之外觀上似極易實際上非常困難善行是法者須種種之鍛鍊也

指頭顫者其效果與前法畧同近時使用頗廣約言之係一種之震顫運動自上膊及於前膊、手、指頭終達於患部也

上述之五法在治病時大都兼行數法單行一法者甚少按摩有種種之區別即頭、頸、胸、腹、背及四肢之按摩或對於軟體部（例如骨與關節間之軟體部）之按摩、或對於內臟之按摩等皆是也但此等手術非賴熟練之手腕不爲功數年前余譯述西洋按摩術講義日本河合杏平之原本也其第一章誘導篇第二章按摩之要約第三章技術之演習第四章按摩術手技第五章關節運動法第六章四肢各筋之按摩法第七章關節按摩法第八章頭部按摩法第九章頸部按摩法第十章軀幹筋按摩法第十一章腹部按摩術第十二章全身按摩術第十三章按摩術禁忌症其手技如庖丁解牛揮双而肯綮無礙其學說靡不因端竟委能抉其所以然之理不特古法爲土苴即西人舊術亦筌蹏矣歲庚戌秋重理舊稿付諸手民校閱既竟因書其緣起於簡端

醫話叢存序

鍾嶸詩品。劉勰雕龍。詩文之話。莫古於是。歐後之詩話。詞話。四六話。製義話。作者。夥矣。福保少習岐黃。恥以雕蟲小技。自炫於世。故不話詩。不話詞。不話駢四儷六。而話醫。作醫話。

唐王勃撰醫話序一卷。卽醫話之鼻祖也。其後有願體醫話（史搢臣著）友漁齋醫話。柳洲醫話（王孟英著）潛齋醫話。存存齋醫話（趙彥暉著）惜餘醫話（柳寶詒著）等作者。林立。奚事。余之駢拇枝指。爲。然余之所欲話者。與舊學說不同。或話所聞。或話所見。或轉述師友之所聞所見。而裒時之所甄錄。以備遺忘者。亦附存焉。不分體例。不別門類。銖銖積之。漸成卷軸。故曰。叢存。

參觀上海醫院週年會記

本報記者

維我國憲政籌備之第三年。爲上海醫院成立之第二年。八月二十二日。開週年紀念會。同人折柬招致。比至時尚早。承會員之導引。參觀男女病房割症室藥室及女醫學堂等。令人肅然想見李君平書與女士張竹君合力經營之爲未易易也。未幾振鈴開會。首由李君平書報告經濟困難情形。次竹君女士報告院內看護及診治之法。次沈君縵雲葉君惠鈞相繼演說。後女醫學生顧麗貞繙譯西語畢。僕隨來賓入成績展覽處。得見西醫經治諸大割症模型及圖說。覺中國曩昔所傳剖腦刲臂。猶非神技。最奇者。如城內張婦難產瀕死。竹君女士審係交骨不開。邀同克利醫士往剖婦腹。取出胎兒。母子俱慶安全。此皆該院西醫成績之彰彰者。繼觀中醫吳君觀濤方案。均能洞見癥瘕。與西醫相表裏。吳君毘陵人。醫學始受家傳。繼爲無錫鄧氏孟河馬氏入室弟子。男婦內外諸科。各得其祕奧。故其斷症定方。能神明於古法而變通之。其餘如何君懋甫俞君舜欽袁君依琴等。積方亦富。惜限於時間。未克盡行展覽。竊維醫院爲社會生命所繫。歐美各國。未設醫院以前與既設醫院以後。其人民每歲死於疾病之數。比較懸殊。故其衛生生理及一切屬於醫科之學。研究精深、不遺餘力。我國稱醫爲小道。故業醫者亦不過畧涉岐黃。彼針灸之學既已失傳、內科諸書。各殊其說。試以靈樞金匱等書。問諸懸壺於市者。往往緘口結舌而莫有所對。通都大邑、慈善家開設醫局善堂。亦徒令若輩濫竽耳。近年歐化東漸。邦人士始知醫學爲重。醫院亦日漸發現於我國。然皆歐美教會中人主之。且設於租界。有西醫。無中醫。病者亦疑信參半、今李君平書熱心卓識、與竹君女士慨然創設上海醫院。又選中醫之良者組織之。兼用其長。即互補其缺。李君張君誠不愧爲當世精通中西醫理之名家矣。其造福庸有量耶。嗟乎。外人之嘲我國民也。謂爲病夫。是猶以國勢之柔弱而受此辱也。夫以民命生死所關。而不急急研究。富貴者誤於庸醫之互門。貧賤者又苦於延醫之太難。生產最危。竟授權於村嫗。時疫可救。乃待斃於祈禱。諸如此弊。不勝枚舉。吾恐我國民將實踐爲病夫矣。倘能以一所之上海醫院。推廣而爲千百所之上海醫院。則醫學由斯發達。我國人之生命。亦可轉弱爲強。將見生死而肉骨者踵相接。是皆李君平書女士竹君所賜。僕不禁爲上海醫院前途望且賀也。顧我國之業中醫者。恒詆毀西醫。以爲中人之氣質。安可治以西醫之方藥。甚且謂我國醫院。獨具中醫可耳。兼備西醫胡爲耶。不知人種有黃白之分而病理無中西之別，今就上海醫院而論遇危險之割症。則有西醫遇調養之癆瘵。則有中醫。中西兼施病者獲福。故上海醫院。實足爲吾全國模範之醫院。

論中醫宜一變湯液之制

林大燮

邃古首重針灸，至伊尹而湯液之學興。迄仲景而湯液之用廣。歷二千餘年。宗之而不變者也。易曰窮則變。變則通。湯液所以濟針灸之窮。故湯液之用居十之七。而丸散與膠醴膏丹。則居十之三。推古人所以用湯液之意。以湯者盪也。可以盪滌腸胃也。自古方書湯頭以萬計。湯爲煎劑。故亦有稱爲煎者。湯與飲則顯分兩類。古稱飲子。實爲湯液之小劑。正與今日西醫之用藥水同。然醫家有改飲子丸方爲湯劑者矣。其利於應用者有二。一湯劑君臣佐使。便於加減出入。活潑變化。不比丸散之藥味一定也。一湯液專取藥之氣味。通行經絡。疏散氣血。不比丸散之功用遲緩也。此乃湯液之妙用也。然其弊即相因而至。配合需時。煎煮需時。不能速服。恐藥煎成而症已換。其弊一。守候無人。水火失度。煎不合法。藥失本性。其弊二。舟車攜帶。藥品繁多。裝運笨滯。甚不便利。

其弊三泡切烘晒性味一變陳腐霉爛功用一變其弊四仗一日一服之煎劑時時間斷一方十數味藥性複雜其弊五草木藥品宜沸水泡飲煎則分子飛散金石之品雖久煎無味其弊六然則湯液之劑利少而弊多何如製藥以代湯液而思有以通其變也夫西醫之造藥水也或用藥片浸水或用藥粉化水或用藥酒和水此不與我國之湯劑無異乎類皆從簡單之藥品化成原質提取精華因思我國單方往往一二味藥而治病每著奇效諺云單方氣死名醫余嘗索其理由而不可得恆有藥不對症而效者然以今日視之苟一經化學考驗自不難發明新理但其理斷不在本經本草之書況藥味少則有單純之効用吾觀萬國藥方亦皆如單方之制知單方將盛行於世湯液必改革於今藥水便也湯劑不便也苟能功用相等吾取其便昔錢塘吳尚先著理瀹駢文治病不服藥變湯液而爲薄貼分補瀉溫涼以治一切內病日治一二百人或三四百人每不半日而畢自來醫術未有如此之簡捷者其意謂膏藥外貼無殊湯藥一由胃孔而散於外一由毫孔而入於內內外一理殊途同歸吳氏雖不明西學而理想所至頗與西醫暗合余讀其文不禁爲之崇拜者也按吳氏著書在同治之初是時

西醫合信氏全體新論及內科等書已譯於海上吳氏見其所言臟腑病理皆與中醫
大相逕庭於是變湯液爲膏藥實則以膏藥代湯液曰湯液內治猶在闇室也人所不
見膏藥外治如在大庭廣衆之中人皆見之可以重用有力之藥而不蹈重咎又曰欲
爲內治則苦於不見臟腑肺腑不語是非得失終難決斷醫之難在於不能見臟腑而
人之敢於爲醫者正恃此皆不見臟腑此數語眞慨乎其言之其寓意亦可謂深遠矣
吳氏蓋深知西醫輸入中國見吾醫學之腐敗特先自變之可謂內病外治之一大宗
派今閱四十餘年時代又爲之更新正醫學競爭之日吾見西醫治病及藥房售藥祗
有藥水藥酒藥丸藥粉不聞有以藥品令人煎服者吾國醫家猶自矜湯液之法獨勝
於泰東西醫株守不變亘此終古是猶舍跨海之巨艦而乘伏羲刳木之舟舍踰山之
汽車而乘大禹治水之橇也不其傎乎即如鑽木之與電燈弓矢之與鎗炮此則顯而
易見可辨其孰優孰劣者吳氏變湯液爲膏藥此爲西醫輸入之初無可改革而爲此
退守思想吾也變湯液爲藥水則在西藥盛行之日無可抵制而爲此進取思想此學
術之隨時代而變遷者也余有廢棄六經之議凡全體病理診斷療治方劑藥物悉按

論中醫宜一變湯液之制　六

日本六器官而分之此篇則特論方藥之改良在精製藥品一變四千年來湯液之制庶幾吾國醫學之文明日進而有以戰勝於地球也若令舉國之醫盡用西藥反恐淺嘗粗涉一知半解僅襲西醫皮毛者有誤用之流弊不能爲病家信任且漏卮於外洋將以西藥爲一大宗亦非保國愛財之道欲實行改良在醫家先自製備若者宜於研粉若者宜於榨油若者宜浸爲藥酒和以糖漿力矯湯液之流弊至丸散則宜加功製造以少抵多提倡藥業發達中醫時哉勿失否則吾國醫藥之利日就於消極是亦可悲矣夫

鼠疫一夕談

釋名

百斯篤 Pest 一名黑死病、又有核疫、惡核、核子瘟、鼠疫等名。

歷史

歐洲古有此症。至十四世紀。傳染益盛。死亡甚衆。在傳染病中。最爲慘酷。嗣後卽蔓延至各國。若吾國之雲南、廣東及香港等處。亦常爲此症所傳染者。吾國無醫學史。鼠疫入吾國之始。已不可考。其可考者。僅有洪稚存先生筆記一則而已。洪氏之言曰。趙州有怪鼠。白日入人家。卽伏地嘔血死。人染其氣。無不立殞者。道南賦鼠死行一篇。奇險怪偉。爲集中之冠。不數日道南亦卽以怪鼠死。奇矣。(見北江詩話卷四第四頁)嘉慶間鼠疫之可考者如此。西洋之鼠疫歷史皆畧之。

症候

百斯篤之潛伏期大都自三日至五日七日以上者少十日以上者尤少其全身症狀之特性爲由於百斯篤菌毒之心臟機能衰弱脈搏微弱而不整頭痛欲裂眩暈嘔吐呆若木鷄又似無欲或發譫語人事不省面色蒼白眼睁不動言語蹇澁容貌不安（百斯篤顏貌）舌被白苔食慾減損

病菌大都以表皮及呼吸器爲侵入之門戶臨床上別爲腺百斯篤皮膚百斯篤肺百斯篤此外尚有極少之眼百斯篤與腸百斯篤惟原發性腸百斯篤猶未能確知其存在否耳

一　腺百斯篤 Drüsenpest 又名百斯篤腺腫 Pestbubo

百斯篤菌侵入表皮之後先於附近所屬之淋巴腺發生腺腫而其侵入部則多無變化表皮雖微有損傷或因搔爬而上皮缺損已足令該菌侵入或皮膚雖健全而以污染之手指與敝垢之衣服接觸摩擦亦能內竄此皆以動物試驗而確有證據者也菌

既侵入迅卽前進而達淋巴腺遂發腺腫及淋巴管炎

症狀發現之初輒突然惡寒戰慄兼發高熱小兒則以痙攣爲始一局部之淋巴腺腫脹疼痛或因尋常之運動或由偶然之壓迫卽自覺發痛愈痛愈劇至不能微觸之繼則呈全身重篤之症狀精神溷濁腺腫之大小不與病勢爲消長其極急性者僅大如小豆或則周圍並不浸潤皮膚亦不發赤不癒著而轉呈劇甚之中毒症狀此於感染毒力强大之百斯篤菌與抵抗力弱之小兒見之又有臨床上絕不見有腺腫迨解剖後而始能證明者該腺之腫脹極速無何卽大若胡桃更大如林檎更大似手拳甚或較手拳爲巨其周圍組織發炎症而浮腫皮膚緊張而難移動且覺發赤灼熱腫脹之腺有單獨發生者有二三個連合者原發性腫脹惟股腺鼠蹊腺（卽橫痃）最多約居百分之七十五腋窩腺次之約居百分之二十頸腺最少不過百分之九他如耳下腺耳腺膝膕腺肘腺尤少在小兒則多侵頸腺

腺腫之經過不一腺質變軟周圍炎症減退疼痛消散體溫減少腺腫漸被吸收因而治愈者有之然大半率皆呈波動化膿破潰周圍組織壞死洩出膿汁而再發化膿熱

百斯篤菌侵入之後由原發腺腫而更生續發腺腫或繼續侵占原發腺腫相近之處或因血行而發於距離甚遠之部最多者莫如鼠蹊腺股腺腋窩腺頸腺其次爲肘腺膝膕腺皆續發性也由原發腺腫而續患之百斯篤敗血症 Pestsepticämie 因百斯篤菌侵入血液之中與血液循環於各臟器而在在增殖脾臟卽腫脹一切症狀俄而增劇粘膜漿液膜悉由百斯篤菌毒之作用而患出血其勢殆無可治

其他尚有自口腔鼻腔咽頭諸粘膜感染者則往往發生扁桃腺百斯篤亦有徑侵襲顎下腺頸腺或誘起敗血症者更有自眼結膜侵入者則發膿漏性急性結膜炎眼瞼浮腫面部腫脹或續發頸腺百斯篤試驗查結膜之分泌物若證明有百斯篤菌者其豫後大抵不良

二皮膚百斯篤 Hautpest 又名百斯篤癰 Pestkarbunkel

尋常皮膚之侵入病毒部往往無甚反應而但發淋巴腺腫然有時侵入之局部亦發生百斯篤膿泡 Pestpustel 及百斯篤癰 Pestkarbunkel 百斯篤膿泡者先於上皮發赤色斑繼生水泡其內容漸溷濁似膿中含無數之百斯篤菌其周緣則現紅暈進

而發淋巴管炎生腺腫或不生腺腫百斯篤癰之發生及症狀宛似脾脫疽癰周圍之組織生出血之膿泡未幾破潰現巨大之潰瘍面色汚穢而形不正周圍之皮膚則狀如堤防滲潤而隆起水泡數顆排列若輪軸然間或以轉位性生續發性百斯篤膿泡及百斯篤癰

三肺百斯篤 Lungenpest 又名百斯篤肺炎 Pestpneumonie

原發性肺百斯篤因吸收百斯篤菌而生患百斯篤肺炎者咯出之痰滴尤屬危險但與塵埃俱吸收者殊少因乾燥則該菌之抵抗力微弱頗易死滅故也原發性肺百斯篤大都以戰慄而始體發高熱患結膜炎容貌苦悶言語蹇澁呈肺炎之症狀胸部疼痛呼吸頻數面上現靑藍色肺臟之一葉或數葉皆呈濁音帶鼓調諦聽之聞有笛聲時或發肋膜摩擦音咳嗽則帶囉聲咯痰甚多初係有泡沫之粘液頃卽帶紅黃色中混淡血液含有無數之百斯篤菌脾臟猝然腫脹或神思清朗而貌頗苦悶或意識溷濁而狀若不安甚則屢思脫逃肺百斯篤之經過極速三四日以內卽患心臟痲痺或發肺水腫而死經一二週者不多治愈者絕少

鼠疫一夕談　六

續發性肺百斯篤大都起於腺百斯篤之經過中因血行而病竈轉位然後發生此病不如原發性肺炎之以惡寒戰慄而始且頗有治愈者又往往不侵肺葉而發氣管枝炎如此則在恢復期之數週內其咯痰中亦含有百斯篤菌

熱　百斯篤之熱無定型多驟然昇騰現弛張性早晚所差逾於二度既而弛張漸加大遂下降至平溫或則高熱稽留數日旋爲分利性而下降或則一面弛張一面徐徐下降如窒扶斯之第三週尋常晚間之體溫多在三十九度或四十度而在末期則有昇至四十一度以上者倘非虛脫斷無有降至平溫凡病之可治者其熱度之持續輒自五日至十日腺腫變軟而被吸收之時必發吸收熱續發或爲混合感染之時體溫必復上昇

消化器系　患重症而腸粘膜出血者其排出之糞便多爲暗黑色然不可謂之腸百斯篤

尿　患重症者至末期每溲血尿此外則尿多如常毫無異狀但有因熱而排蛋白尿者其比重輕反應呈酸性

神經症狀　如前所述此外則係至恢復期體軀羸瘦發營養之障害所謂百斯篤馬剌斯摩司 Pestmarasmus 也乃因百斯篤菌體毒素所致試以百斯篤死菌注射動物體中竟誘起該中毒

心臟及血管　之症狀極顯著各種之急性傳染病中無有如百斯篤誘起心臟障害之迅且劇者百斯篤之直接死因大都在於驟發心臟痲痺故百斯篤毒素以心臟毒爲第一心臟毒於百斯篤之經過及轉歸皆有至大之關係最須注意脈搏在初期頻數每分時有百八十至或二百至血管之張力減少以指壓之呈重複脈性或則脈數自八十至九十暫時有百四十者此皆豫後不良之兆百斯篤毒素非僅作用於心臟並作用於脈管運動神經呈種種複雜之現象焉

心音弱而不純每不能聞第一音心尖及第二肋間則輒聞收縮期雜音至熱度下降脈性卽復於尋常脈搏亦大減少此等狀態在恢復期中仍不變若腺管之弛力不能恢復則爲百斯篤毒素之作用止而不去之故

有所謂電擊性百斯篤 Foudroyante Pest oder Pestis siderans 者乃百斯篤之一種

變型症其經過極速數時、或一二日卽死熱度非常之高意識消失口發譫語心臟忽然衰弱陷於痲痺或則毫無症狀倉猝卽斃、此因感染强毒之百斯篤後不及發生腺腫立卽侵入血行中產生强烈之毒素致心臟痲痺也以是又名曰百斯篤敗血症 Pestsepsis 或稱血液百斯篤 Blutpest 此雖爲無腺腫百斯篤亦有畧可觸知其腺腫者又百斯篤菌之自扁桃腺侵入者亦起如此之症狀、

更有所謂小百斯篤、Pest minor 逍遙百斯篤 Pest ambulatorius 者則爲極輕之變型症發熱甚輕一切症狀俱微惟有較著明之腺腫經過頗長動經數月然症狀猝然增劇而死者亦非無之診斷大都極難於疫學上有至大之關係

診斷

臨床的診斷如惡寒戰慄猝發高熱在比較的早期已呈無欲之狀意識溷濁結膜充血脈搏微少而頻細心音微弱並發腺腫周圍組織滲潤由運動壓迫而發劇痛或稱自發性疼痛則有百斯篤之疑當速行細菌學的診斷如高熱、頭痛、眩暈、嘔吐、頻發咳

嗽。有肺炎之症狀。呼吸大增。脈性微弱。症候極殆。痰帶血色。或混鮮血。則有。百。斯。篤。肺。炎。之。疑。當速。行。細。菌。學。的。診。斷。然有。腺。腫。不。明。疼痛。不。著。者。有絕。無。腺。腫。迅即。死。亡。者。有自。扁。桃。腺。咽。頭。等。不。明。之。部。位。侵入。病。毒。者。則臨。床。的。診。斷。至。爲。困。難。診。斷。第一。發。病。之。人。防疫。極。爲。重。要。且其。關。聯。之。處。甚。大。故診。斷。須。再。三。愼。重。就。居。處。職。業。等。而注。意。與。船。舶。倉。庫。之。關。係。或與。綿。花。米。穀。之。關。係。調查。與。其他。有。病。地。方。之。交。通。注。意。死。鼠。之。有。無。等。皆。足。爲。診。斷。之。一。助。至。百。斯。篤。之。細。菌。學。的。診。斷。依。百。斯。篤。菌。處。理。規。則。非有。一。定。構。造。之。特。別。試。驗。室。與。專。門。技。術。家。不准。施。行。故。臨。床。實。地。醫。家。苟。見。有。百。斯。篤。之。疑。之。病。者。當。馳。告。當。局。之。人。請。其。精。密。檢。查。

豫後

百。斯。篤。之。豫。後。概。屬。不。良。其。死。亡。之。數。因。流。行。而。異。尋。常。百。人。中。約。死。七。十。至。九。十。最少。數。亦。爲。五。十。

豫。後。又。有。關。於。腺。腫。之。部。位。鼠。蹊。腺。及。股。腺。俱。較。良。腋。窩。腺。次。之。頸。腺。最。不。良。肺。百。斯。

鼠疫一夕談　十

篤幾皆不治原發性百斯篤癰之豫後亦較良續發性者則否體溫之於豫後初期無甚關係惟持續四十度以上之高熱則不良其關於豫後最重大者無如脈搏、及心臟機能以百斯篤之死因多屬心臟痲痺故也百斯篤敗血症豫後亦不良百斯篤菌自初期即現於血中者爲原發性腺腫腫脹微而症狀重者豫後皆不良敗血症之混合感染重球菌、及連鎖球菌者豫後亦不良他如年齡、男女、氣候等於豫後亦大有影響

療法

腺腫之已化膿者須切開而以殺菌劑十分洗滌以防遏化膿菌之混合傳染如在初期則須抽出該腺施殺菌的處置並行特別之血清療法膿泡及癰則割除之而行消毒的處置今人於可行外科手術之處皆喜用此法兼施血清療法其不能行外科手術者則須施消毒的罨法或注入石炭酸、葡萄狀球菌培養等以試之對照療法上所最重要者爲保持心臟之力當進赤酒、白蘭地等興奮劑投實芰答利

斯斯篤落仿司等心臟藥近時有喜用阿篤列那林者然其對於百斯篤菌之心臟毒非有確實之效力也水治療法亦可試之

豫防及撲滅

患百斯篤之病者當速行隔離防病毒之蔓延即係百斯篤腺腫亦易陷於敗血症或生續發性肺炎故甚危險其居室及周圍尤須行特別之消毒法百斯篤病者既經診斷明確則凡罹一切急性熱性病者應令各開業醫分別報告更由官醫精密檢查而全部健全之居民則由檢疫醫及警官行健康檢查其發見之病者令速受適當之治療已死之屍體當即行火葬

病者之家族及與病者往來之人須盡入隔離所注射百斯篤血清以豫防之病家及其附近有汙染病毒之疑之區域須嚴禁交通民舍須各設亞鉛(俗稱白鐵)板之障壁以堵塞鼠之去路配置亞砒酸糰子等毒餌以誘鼠之來食一切器具什物概須搬出而行蒸氣消毒或藥液消毒或日光消毒其建築物則於盡力發掘死鼠驅除鼠族

之後十分消毒或焚燬之終則大開門窗大凡十日使空氣日光得以流通發見百斯篤菌之處須行除鼠消毒法

當百斯篤流行之際最重要者莫如驅除鼠族因鼠族之百斯篤其流行常先於人類之百斯篤其熄滅又後於人類之百斯篤患百斯篤病者絕迹之數月、或年餘後猶往往發見百斯篤菌故當懸賞捕鼠在發生百斯篤之地方固須搜捕鼠族並行檢查即與該發生地方交通之所在亦宜一律遵行以是阻遏病毒之傳染且為防疫警戒之根據焉

亞砒酸毒餌者、於亞砒酸中、加入鼠族嗜好之物、並染色以防其誤食、其處方如左、

亞砒酸 二五·〇 燒甘藷 四〇·〇 焦蕃椒末 二·五 蜜糖 適宜

美企兒威沃列篤 適宜 撒酸(惟夏時用之) 水 一〇立方仙迷

右共調和、製成似軟膏之糰子、

瑙霍氏 Nocht 則喜用燐以鼠嗜食故也海葱 Meerzwiebel (Scilla muritima) 之

新鮮者惟於鼠有毒而於犬貓等則無害又或援野鼠用鼠窒扶斯菌之例而用巴拉窒扶斯菌屬之滴泥斯菌 Bac. Danysz 及鼠菌 Rattenbacillus 於家鼠但此等黴菌雖可誘起腸感染而斃鼠然因出入鼠體之故而減少其毒力 (Abel, Markl, Rosenau, Kolle) 且獲免疫性而得不死故用之實無甚效力巴爾氏 Bahr 亦言家鼠之於此等黴菌爲不感受性云

日本政府對於病毒之輸入也戒備綦嚴海港檢疫較發見百斯篤病者尤爲緊要凡自有病地方搭載行李貨物均應監視船艙中之鼠族應驅除淨盡行李貨物起卸之後立收入防鼠完全之倉庫內須居一定期日然後分別發還如是則船艙中雖發見有潛伏之百斯篤鼠行李貨物雖附有病毒均得先事豫防俾免侵入比來瑙霍氏、暉摩氏 Giemsa 在德國輪堡製造一種除鼠船以撲滅船中之鼠族其法係藉骸炭之不全燃燒使發生一酸化炭素船中並裝設送風機即藉此燃燒之火力而運轉以送此瓦斯於船中此發生之瓦斯百分中含炭酸十八分一酸化炭素四分零九五窒素七十七分無臭比重較空氣爲重善竄透貨物不爲所腐蝕鼠則即發麻痺而死又與

此瓦斯同時發生之福爾馬林相混則有消毒作用且因刺戟粘膜而可避不幸之中毒焉

各個人之須注意豫防者身體、衣服、居室之清潔是也又當注意於身體之健康善保護其皮膚每日沐浴以免垢穢設有創傷卽施適當之處置至若豫防法之永久勿替者則爲港灣、街衢、房屋之改良港灣須防鼠族之棲息街衢之陰溝、及房屋亦應設法改造堵其侵入之路絕其居處之所百斯篤庶幾不至流行彼歐美各國之百斯篤侵襲易而消滅速者實基於此也日本豫防撲滅百斯篤之經費其直接者每一病人竟需欵五千、至二萬金其間接者損害尤鉅

鼠疫傳染之原因症候俱見丁仲祜先生鼠疫原因療法論中至詳且盡祥麟茲將鼠疫由來之歷史及類似鼠疫症之鑑別法鼠疫菌之查驗法述之非敢問世聊資貢献云爾

日本醫學士青木
醫院醫員彙繙譯　李祥麟　振軒

歷史　鼠疫西名 Plague 或 Pest 吾國又有瘰子痒子核子瘟黑死病等名。為急性傳染病中之最猛烈者。文明各國均以法律干涉施預防消毒法也。其歷史最遠者。西歷紀元二三百年前。印度及亞細亞之前部。已見此病之流行。歐羅巴中葉流行猖獗。遭慘害者甚多。就中最著明者。為十四世紀之流行。總人數之四分之一。以供鼠疫之犧牲。十六七世紀。東洋及歐洲又大流行。十九世紀之初。亞細亞前部埃及等又屢遭此症。猛烈非常。十九世紀之中葉。此症漸息。近十年間東洋又流行數次矣。

西歷千八百九十四年(即光緒二十年)此症頗劇烈。流行於廣東香港之間。千八百九十六年(即二十二年)流行於臺灣等處。同年又大流行於孟買。蚩蚩之氓。陷此症而死者。不知凡幾。千八百九十九年又大流行於牛莊。同年布哇又大遭侵害。

日本古來不聞有此症。至明治三十二年十一月。始流行於廣島。旋及於神戶大阪東京等處。其勢甚爲猖獗。明治三十六年秋間。大流行於橫濱。至冬季遂延及於東京。近來本病散漫於東京橫濱等處。尙未絕跡耳。

光緒二十年香港流行之際。日本政府派北里博士 Kitasato 靑山博士。(Aoyama) 同時法政府派葉耳辛氏 Yersin 俱前赴香港。研究此症之原因。靑山博士染此病殆死。後得生還。北里博士發見一種細菌。葉耳辛氏亦發見一種細菌。惟二種菌之形性稍異。略述如左。

北里菌。於患者之血液及淋巴腺中發現之。以革蘭氏染色法 Gram's Method 染之着色。(革蘭氏染色法見後)葉耳辛菌。於患者鼠蹊腺中發現之。以革蘭氏染色法染之不着色。

北里菌存於血中者。類於霍亂菌。 Cholera Bacillus 而有莢膜。其中部着色性弱。存於淋巴腺中者。稍長末端呈圓形。較血中者易着色。二者於血淸培養基上 Blood Serum media 皆不液化。寒天(卽洋菜)培養基上 Agar media 皆發育。故得認爲同一之價值物。

葉耳辛菌爲短而圓之桿菌。其長約一乃至三密克龍 micr on 以普通之安尼林色素 Anilin Dyes 能染色。兩端極易中則較難。革蘭氏法 Gram's method 則不染色。肉汁培養基 Bouillon Media 液質呈透明。管壁及底部。生白色糖粉狀之菌小塊。以顯微鏡査驗之。則見數菌連續。

動物試驗　北里菌種以動物。則呈類於此病之症狀而斃。然淋巴腺不腫脹。

葉耳辛菌種於動物。則確呈此病之症狀淋巴腺腫大。

此二菌乃不相等。係由青山 Aoyama 岡田 Okada 緒方 Ogata 山極 Yamagiwa 諸博士證明之。

青山岡田緒方山極諸氏。俱承認葉耳辛菌爲鼠疫之原因。北里氏亦自信於北里菌之外。又有葉耳辛菌存於鼠疫病者之中。

茲將革蘭氏染色法 (Gram's Method) 列之於左

製此染液。須先製安尼林水。Anilin Water 製法以安尼林油 Anilin Oil 四份。蒸水一百份。混和强加振盪。俟油之大部分溶解於水。遂以濾紙濾過。卽安尼林水也。

愛耳立喜氏液 Ehrlich's Solution

安尼林水　百份

米砮連靑或龍胆紫或弗辛飽和液（以無水酒精溶解者）　十份

米砮連靑 Methylene Blue

龍胆紫 Gentian Violet

弗辛 Fuchsin

無水酒精 Absolute Alcohol

將標本浸愛耳立喜液內三分時。取出洗淨再浸於革蘭氏液內五分時。革蘭氏液如左。

碘片 Iodine　一份

鉀碘 Potassium Iodide　二份

蒸水　三百份

標本自此液內取出後。再浸以酒精。至全脫色爲度。取出以水充分洗滌之。此法即爲革蘭氏染色法。

北里及葉耳辛氏菌孰爲鼠疫菌。明治三十二年尙未決定。迄三十三年是病復流行於神戶。乃定葉耳辛菌爲鼠疫菌而北里氏所發見者。爲之退讓。

染色　以勒吥氏液 Loeffler Solution 爲最佳。該菌兩端染成青色。中間則較難染色。勒吥氏液製法及標本染色法如左。

勒吥氏液

米替連青 Methylene Blue 酒精飽和液　三十份

苛性加里水 Potassium Hydroxide(一萬倍者)　百份

右混和濾過卽可使用

標本製法及染色法

(一)可檢物。(例如血液痰液等)覆蓋玻璃 Deckglas 上附着之。先將覆蓋玻璃以酒精擦拭清淨。再以壳耳內脫鉗子 Cornet's forceps 鉗其一角。取針狀或耳狀之白金線。Platinum 插於酒精燈焰內加熱至紅俟冷之後。採取可檢物微量塗於覆蓋玻璃上成一薄層。(不可太厚)塗畢後。白金線再如前次加熱至紅。以殺其菌。

(二)可檢物固定之

塗於覆蓋玻璃之後。俟其自乾。如急於查驗。應用壳耳內脫鉗掛住。將酒燈燃着。離大約一尺之高稍烘。以促其乾。乾後再移動於酒燈焰上三次。使可檢物中之蛋白凝結。以免染色後水洗時有剝脫之患。此法命固定法。

（三）可檢物染色之

以勒咈氏液滴於覆蓋玻璃上。俟數秒至數分時。該菌卽染着青色。

（四）染色覆蓋玻璃水洗之

將淨水充滿於大玻璃瓶內。再從玻璃瓶出玻璃導管。以水緩流於標本上。使色液洗淨。此際水流不可直射。（恐有剝脫之處）須從邊緣而注流之。

（五）覆蓋玻璃與載物玻璃相合之

標本水洗後。俟其自乾。或以吸墨紙覆於其上吸乾水氣。（此吸墨紙須燒去之）再以載物玻璃一片。滴以加拿大拔爾撒謨溶液 Conada Balsam 一滴。將覆蓋玻璃覆於其上。卽可以顯微鏡查驗。至顯微鏡查驗法。須實地練習。故不贅述。

欲行以上各事。如染色、鏡檢、動物試驗等。須備置特別查驗室。俾可時時嚴行消毒。而保病毒散漫。是以文明各國建築查驗室。有一定法規。吾願吾讀書者。幸勿濫行查驗以作娛樂。是所切禱者也。

類症鑑別法　自葉耳辛氏發見桿菌以來。本病之診斷。易而且確。腺腫性鼠疫。Bubonic Plague 與軟性下疳之橫痃 Bubo of Soft chancre 雖相似。然悉心診查。兩者區別判然。蓋橫痃常生於蒲派爾氏 (Lig. Pouparti) 靱帶之下。且爲淺在性之腫脹。（鼠蹊腺）腺之長徑與蒲派爾氏靱帶平行。腺腫性鼠疫則不然。股動脈周圍之腺皆腫脹。腺之長徑與蒲派爾氏靱帶不平行而作直角。然最確實者。將腺腫處挑刺。以血液作可檢物。行染色鏡檢。如爲鼠疫。必見多數之葉耳辛氏菌。

敗血性鼠疫。Septicemic Plague 雖與別症類似。容易誤診。然鼠疫流行之際。遇有疑似患者。可於耳垂或指端刺血一滴。行染色鏡檢。如見葉耳辛菌。可確診其爲鼠疫。

肺炎性鼠疫。Pneumonic Plague 雖與格魯布性肺炎 Croupous Pneumonia' 相似。然以痰液行染色鏡檢。一係富林犽氏重球菌 Fraenkel Diplococcus 一係葉耳辛氏桿菌。辨別甚易。

以上各說與吾師日本醫學士青木滕五郎先生參酌而成青木先生在東京帝國大

學醫科大學全科畢業後在大學內科醫院勤務有年又往德國栢靈研究嗣又往美國紐約在德人在紐約所創設之醫院內西名及住址如下 Germen Hospital and Dispensary in Newyork at E. 77th st. and Park ave.

充當內科專門醫員五年去年冬來滬在虹口有恆路十八號自創青木醫院其於內科一門造詣之精固不待論鼠疫一症又素有經驗者也

鼠疫預防法。不過是勤捕鼠族獎勵育猫。嚴行消毒。保持清潔。工部局早有成法。至美且備。我同胞當遵章實行。且當歡迎拜受之也。香港流行時結果之善。全由於英國政廳之熱心。香港之房屋概爲煉瓦所造。便於隔離消毒。上海房屋。構造甚不完全。適於鼠之棲息。故吾人與鼠族。有晝夜交代爲主之勢。鼠疫流行。上海人民宛若在地雷之上。甚爲危險。鄙人列身醫界。當集同志設會共謀。以殄滬上之鼠疫菌。俾免傳於內地。慘害同胞。讀者諸君如有質問。請　玉趾惠臨。當詳細指陳。知無不言。言無不盡。鄙人之所深爲企禱者也。

宣統二年十月初十日　　陽湖李祥麟識

社友來稿彙錄

食生冷之利害

日本愛知醫學專門學校學生　林世偉　俊臣

吾人糞便之脫出大腸。全賴腹中之腸。自能運動。與夫糞便重力之下垂也。而尤以腸運動爲最貴重。故糞便脫出之遲速。常以腸運動爲權衡。苟腸運動違乎尋常。（譬如過速過遲）則必不利於身體。（如腹瀉、便結）蓋吾人所食之營養物。經口、胃等消化之後。全恃其道經腸管時。由腸內之小管。（曰淋巴管密布於腸壁內面者）吸去其中所含之營養液。以轉養週身者也。尋常人之腸運動。使糞便至腸下部（儲糞部）時。其中有用之物。已全被淋巴管吸去。如腹瀉患者。則因腸運動過速。食物中之營養液。不能全被腸壁小管吸去。是以不足營養週身。於是乎各部現萎縮。故腹瀉之人。最易轉肥爲瘦也。生冷之爲物。（大黃亦然）最能使腸運動加速。故少食則能助消化。而免便結之虞。多食則有腹瀉之患。同一物也。而用之適當則有益。用之不當則害立至焉。可不慎哉。以小兒爲尤宜注意。切勿令多食水菓。致減其發育之程度。吾國舊社會顯家子弟。概形容瘦削、體力不充者。固由於少運動之故。而多食水菓。實亦致瘦弱之一端

也。吾故以此敬告諸世人。（完）

目感光之遲速

日本愛知醫學專門學校學生　林世偉　俊臣

人鳥蟲獸。同具有目。而以爲其無感光之遲速耶。其實不然。譬如龜者遲於人有至四倍。然普通之鳥。較人速約六倍至於蠅若蜂。則速至三十倍之多。然則其何以故。曰吾人散步時。大抵一秒鐘前進三尺許。其時地面之花草泥石。皆能明白辨識。而疾奔之時。若有巨石當路。則因其視覺不穩。至有顚蹶之虞也。與夫乘汽車之際。爲新光之投射。過於疾速。窗外直下及附近之物。俱不得明辨者。是卽感光有一定速度之證也。人目識別新光。一秒鐘計十四點。蜜蜂等一秒可飛行二十丈左右。故適足以敵吾人乘快班汽車之速度。然尙能具如吾人散步時之識別物像之視覺。彼擊劍法（卽劍術）中有曰「燕返」者。在人目視之。已非常之迅速。而蜂若蜻蜓。乃全不介意。故吾人雖舉疾掌撲擊。彼仍從容釋去耳。燕與鴿。其飛行之迅速。爲鳥類冠。某德人所已經試驗者。在阿非利加北岸所放之燕。橫貫地中海。越「亞爾孛斯」之連山。經六時乃達德都栢林。若言其視覺之疾速。亦可驚哉。反乎是者。如龜之視覺。則較人遲之四倍。故吾人散步時。以龜視之。已頗覺迅速矣。至於鮟鱇。（一名琵琶魚海產口大尾小以魚類爲其食料然性頗遲鈍）則一光之感。其反應須時之四秒。其動物中視覺之最遲者乎。要之雖同名曰目。因上述之理由。乃生成其視覺之遲速。猶有因目之構造不同。而生差異者。即如同樣照像乾板。假有多數之鏡頭。恐又成在一秒時映千張之照像器械矣。（完）

金惠卿醫案二則

西城王壽珉君。煙癮甚大。因過服戒煙藥酒。體質未免耗散。以致交秋發病。邀余診視。診得便滯夾瀉日十餘行。最奇者欲便則便。不欲便則終日能忍。無所謂腹痛。無所謂裏急後重。乘之勞動則身熱汗湧。靜坐則熱退汗止。神倦懶語。腰背空痛。脉虛數。煙客舌苔素厚。食物有味。總不能作濕治。余曰。種種見症。皆屬脾腎陽虛。當服參附。尚有生機。若誤作濕痢治。則危不可救。倘參附不敢服。姑以輕藥試之。何如。王君頗爲首肯。乃以水夏、陳皮、南朮、茯苓、白芍、棗仁、當歸、續斷等進。囑之曰。服此藥而病不加重。明日再診。決意重用參附矣。次日遣價相招。據說果然病不加重。時余適赴南鄉太和局之聘。

停藥三日。至第四日改請新街陳姓老醫診視。彼陳醫者、素負盛名。崖岸自高。凡測脈驗舌之時。頭恆向左。畏與病人相對。唯恐病氣之觸染也者。三指略按。倉猝書方。一若不如此。不足以見手段之高。竟用防風、桔梗、黃菊。及通行導滯之品。午後服藥。黃昏即四肢冰冷。大汗淋漓。脈如游絲。大使直瀉。肝風亦起。時時囈語。呼之則醒。不呼則囈語如故。病家惶急。二鼓後招余往診。余曰。危在頃刻。尚望活乎。適醫生胡理園君亦到。余與之商酌。勉用參附回陽。藥甫下咽。未及一點鐘。遽遭溘逝。向使余不赴太和局之聘。則始終獨任其責。王君之不死。尚未可知也。嗚呼。殆命也夫。

余堂侄名師瑗者。患暑溫症。余以清暑藥解之。不三劑。霍然遂愈。不料伊誤犯房勞。病勢增劇。又赧於啓齒。致令醫者無從捉摸。症見大熱大渴。行動即大汗如雨。唇齒燥熱氣衝心。兩脚冰冷。夏日覆被。腹痛便薄。舌根有苔。脈浮洪。按之無力。全露格陽之象。余力主參附回陽。奈病家猶慮暑溫。不敢輕嘗。亦延新街陳姓老醫治之。毫不經心。隨聲附和。貿貿然斷爲暑濕未清。立方用杏仁、前胡、象貝、鬱金、竹茹、黃菊、鮮斛、佩蘭、檳榔、荷葉。再診換方。則用杏仁、鬱金、黃菊、鮮斛、荷葉、連翹、通草、腹皮、福柚。前後四診。連換四方。藥均大同小異。病則日深一日。驀然週身發抖。不能坐立。甚至小溲必倩人抱住。偶一鬆手。即眩暈仆地。陳醫猶說邪已透出。可保無虞。病家懼而不信。疑爲鬼祟纏繞。求神問卜。許願設醮。絕無靈驗。不得已議服余藥。余見其陽微欲脫。急用附子、高麗、黃耆、處朮、白芍、牡蠣、棗仁、益智、杜仲、淮膝、當歸、茯苓、龍眼等。連服六劑。兩脚翻暖。汗收渴解。飲食漸進。照原方除附子、黃耆、牡蠣。又連服八九劑。諸症悉愈。氣體復元。現已照常生理矣。合觀前後兩症。皆虛陽欲脫。重用參附回陽。尚有一綫生機。乃王壽珉君不及服參附而死。師瑗則改服參附而得慶更生。亦有幸有不幸也。

述病家誤

饒漢章

戛戛乎難之哉醫也。臨證而竭盡心力。施於望聞問切。言下立方。冀其藥後達效果之目的。詎料所擬而不得逞。反有更變。其病家有多數誤處。而醫者隔膜未知。殊抱憾焉。試揭數端以告世。

如病人不肯服藥。暗中傾減。而曰已服者。

如起居不慎。飲食無度。不守戒忌者。

有年少隱疾。羞不告人。但稱小症。藥不中病者。

有秘密病症。試醫技能。默而不言。言不由中者。
有輕病重財。私自加減。或蹉跎時日。不即服藥者。
有迷信神權。仙方並服。誤服相反。或中毒不知者。
有病人慾火妄動。不自珍重。偶有遺泄。暗傷眞元者。
有驕恣率性。怒氣直冲。肝火上升。反助邪熱者。
有事不遂心。憂想躊躇。煩惱怨憤。多言傷氣者。
有家室不和。看護不當。煎藥失法。冷熱不調者。
有信人毀譽。急欲速効。朝夕更醫。藥劑亂投者。
有藥肆炮製失宜。僞藥亂眞。名是實非。求益反損。藥不勝病。病不敵藥。一誤再誤。將錯就錯者。病家如犯以上之誤。輕則轉重。重則轉危。雖盧扁復生。無能爲也。而醫者乃有密切之關係，致生信用之疑難。名譽腐敗。利益窒礙。所有來也甚矣、醫之難言也。敬告司命責任者。臨於病家。宜忠告而善道之。勿犯以上之誤。當能應手取效。鄙意如是。其質諸
同志。以爲然否。

說鐵

陳邦賢 也愚

鐵又名鐵質。於金類中最多而最要。其性堅靭。其色藍灰。嗅之微臭。嘗之則微澀。其功用補而斂。能補血治血虛。能開胃助消化。爲金類補藥中最上之品。其名稱也。說文定名爲黑金。時珍定名曰烏金。熟鐵名曰勞鐵。見藏器。鋼鐵名曰跳鐵。見集解。本經謂勞鐵主治堅肌耐痛。別錄謂生鐵主治下部脫肛。千金以燒鐵投酒。而治熱甚耳聾。肘後以生鐵煮酒。而治打撲瘀血。素問治陽氣太盛。病狂善怒者。用生鐵落。更有用鐵粉、針砂、鐵落、鐵精、鐵華粉、鐵鏽、鐵爇、鐵漿、鐵器等以治病者。往往旣誤其性質。更誤其功用。至論鐵之所以能治病者。不過以鐵爲金類。金能製五行生尅等謬說而已矣。故醫家除用鐵鏽釘磨水入藥。外幾視鐵爲無關緊要之物。嘗考西籍。鐵質有補血之功用。用爲內服藥品。自古迄今。已三千餘年。醫術與化學愈精。鐵之用亦愈廣。我國醫家不用鐵劑。可見我國醫術與化學之不如泰東西也多矣。考鐵之所以補血之由。因鐵爲人身主要之成分。雖尋常植物之灰。脊骨動物之血。莫不含其質。故有人體全部有血一百格林。足造鐵釘一枚之說。如將人生之血內紅色料。乾而化分之。約有鐵二十分之一。爲血中應有之質。凡中等體重之男子。其血液中約含鐵質八分。餘如有疾病●則赤色素既少。鐵亦因此而減損。往往減至四分以下。於是顏色着白。姿容衰弱。是貧血症。是萎黃病。昔里比格曰血輪所司之職。所以能傳肺中之養氣。令流行於體中各處者。全賴含鐵之功用也。考血中之鐵與養氣相合。能成二種質料。一爲寡養氣之鐵。一爲多養氣之鐵。此二鐵質極易更變。常能變此質爲彼質。彼此互變而不窮。鐵之所以能與養氣相合者。因鐵常與血液相混和。循流於肺臟之中。以其有酸化作用。故能吸取酸素(卽養氣)以運輸於全體之諸組織也。夫西人藥品所用之鐵。既非鐵之原素。亦非漢醫所用之生鏽鐵釘。乃純鐵製成之鹽類質。名曰鐵鹽。大概分爲兩類。卽含鐵一分劑與含鐵二分劑。其含鐵一分劑者。易收養氣而成含鐵二分劑之鹽類質。考其性能治血症。且能配爲補血劑。如其鹽類中。有鐵二綠及鐵硫養四兩質。則有收歛止血治爛之功。惟所有鐵之鹽類。入胃後易爲胃內酸質所化而爲含綠之鹽。世之所爲之品。大抵恒中立性。如鐵炭養三及鐵二淡輕四等質是也。專用鐵鹽爲藥之說。又不盡然。凡細鐵絲鐵釘鐵鏽鐵屑(丁師所編家庭新本草注鐵屑卽鐵店打鐵飛揚之鐵)及淨鐵等。挫成細粉。以磁石取出。得其淨鐵。以去其異質者。皆可入藥。西醫有用鐵鏽或鐵屑。研極細末。加大黃末、苦參末、薑末、爲丸。以補血者。有用鐵屑沒藥大黃末氷鹼和丸。以調經者。有用鐵屑浸醋以代補血丸者。吾述至此。乃嘆古人已先我言之矣。觀夫李一南之永類方。用上等醋鐵蛾。賓半日。去鐵蛾。取醋和蒸餅爲丸。以治腫。又觀本草綱目鐵霜(即鐵華粉)修治之法。取鋼鍛作葉。如笏如鬮。平面磨醋。用麪和合諸藥爲丸散。綜觀二者療法。雖不與西醫相同。而其造鐵丸鐵醋之法。已爲中國固有之發明矣。他如時珍用針砂以治黃疸。開寶用鐵霜以治血虛。雖與西醫用鐵之調劑法不同。而功用已爲中國固有之成法矣。不過庸工不善用耳。如西人用濕鐵二養三散。以治中信石毒者。又有製鐵紅散(日本鹽基性炭酸鐵)以補血者。製濃鐵二綠三水。以治遺尿及尿變甜等症者。製鐵碘甜鐵碘。以治小兒患瘰癧而兼血虛者。或有製清鐵粉以治經閉、跳舞風、脾病者。於此可見鐵之功用。偉且大也。雖然鐵之功用如是。亦必辨此鐵藥。能補與否。能飲與否。能補飲兼有與否。若能補而不能飲。則僅能生血而不能止血。大抵能收飲之品。其性甚燥。又不得視爲最美滿之物。能補而能飲者。如濃鐵二綠三水之類是也。如補血而不能飲者。如鐵碘清鐵粉之類是也。此外更必辨其症之爲血虛與否。如係血虛者。面必無華色。服之爲最有效。蓋因患血虛者。血之紅點過少。紅點原爲鐵質所成。若一服含鐵之藥。或全收入身內。或數分收入身內。依其消化之難易而分。往往一部分自胃腸吸收血液。一部分與糞便同排出大腸。故服鐵劑者。糞便呈黑色。若論可以服鐵劑之症。如身弱、心跳、皮膚顯淡綠色、或經閉等病。或慢性下痢。或癰疽潰濃過多。或病後失調。或久患瘧疾。或面黃肌瘦。或婦人胃不消化面白唇靑。係因瘰癧白帶而致者。或由鼻內牙內或皮膚之創傷。出血過多。小兒骨軟。若是者。均宜服鐵劑。使之入血而助血變赤。及助肌肉生力也。然尚有有內火與無內火之分。有內火者忌服。惟服鐵劑最須食肉。最忌飲茶。不食肉不能助鐵之功用。不飲茶不致消化器有變黑色之虞。又服時宜在飯後。若乍服不克見功。須連服數旬。或數月方效。若服至十餘日。而覺大便艱澀者。應暫停以待糞色如常。若便結。則宜兼服輕瀉之品。(瀉藥亦能助鐵入血)是又服鐵者所不可不知也。世之謂鐵液久服。有種種利益。吾恐爲市儈欺人語也。夫補血藥甚多。豈獨鐵耶。不過鐵質爲補血藥中最普之物耳。吾故作此說。

醫事新聞

檢查鼠疫中西大會記（節錄神州日報）

上海英美租界居民有患鼠疫而死者。西人工部局聞之。立派西醫挨戶檢查。以防蔓延。又訂立種種防疫新章。居民無識。異常惶懼。流氓乘間散布流言。以訛傳訛。遂大起衝突。工部局因於本月十四日午後兩時半假北蘇州路河浜開封路口怡和源棧房開中西大會。預備演說鼠疫之理由及檢查之辦法。詎知甫及午後兩時。赴會之人已逾數萬。不但會場之內業已擠滿。即沿浜之馬路及開封路西藏路新大橋一帶。皆人山人海。迨屆開會時。中西商董怡和大班藍德爾君（工部局總董）麻經醴君（工部局坐辦）沈仲禮虞洽卿觀察等同時齊集。當時會場已爲人擠滿。諸公多不能登檯。經沈仲禮觀察告以所來者皆係中西董事。應讓道登檯議商。一切赴會者乃分出一道。各董事始趨檯演說。首由沈仲禮觀察報告名姓係代表華人者。衆呼好。再演說中西習慣互異。工部局新章七條不便居民。已由西董決議取消。衆復鼓掌。呼好。內外喧成一片。屋瓦爲之震動。又云。工部局已允華人之請。由華人自設醫院。聘請名醫醫治。

華。人。之。患。疫。者。衆又。大。呼。曰。好。！速。設。！！並脫。帽。作。舞。衆中。忽。出。一。片。嚷。聲。曰小。干。唔、（即小孩）不。能。捉、沈觀。察。答。云。工部。局。並。無。捉。小。干。唔、之。說。係為。種。痘。起。見。當商。西。董。小孩。種。痘。任其。自。由。不。再。干。涉。西董。即。允。其。請。沈乃。大。聲。向。衆。曰。工部。局。已。允。許。不。再。捉。小。干。唔、了。於是。好、好。之。聲、連呼。不。絕。沈又。言。各。善。堂。及。虹、廟。等。處。均送。種。牛。痘。諸君。宜。將。小。孩。無。論。已。未、種。過。均送。往、加。種。工部。局。自。不。干。預。嗣工。部。局。衛。生。科。員。將所。印、之、鼠、疫。演。說。辭。按人。發。給。衆中。有。不。明。辭。意。者。以為。又。發。檢。疫。新。章。立時。鼓。噪。將所。印。之。演。說、辭。撕。碎。紛。擲。檯。上。人數。衆。多。勢頗。洶。湧。幸經。各。華。董。高聲。勸。導。並云。今會。場。暫、小。來人。衆。多。其餘。未。盡。之。事。改日。再。擇。大。馬。路。小。菜。場。開。會。衆人。始、漸。解。散。西董。及。華。董。亦皆。相。率。退。去。惟場。內。之人。未。散。去。一。成。而場。外。又。相。擁。而。入。沈觀。察。已。被。圍。團。圍。住。有婦。女。等。前。來。遞、稟。者。稟係。開。封。路。及。阿。拉。伯。司。特。路。被封。房。屋。之。居。民。請。免。屋。租。及。巡。捕。捐。又有。北。山。西。路。泰。安。里。居。民。沈。煥。章。毛。裕。東。等。九。戶。稟求。撫。恤。沈觀。察。允。以。代。為。設。法。又有。詢、今。日。門。外。捕。房。曾。否。拘。人。沈答。以。無。衆乃。退。而門。外。無。知。之。徒。依然。喧、擾、異。常。雖華、印。各。捕。和平。彈、壓。彼等。仍。忽。擁。忽。退。既由。巡。捕。開。來。皮。帶。車。安置。水。頭、以水。衝、打。始紛、紛、散。去。各西。商。團。練。恐。再。釀。暴。動。皆預。備。軍。器。然卒。未。見。其。有。意。外。

之風潮。惟當人聲喧雜時。匯四捕房第四十七號西捕出而干預。遭無賴毆傷。送往醫院求治焉。

萬國衛生博覽會出品辦法

萬國衛生博覽會委員朱師誨。前已到甯調查一切。屢誌本報。茲聞民政部因南洋勸業會閉會在卽。又派林文慶陸晨等來甯。與出品人接洽一切。其宣布辦法。鈔錄如下。

一此次赴德賽會物品。所有由甯運德。保險車價水脚盤稅。及裝飾陳列。均歸民政部辦理。

二各省協會及物產會。得各該省督撫知會後。於勸業會開會時。民政部派員駐甯接收物品。各省協會及物產會。亦各舉一員。與之接洽。幷一面通知出品人。

三此次赴德物品。均請標明價目。在德時如爲外人購去。其價金由中國赴會監督帶回。仍交出品原省。其貴重物品。民政部應加以嚴重之保護。其運歸物品。亦由赴會監督交出品原省。

四此次赴德物品。如得有獎勵。由民政部咨行各該省督撫。轉致各省出品人。

軍醫學堂招考

陸軍軍醫學堂。會同兩廣督練公所兵備處。詳請添招自費新生。現袁督批准照辦。茲定本堂招取新生八十名。限本月二十六日起。報名投考。至十月二十六止。凡有志願投考者。即遵照本堂詳定章程來堂報名。以便擇期開考云。

石膏三錢之名醫

通州西鄉醫生朱某。略解湯頭歌訣。便以名醫自詡。十室之邑。行必乘輿。近地方發見一種喉症。朱某診逕宏開。自辰至酉。曾不少休。唯遇病。無論脈象如何。必用石膏三錢以鎮之。而病人一息之生命。斷送於石膏三錢四字者。已有二十餘名。昨某君拾其舊方數紙。擬開談判會。論其配藥之謬點。廣發傳單。以伸公憤。朱某惶恐萬狀。聞有朦入中西醫會。預備抵制之說。未知確否。

火燒中西醫學報

十月十七夜。楊紹記訂書作失火。燒燬中西醫學報一千五百本。即日再版重印。故出版已遲十日。

周雪樵逝世

中國醫學會及醫學報創辦人。周雪樵先生。因胃癌病故。醫界中失一辦事人。聞者惜

名醫之著作得獎(十月二十二民立報)

南洋勸業會審查長楊杏城侍郎。通中西醫理。凡關於醫書藥品二門。皆親自檢查。極爲審愼周密。日前審查已畢。無錫丁福保君所刻之丁氏醫學叢書及精製補血丸半夏消痰丸三件。皆得超等獎賞云。

丁氏醫書得超等獎賞(十月二十二新聞報)

南洋勸業會審查長楊侍郎。研究醫學有年。頗有心得。近又激賞無錫丁福保君所刊醫書。故勸業會內醫學衛生館中所陳列之丁氏醫學叢書、及精製補血丸、半夏消痰丸。均得超等獎賞云。

南京通信(十月二十三時事報)

獎勵醫藥 南洋勸業會審查已畢。各省陳列之醫書藥品。惟丁福保所刊之丁氏醫學叢書及精製補血丸半夏消痰丸三種得超等獎賞。聞審查總長楊杏城侍郎於醫學研究頗有心得。此次丁氏得獎最優。皆楊侍郎親自審定云。

南京通信(十月二十五日時報)

楊侍郎提倡醫學

南洋勸業會獎案前日業已揭曉出品物之得獎者共五千二百六十三種醫學類居一百六十三種欽差大臣審查長楊侍郎博通中西醫學凡醫學衛生館內之陳列品皆親自審查不稍苟且其獎賞共分四等以無錫丁福保君所刋之丁氏醫學叢書及精製補血丸半夏消痰丸三件為第一列入超等其列入優等者有十八種得金牌獎者有五十四種得銀牌獎者有八十九種楊侍郎之提倡醫學不遺餘力於此可見一斑矣

自行檢查鼠疫之安靖

本埠檢查鼠疫問題自中國公立醫院成立後已逐日派華醫三名女西醫三名按路檢查極為認真昨日又特請甯波同鄉會施嵋青應季審徐其相三君隨同華醫女西醫等檢查北福建路及北山西路開封路阿拉白司脫路等處居民均極歡迎任從細查毫無他語間有一二處遲疑者一經開導無不樂從想從此租界居民均可安謐而市面亦不至再有震動矣茲將各華醫查過地段開列於後王培元由北福建路南至北蘇州河東至北山西路北至海甯路史嵩敦醫士查由開封路北至海甯路東至福建路西至北西藏路又繆頌懋查由開封路南至北蘇州路西至北西藏路東至北福

建路又俟光迪查由北山西路南至北蘇州路東至北河南路北至海寗路連查三日並無疫症惟北西藏路由工部局拾得死鼠一個經衛生處化驗含有疫氣此居民宜注意者

又上海道劉觀察於昨日出有告示云爲出示曉諭事照得工部局檢查鼠疫一事本屬衛生上必要之舉祇因中西醫法不同風俗各異居民紛紛驚恐是經本道一再激同華商董與租界領袖總領事暨工部局商允另議由華董自行防檢章程一面稟准撥給官欵銀一萬兩另行籌集商捐由中國官紳自在租界外設一防疫醫院俾租界內外染疫華人得就中國自立醫院醫治以便民情在案茲已購定寶山縣境天通庵蜀商公所西首張紳花園房地將是項公立醫院於本月二十二日布置開辦由沈道台總理其事並聘定執有西醫學堂畢業文憑之中國醫生王培元、俟光迪、繆頌懋、史惠敦四人又執有美國醫學堂畢業文憑之中國女醫生黃瓊仙一人即於是日起每日上午分向蘇州河北岸起東至北河南路西至北西藏路北至海寗路止各指定區域內挨戶檢驗儘一月內查清爲限誠恐居民人等未盡周知合行出示曉諭一體知悉爾等須知鼠疫之害甚烈且速現由華醫各投檢驗無非爲愼重生命衆順輿情起見。切勿。再。行。談。會。切切特示。

豆乳與牛乳之比較

豆乳即製豆腐之豆漿。自李文正公之族子某。在法京留學發明後。謂其功用可代牛乳。且滋養成分尚較牛乳爲尤勝。一時巴黎人士。羣偉其議。遂出此君在巴黎創辦一豆乳製造所。法人極表歡迎。各新聞亦爭相奬勵。一時獲利頗厚。不謂消息傳至東方後。首爲日人所注意。近來東京之橋木博士石塚陸軍軍醫監。對於此事。尤見奬勵甚至。併聞石塚氏曾在牛込區自辦之野菜病院內。研究野菜滋養病人之功用。據其研究之結果。謂野菜滋養病人。本較牛肉鳥肉獸肉爲勝。雖十分病重之人。食之亦可無害。而豆漿一物。用化學詳加分晰。尤稱良好。其功用直居牛乳之上。日人現已竭力奬勵。目下除東京已設立此項豆乳製造所外。大連亦有日人從事創辦。其出售辦法。全與出售牛乳無異。每日挨戶分送零售。每缾取白金四錢。每月則取日金一元。且印有豆乳分晰表。贈送買戶。銷路頗好。說者謂豆乳價値既較牛乳爲廉。滋養又較牛乳爲勝。其需要之日見增加。自屬意中之事。將來風行東西洋。恐不免爲牛乳之一大勁敵矣。

凡名士大夫者。萬分廉潔。止是小善。一點貪污。便是大惡。(眞西山先生語)

今人怕死。傷生之事。却敢爲。聖人於傷生事。不敢爲。到臨死。却不怕。(謝上蔡先生語)

人具七尺之軀。除了此心此理。便無可貴。渾是一包膿血裹一塊大骨頭。饑能食。渴能飲。能着衣服。能行淫。貧賤而思富貴。富貴而貪權勢。忿而爭。憂而悲。窮則濫。樂則淫。凡百所爲。一信氣血。老死而後已。則命之曰禽獸可也。(陳白沙先生語)

好聞過。不若好改過。(潘南山先生素言)

學然後能知過。學之篤。然後能改過。(同上)

學者改過。追索其動念之故而除之。斯不萌於再。(崔浚渠松窓寤言)

凡人一言過。則終日言。皆婉轉而文此一言之過。一行過。則終日行。皆婉轉而文此一行之過。蓋人情文過之態。如此幾何。而不流禽獸也。(劉念臺先生語錄)

心放。自多言始。多言自言人短長始。(同上)

吾輩偶呈一過。人以爲無傷。不知從此過而勘之。先尚有幾十層。從此過而究之。後尚有幾十層。故過而不已。必思謂其出有源。其流無窮也。(同上)

日日知非。日日改過。一日不知非。即一日安於自是。一日無過可改。即一日無步可進。

（袁了凡先生語）

人之處事能常悔往事之非常悔前言之失常悔往年之未有知識其賢德之進所謂長日加益而人不自知也古人謂行年五十而知四十九年之非者可不勉哉（袁氏世範）

有過是一過不肯認過又是一過一認則兩過都無一不認則兩過不免彼强辨以飾非者果何爲也（呂叔簡先生語）

安世尋常未嘗服藥昔年還謫時年四十有七先妣必欲與俱百端懇能不許安世念不幸使老親入於炎瘴之地已是不孝若非義固不敢爲父母惟其疾之憂如何得無疾祇有絕欲一事遂舉意絕之自是逮今未嘗有一日之疾亦無宵寐之變（劉元城先生語）

人待老而求保生是猶貧而畜積雖勤亦無補矣（伊川程子語）

吾受氣甚薄三十而浸盛四十五十而後完今生七十二年矣較其筋骨於盛年無損也門人曰先生豈以受氣之薄而厚爲保生耶先生曰吾以忘生狥欲爲深恥（程子語）

歐陽石芝先生來書　附刊

石芝先生研究內典幾二十年。尤精於淨土一門。佛學界之鉅子也。日前本會會員施光遠君寄來佛學書目一紙。囑福保擇要圈出。福保於佛學一無所知。不敢妄爲別擇。遂託石芝先生代爲之。頃得石芝先生來書。論佛學多精到語。謹附刊醫報以期普及。醫學僅醫人身。佛學能醫人心。福保敢爲一言以介紹於各會員之前。同志中如有研究內典之學者。問道於石芝先生可也。（石芝先生通信處、上海英大馬路西首寶記照相館內）　福保謹識

仲祜先生足下。委題尊照像詞。如命繕就。敬呈俯鑒。倘乞有道正之。囑代令友施光遠君圈取佛經要目。茲圈就十數種。爲入門必需者。而淨土宗尤居多數。何以故。誠以吾儕居諸廹促。有生必死。故臨死必爲業牽。非有淨土資糧。無所依倚故。」未生淨土以前。謂之被輪廻轉。生淨土再來。謂之轉輪廻。被輪廻轉者。譬之從井救人。無何自己亦陷下去了。轉輪廻者。譬之自己有船。有船方可救人也。願上船方可渡彼岸也。」我們無量刼來。背著這個累重之臭皮囊。自少而壯而老而病而死。今日之結果者。昔日之

歐陽石芝先生來書　二

造因也。然以今日之受果。又造了來日之因矣。如是因果相仍。無有休息。都是不能自主底。不是被輪廻轉而何言念及此。雖有堯舜事業。亦終必湮滅矣。即如文王國祚。亦無甚趣味矣。道中人其謂然乎。一生了淨土之後。一了百當。便不拖這臭皮囊矣。便有神通威德。而無生老病死之苦了。便有自然衣食壽命無量了。倘若發願再來此世界度生者。則乘願便來。滿願便去。去來自如。而不昧因果也。不昧因果則不墜因果中。不墜因果方謂之自度。(即有船之譬)自度了然後能度人。不是轉輪廻而何。晤這味道。雖食前方丈。侍妾數百。不暇顧也。雖修逾彭祖而不謂樂。短於顏回而無所苦也」釋迦牟尼如來。憫衆生業海茫茫。方興未艾。特發願降生中印度淨飯王家。(王九代修菩薩行者) 示現(再來人生死自已作得主謂之示現)王太子身。出家修菩薩行。成正果度生。特說阿彌陀佛有最勝方便。四十八願度衆生。祗要我們信之確。行之篤。與發大願。便無有不生者。則視行者信行願之程度以爲率而已。匆匆畧綴數言。乍寒千萬爲衆珍攝合念　阿彌陀佛。

敬愚弟歐陽柱石芝合十

佛生二千九百三十七年庚戌孟冬八日

函授新醫學社社員報告書

赤痢療法之成績報告(一)

謹報告者。入秋以來。敝鎮赤痢甚行。夏時所領藥物。後學一一試用。皆甚有效。照赤痢實驗談治法。每先服甘汞、蓖麻油。次用次硝蒼、或單那爾並、挖氏散。並令患者飢餓腹痛用魆皮溫罨腹部。竟得治愈本病大小三十七人。間有服下劑而僅下粘液者。則用木香、香附、砂仁、白朮、茯苓、枳實等煎劑。後再服蓖麻油而見效。亦有噁心飲食沾唇卽嘔。俗名噤口痢。大約食物被濕熱留滯胃中。用ヂアスターゼ、重曹溶液。與對症中藥更換時時與以少許。俟其噁心漸止。然後再用下劑。見糞後卽以阿片等收歛劑治之。最堪告者。後學岳母年七十五歲。因食秋桃糯米。衆傳染而患赤痢。以上諸惡證悉現。最劇時噤口呃逆。腹痛脈細舌乾。下膿血及腐肉塊。甚形衰弱。斯時與以人參濃湯內和阿片一日五六次。每一食匙。溫罨腹部。經一週後。噁心稍輕。然後中藥用上方加減西藥用收歛劑而治愈。所奇者初起五六日。用兩次甘汞、蓖麻油。而未見宿糞。卽現種種惡象。及至漸愈期。始有宿糞。行一週之久。服西藥而仍死者。僅一外科醫士。身體素弱。煙癮更深。素患慢性胃加答兒。並有外痔成管。因發舊胃病。而兼患腸加答兒。病起五日。即因虛脫而死。又用甘汞、蓖麻油、金雞納霜、治愈腸窒扶斯之便秘者兩人。惟在無錫添買之蓖麻油。色黃味重。不能應用。俟有便來前。添配諸藥。今寄奉講義學費洋十元。祈檢收。專此敬請撰安

後學吳鴻鑾頓首

赤痢療法之成績報告(二)

葉祖章 仲華

鄉人朱姓男年二十六歲。八月二十四日起赤痢。至第三日腹痛愈甚。所下均膿血粘液。裏急後重。虛坐努責者。日有三四十次。是日來就醫。先用甘汞〇・六。作一次服下。經二時間後。用蓖麻油十五・〇。亦作一次服下。至明日來復診。謂昨日服藥後。至晚間便下膿血大爽。腹痛由此而緩。今日所下漸少。遂用次硝蒼四・〇。分三包。一日三次分服之。連服兩日。至第四日來診。云便下膿血已無。惟有粘液。腹中有時尚覺作痛。遂用硝蒼三・〇、阿片末〇・一。分三包。一日分三次服之。連服兩日而全愈。

周氏女十五歲。八月二十六日起赤痢。至第五日來醫。謂腹痛異常。所下膿血。極少日有二三十次。且覺形寒身熱。用規尼涅〇・三。二次服下。經二時後。用蓖麻油十五・〇。亦一次服下。明日來復診。謂服藥後。痛勢大緩。便下膿血多而且爽。且有瘀紫瀉下。遂

用次硝蒼三・〇。分三包。一日三次服之。連服三日而愈。其他治愈赤痢者多人。均不出此數藥外。且不出一禮拜外者頗多。較之中醫之通因通用者若干日。清暑利導者若干日。利濕化毒者又若干日。終則佐之以升提補澀。而患者已神情大憊。體力消耗。而病未大已。其相去奚啻霄壤哉。中醫之墨守成規。病人之仇視西藥者。曷亦照丁仲祜先生所譯之赤痢實驗談而一試之乎。

用阿斯必林成績之報告

陳邦賢 也愚

藥無中西之分。效有偉弱之別。治稽留熱(常久發熱)者。地骨皮青蒿之類爲最效也。治渙散熱(漸次發熱)者。麻桂荆防之類爲最效也。治弛張熱(踰越平時之熱)者。黄芩知母之類爲最效也。治間歇熱(每日或一二三日發熱一次)者。柴胡葛根之類爲最效也。孰知有退熱藥能勝於地蒿麻桂荆防芩知柴葛者乎。杏仁桔梗細辛五味爲療氣管支發炎(卽咳嗽)之特藥。豨簽威靈羌活獨活爲治僂麻質斯(急性爲新風濕慢性爲舊風濕)之良方。孰知有藥能勝於杏桔辛五羌獨豨靈之十倍者乎。惟西藥有之。阿斯必林是也。考阿斯必林。味微酸。色潔白。入於腸內。始分解爲撒里矢爾酸及醋酸。故不起不良之副作用。較近時之撒曹爲優。能解熱。能治關節僂麻質斯。(關節痛風）丁仲祜先生曰。所謂解熱者。凡流行性感冒氣管支加答兒及一切熱病皆可用之。所謂治關節痛者。凡淋毒性僂麻質斯筋肉僂麻質斯以及一切神經痛頭痛偏頭痛乳癌痛子宮癌痛脊髓勞痛等。皆可用之。邦賢研究醫學有年。往時病理雖間取於西法。而用藥則仍本諸中方。因西藥每多猛烈。用者稍戾於法。禍不旋踵、有如借回紇之兵不遵約束之患。有如募三科壯士莫能控制之憂。故雖喜其力强效偉。未敢輕易試行。及至今夏入函授新醫學講習社以來。見講義中有西藥實驗談一書。某藥退熱。某藥止痛。某藥安眠。某藥利尿。皆從實驗而來。故放胆試用。數月以來。得阿斯必林等成績若干種。爰誌於左。以告同志。

郭君年二十六歲。靖江人。一日過鎮。忽寒熱交加。身體戰慄。脈搏氣促。鼻塞頭痛。喉癢聲嗄。咳嗽便數。延余診視。余知其爲流行性感冒。余即用蘇杏荆防苓草之類一劑。微效而身熱如故。郭君急求速效。遂改用阿斯必林三・〇。分三包。一日三回。一回一包。次日則身熱大退。惟頭左側仍稍痛。余又用阿斯必林一・〇。分三包。每次一包。越一日而病痊癒。

邦賢按流行性感冒。宜速效。若併合肺炎、肋膜炎、心臟病、耳下腺炎。往往致成危險之症。郭君之症。能退熱。止頭痛。實阿斯必林之功也。

夏姓、年十餘。高資人。患腸痛。（卽小腸氣、）小便短數。少腹脹痛。來余處求診。余見其痛甚。遂用阿斯必林二·〇。分三包每次一包並囑以腹部溫熨次日痛卽頓減。遂又給二·〇。令分三次服。再次日而得痊癒。

余自己於前月某日曾起惡寒、發熱頭痛、咳嗽。咯痰之初粘稠。後爲膿狀。喉頭起灼痛。余知其爲急性氣管枝發炎。初服以荊芥水未效。繼服以阿斯必林二·〇。分三次服。一藥而愈。

函授新醫學講習社擬定選讀書目

第一期講義選讀之書　醫學指南正續編

第二期又　普通醫學新智識

第三期又　新內經（另有赤痢實驗談）

第四期又　初等診斷學教科書

第五期又　醫學綱要（重在第三編）

第六期又　普通藥物學教科書

第七期又　同上續編

第八期又　內科學綱要(上半本)

第九期又　同上(下半本)

第十期又　姙娠生理篇

第十一期又　分娩產褥生理篇

第十二期又　中西醫方會通

敬謝捐贈書籍　王兆培君寄贈本會近世病理學總論一部特此鳴謝王君肄業臺灣總督府醫學校熱心提倡祖國醫學他日學成回國必於吾國醫學大有裨益本會同人謹預爲之視焉

敬謝捐贈書籍　松江張紹修君捐贈本會脈學輯要一部症治圖說一部中西醫解一部臟腑圖說一部皮膚新編一部症治要言一部醫案類錄一部臟腑全圖一部臨證指南一部熱心公益特此誌謝

徵求病死者之病歷

凡病人由初發病時至病死之日詳記其日日之病狀。謂之病歷。

請各會員將病死者之病歷。詳細記出。惠寄本會登入報內。使各人知患此等病狀者。其症甚凶。可以預爲之備。或預爲之研究。特別之治法。爲實行研究之資料。

凡治愈之症。大抵病本可愈。並非死症。不必寄下。

惠寄死亡病歷。不可下斷語。直叙病狀可也。使閱者知某某日現某某病狀。其病狀至某日加重。以至於死。後加斷語一二句。不必冗長。今舉一例於後。

死症病歷之一例

吳姓病兒。十一歲。母患重症猩紅熱死。病兒數日前。左手中指關節腫痛。餘無前驅症。七月十六夜十一時。發熱頭痛。胸間不適。喉微痛。足冷。十七日。頭痛。嘔吐一次。下利數次水瀉。熱度三十九度。心悸亢進。足冷。十八日。下利嘔吐均止。心悸亢進。身現紅點。熱度三十九度七分。午後。鼻流血及粘汁。神志不清。舌苔斑駁。扁桃腺腫。口角生瘡。十九日。諸症增劇。徧身紅斑。牙齒黴黑。煩躁不安。噁心作嘔。手足無意識運動。熱度四十四度。夜十二時後，張口喘息。藥水能下嚥。天明五鐘身逝。日本某醫斷爲發熱性關節僂痲質斯。初用撒曹。後用樟腦。均無效。或謂此症係猩紅熱，然歟否歟。

診斷學大成預約券截止。 診斷學大成現已出書每部四元從前買得預約券者祈速來取書爲荷　該書預約早劵已截止不買特此申明

明年醫書之預約券。 藥物學大成新撰解剖學講義現已開印過半卷帙頗鉅明年擬各售預約劵五十張以便同志之喜讀醫籍者特此預告

謹謝特別捐欵。 林觀卓先生張友棨先生熱心提倡醫學慨贈本會經費墨銀二十元特此鳴謝以誌高誼

丁福保啟事。 鄙人於十二月二十回里度歲明年正月初五來申凡十二月二十後各處之來函須俟鄙人來申後始行答復恐勞盼望先此奉告

寶威大藥行製藥公司廣告

疾病者、爲人生無形勁敵、恒使人惴惴恐怖、與吾人性命相搏擊、欲抵禦之、當以良藥爲最利之器械、然天下良藥、無過寶威大藥行之所製、自古以來、人之於疾病、專心研究、欲得醫治之藥、逮至今日、而醫學成精美專科、故藥物精奇、終不外乎醫學之發達、寶威大藥行製造各藥、均依科學最近發明妙用、寰球藥品、殆無出其右焉、

近來東西各國、其藥品輸入中華、不勝枚舉、然皆未有如寶威大藥行之良藥、名傳遐邇、亦無能如本行良藥、素蒙世上著名醫士、羣所稱揚樂用者也、

本公司製造藥物、品極純正、權量準確、携帶靈便、雖經寒帶赤道、其性質不稍改變、尤爲特色、非他家所能及也、又本公司良藥、適口易服、或備家用、或水陸旅行、隨身携帶、均極利便、且每種藥品、均詳明服法用法、本公司所製品物、曾往近世最大博覽會陳賽、所得奬賞功牌、數逾二百二十餘事、均揄揚本公司所製良藥、有奇特之化學妙工、倫中外醫學界　諸君、欲索各種新藥說明書、或華文仿單、請函致上海四川路四十四號本藥行、當即郵奉、郵資不取、（祈寫明因閱中西醫學報云云）

商標 解百勒麥精魚肝油

Trade ·KEPLER' mark

SOLUTION

解百勒麥精魚肝油。名著寰球。爲最妙之强壯身體品。其創製之法。實爲醫學奇功。以其能將可貴之鰵魚肝油。熬成濃膏。使其味如佳蜜。

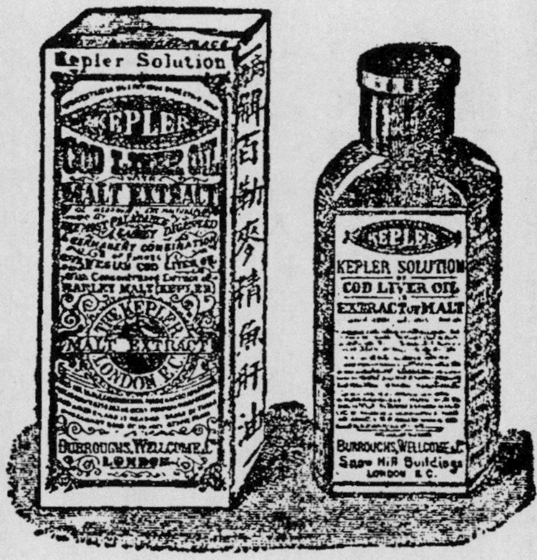

解百勒麥精魚肝油。乃涵最純粹補益之油。和以美味之麥精。即肥壯大麥內之滋養料。

凡患肺病。及各種虛損勞傷症。當以此麥精魚肝油爲最要良藥。功能平胃。進飲食。助消化。止咳嗽。又能使病者瘦陷之兩頰。漸形豐滿。

用玻瓶裝置。各埠大藥房均有發售。

總發行所上海四川路四十四號寶威大藥行

（第九期）

宣統二年十二月中西醫學研究會出版

中西醫學報

總發行所上海新馬路昌壽里八十一號無錫丁庽

目錄十二月份

本報啟事◎本報發行以來。深爲各界歡迎。銷數增至二千數百份。自明年起。本報當大加改良。以副諸君雅意。謹白。

醫學與人種之關係

梁慎餘

吾國視醫爲小道儕諸推步卜相之倫縉紳士夫多不暇措意既無學校以培植之又無法律以干涉之醫自爲醫古人所謂名士不得志多隱於醫夫至不得志而爲醫醫果糊口之術哉以醫爲糊口之術此吾國醫學所以日益退化而人種於以日弱也醫學與人種有輔車相依之勢其國之醫學優者其種強其國之醫學劣者其種弱證諸各國而皆準也

方今東西諸國莫不知重視醫學以醫學爲衛生行政之機關精益求精日新無已凡百十年來之關於病理生理及衛生等學發明者益衆前說未熄新議已興回視吾國酖溺舊說莫肯更革猶不早圖豈獨相形見絀而已滅種之禍不在於彼而即在於此也余之爲是言非習熟於近日談議者之口頭語也蓋有實數可計焉試將近世學者調查歐洲人口增加之數一依年次列表如左

西歷年次	人口數目
一七四一年	一萬萬五千萬

一八〇〇年	一萬萬七千五百萬
一八〇九年	一萬萬七千九百萬
一八二四年	二萬萬〇七百萬
一八二八年	二萬萬二千八百萬
一八四〇年	二萬萬三千七百萬
一八四三年	二萬萬九千六百萬
一八七二年	三萬萬一〇百萬
一八七六年	三萬萬〇九百萬
一八八〇年	三萬萬三千一百萬
一八八六年	三萬萬四千七百萬
一八九二年	三萬萬五千七百萬
一八九六年	三萬萬七千三百萬
一八九七年	三萬萬七千九百萬
一八九八年	三萬萬八千一百萬

一八九九年	三萬萬八千二百萬
一九〇一年	三萬萬九千一百萬
一九〇二年	三萬萬九千二百萬
一九〇三年	三萬萬九千三百萬
一九〇四年	三萬萬九千四百萬
一九〇五年	四萬萬〇二百萬

統觀右表所列。則歐洲人口。自一千七百四十一年至一千九百零五年。增加三倍以上。一千八百二十年至一千八百七十二年。核計之。五十二年間。約增加一億人。又從一千八百七十二年至一千九百零五年。核計之。三十三年間。又增加一億人。其增加之率。在十九世紀中。每年平均二百萬人。十九世紀之最後二十年。每年平均增加四百萬人。此猶不過僅就在歐洲之人數而已。歐人持殖民政策。其移注海外者不計矣。吾國人動以歐洲人婚嫁之遲。又動以前數十年中西人口之調查。中國在最多之數。以此自得。無論今昔不同。即使人口極繁。亦等諸蠢蟻之列。弱種不足以競存於世界也。

況道光年間之調查吾國人口已曰四萬萬。今及百年。其人口增減之數。政治上雖無。實在統計表之可閱。然余曾留心此事。則大覺其退步之可嘆。於何見之。於鄉族中見之。吾粵各鄉。皆有族簿記其丁口。以分胙肉。試就朋輩。詢其族中。近數十年。與前數十年。丁口之比較言。退縮者。十之。五。六。如常者。十之。二。三。增加者。殆。十之。一。二。已。據美國人類局某氏之所佈告。在千五百年時。美國。土人。本有。百。十。萬。之。譜。至一。千。九。百。年。間僅存二十萬而已。以此例吾國。吾人。眞有。美國。土人之懼也。但吾國人。習於中國人口四萬萬。爲地球之冠之說。方將以早婚多妻。諸弊俗。誇耀於同類。聞吾言。吾知其必不以爲然矣。

夫早婚多妻之俗。豈足。誇耀。然三十二歲。抱孫。過橋。則以爲好命。三十無兒。應立妾。則以爲本份。添丁。添大女。則以爲賀語。茨菇。生菜。蔗。花生。快子。則以爲吉兆。不孝有三。無後爲大。則以爲常談。其他關於此類繁種主義之事語。不可勝數。有此獎勵。在學理上。人種當有無窮之發達也。在實事上。適可見其人種之日就孤寒。不然。何爲爲此鼓吹哉。吾鄉人種龍眼者。常少樹開花時。猶知先下其子。不與多生。恐進銳退速。今日雖多而日後無子也。惟先下其子則現時雖絀而後必繁盛。豈惟龍眼。人類亦然。鄉人有此

農理之經驗抑何吾人於醫理而獨夢然也

請觀諸日本日本當十七八世紀未變法以前醫學與吾今日等一千七百二十六年及一千七百三十二年兩次人口之調查數約二千六百萬乃至二千七百萬之譜至一千八百二十八年之調查仍不過二千七百萬此百年間日本人口之增減殆絕無影響至一千八百七十一年漸用新法注重醫學十數年間即達三千二百九十萬人以上至一千九百零三年更增至四千六百七十萬人此三十二年間合增加五分之二又自一千八百九十三年至一千九百零三年不過十年間其增加之率竟達百分之十二零九稱之曰五千萬矣可見其人口增加之數與歐洲爲同一之比例誰謂醫學不關人種之增殖耶由是觀之吾國人不欲强其種則已苟其欲之未可以醫爲小道而忽之也

蠅類爲傳染病之媒介　（若）

蠅類傳遞微生物。人皆知之。不待贅言。蠅性逐臭。尤嗜人類之排洩物。凡血水膿液痰沫及其他因病發生之物。皆其食品。攷其習性實最適於沾汚其外體。并以各種致病之微生物。充物其內部。故其喙足消化系及排洩物內。均有致病微生物。腸熱症（即腸窒扶斯）痢疾及虎列刺症。尤易因之傳布傳布之法。蓋由蠅類下糞於人之食物中。其內含有微生物。人偶食之。即染疫症。

肺結核症之桿狀黴菌。亦可藉蠅類傳布。蓋蠅既嗜人痰沫。桿狀菌因之得入其消化系。迨排洩出外。而菌仍生活於蠅糞之中。洛特醫學博士嘗攷得吃食痰沫之蠅。其排洩物中之桿狀菌。雖經十五日。仍能生存不死。昔日美西之役。軍中屢有疫症。推其原因。亦由蠅類所致。故蠅之陰毒人類。實較他物尤酷。不容疑議。今所當討論者即以何術撲除此毒蟲。欲知所以限制蠅類之法。尤當先知其生息之處。討滅蚊類者。既以殲其水中幼蟲孑孑爲下手之策。則驅除蠅類。亦當師其故智。傾其巢穴。絕其籽種。不宜徒以蠅紙蠅籠等爲殺蠅之具也。

按蠅類約可析爲能噬與不能噬二類。第一類賅括一切噬畜之蠅。如馬虻廄蠅等。內一種名格羅辛納者。能傳佈一種寄生絲蟲。使畜類患睡眠症。然此種噬畜之蠅。惟鄉野馬廄牛欄中始有之。其第二類不噬之蠅。賅括尋常之青蠅肉蠅及廁蠅等。其卵皆遺於腐敗物質內者。

蠅類之以病原傳種人身。已經數見。一九零六年。奧京維也納城之維也納醫學報。嘗誌一事。足相發明。據言有一嬰孩。方生九月。忽患熱症甚劇。其左眼角內忽現一痘症細點。似已六七日之久。逾二日竟成痘症。醫者皆莫解病之由來。後細心調查。始知爲蠅所傳。蓋孩家對門。卽維也納兒童病院之痘症部也。

各種蠅類之生長。大致與蚊類無異。若於蚊類生息之水中。入以穢物。及有酵性之動植物。則其生長各級。卽酷肖蠅類。蠅之遺卵。恒擇牛馬糞、腐敗菜蔬、新鮮肉類、死畜身、上及人身之排洩物中。迨蛆自卵孵出。卽以卵所遺處之物質爲食。數日後。蟲體之皮。變成堅硬。自封其內。變而爲蛹。復屢經變化。始成飛行之蠅。惟各種蠅類。遺卵之處。各因嗜好而異。肉蠅喜遺卵肉中。麻蠅則常遺卵已死動物體內、及牛馬糞中。而家庭常見之蠅。其生息之地。多在馬糞中。然據近日英國麗佛普之紐史特氏所調查。則猪圈馬廐腐敗之柴草紙張。人類之排洩物。以及他種汚物垃圾。均其發生所在。而當菜蔬草蓆爛布等物腐爛發酵之時。於蠅類之發生。尤爲適宜。一蠅約遺卵一百二十至一百四十枚。共卵約長一寸之十六之一。遺卵約八小時。蛆卽自卵中孵出。再逾五日至八日。始長足爲蛹。蛹逾五日或七日。始化爲蠅。故蠅自遺卵至長足。至少須逾旬日。

蠅類爲傳染病之媒介

欲明蠅屬與人類之關係。可以蠅類具何功用一問發明之。卡史多教授嘗解之曰。雖蠅類習性嗜食種種穢物。似屬可憎。然悉心考察。不得不嘖造化之奇妙。蓋穢物堆積。足以污染空氣。自有蠅類遺卵其中。億兆小蛆食之殆盡。致腐敗污物。一變而爲無數生活之飛蟲。其飛行之疾。形態之巧。足以點綴世界。使益綺麗。不亦妙乎。

由此觀之。蠅類實不啻淸道夫。所以掃除腐敗之物。而使穢物變爲生物。殊與類有益。（推之微生物。其用亦同。均爲天然掃除腐敗物質者。其中惟少數寄生致病。貽害人類耳。）所不幸者。蠅去其素好之穢物。而登堂入室。寄食於人。遺害遂匪淺鮮。夏令偶至酒館小酌。則見億兆靑蠅。奮翅健飛。揮之不去。殊不解何自而至。及其地何以養成如許蠅類。詳細調查。始知其生殖繁盛之故。或因附近有馬廐便所。或因菜蔬魚肉等。狠籍地上。或以附近置有承納穢物之桶。蓋淸道夫雖按日掃除。然往往疎忽。不顧徹底去盡。致污物粘附桶底。蠅類仍可生息其中。夫蠅既需旬日始克長足。則便所及承納穢物之桶。如能每週徹底掃盡。蠅屬必無噍類。或將殺蟲劑如福美林加波力克酸或火油。注入桶中。不俟長成。殺其幼蛆。蠅類之禍。庶幾可絕也。

記者案去歲夏秋之交。各處痢疾盛行。罹此不起者。指不勝屈。雖未詳細調查。然大率食物不潔。蠅類傳染所致。爰譯此篇。以餉學者。或於衛生不無小補乎。

謹告改業種牛痘之選苗醫生

江蘇師範學堂
湖北教育院
畢業生張德熼　預安

我國古代。無所謂牛痘也。預防天痘之法。惟有選苗種痘而已。選苗種痘者。人痘是也。以人痘接種嬰孩。其發也猛。其死者多。醫師偶一不愼。則兒童之生命。每爲所累。以故種人痘者。雖能免天痘之傳染。然因是以死者。歲亦不知其凡幾也。數十年來、牛痘之法。流入中國。南海人邱熹。爲先路之導。轉輾流傳。人樂其便。於是種牛痘之風。日盛一日。而人痘則相形見絀矣。於斯時也。樂牛痘而稱道弗衰者。固不乏人。然一二頑固之選苗醫生。恐牛痘盛行。而遂至於餬口無資也。於是倡爲反對之說。謂古法未可厚非。新法難免後患。且以針刺刀割、有傷兒童身體之言。鼓吹於人前。倡者一而和者百。墨守成法。恃其詭詐之口。以爲萬里長城。而人痘之命脉。亦居然綿綿。是以畧延其壽。近數年間。東西醫學。日灌我華、人痘接種嬰孩之法。愈益不可恃。於是有翻然變計者。嚮之挾選苗走村落者。今則操刀而割。效美顰於西子。嚮之持痘壓塞鼻端者。今則相逢把臂、舍所學以從人。嗚呼、學之不修。術之不精、持匠者之斧柯。而以兒童之臂爲大木斤

警告改業種牛痘之選苗醫生

斲刀創。以貽害於青年。可勝歎哉。殊不知人痘接種之法。歐美各國。久已懸爲厲禁。卽接種牛痘。亦設有專醫。苟非出自專門。雖經國家允許之醫生。亦不得爲人種痘。吾國法律未臻完善。輕視人命。爲之一歎。夫爲種痘醫生者。苟理論之不明。則一成不變而方法適以爲累。方法之不知。則事無實効。而理論純蹈於虛。病原之當察也。手術之宜習也。二者廢其一。非種痘也。乃今之改業牛痘者。試問以痘症發生之理。則瞠目而不能對。問以痘苗之製造如何。種痘之施術如何。痘患之治療如何。則鉗口結舌。徒自駭汗而已。然而藥房之牛痘苗無盡也。種痘刀常有也。不惜一二元之費。居之於家。以爲一身吃着不盡之資。優勝者趨之。劣敗者避之。依樣葫蘆。濫竽於醫界。其用心誠巧矣。然兒童何辜。而受此庸醫之荼毒。吾爲改業牛痘者思之。其心忍乎不忍乎。夫能灼知選苗之弊。而毅然改業牛痘。其事固可佩。然吾爲改業者計。與其不學無術。而貽人以口實。則何不購醫書而自爲研究。就醫師而請示迷途。或聯合同志。設社以供講習。或從學師門。臨診以求實驗。如是則學有根底。不致貽他人訕笑矣。不寗惟是。彼東西各國種痘醫生。均受行政官之檢定。設我國亦仿而行之。則公等碌碌。豈能供在上者之求。人爲淘汰。亦意中事耳。惟以學術爲抵制之策。則風波雖惡。而彼岸先登。不亦美哉。

況種痘之術。非必如全科醫學之難也。費一載之光陰。以從事於研求。苟能得痘科西醫而教導之。已綽乎有裕。改業牛痘者。亦何憚而不爲哉。雖然、猶有說者。我國首習牛痘術者。爲邱熹氏。彼其學得之小呂宋人。而結習未除。故其爲引痘畧也。仍多陰陽五行之說。其後俞得琈氏又從而附和之。著爲牛痘新書。穿鑿附會。見者莞爾。今之改業牛痘者。苟有守邱氏俞氏之書。以爲如是已足。而不求西醫日新之學術。以求改進。我國之種痘。是猶得碔砆而以爲玉。得魚目而以爲珠也。惡乎可哉。誠求保赤者。盍一味余言。

心臟解剖譚

武進　朱濂　仲濂

心臟。爲中空之臟器。由筋肉而成。其形狀畧如圓錐形。可分爲心基底、心體及心尖三部。心基底爲心臟上端之廣部。大血管由此而出入。心尖則反之。爲心臟下端之尖部。由左心室之尖端而成。其上有一淺溝。名爲心尖截痕。前後兩縱溝相連之所也。心臟又可分爲前面(卽胸肋骨面)下面(卽橫隔膜面)及右緣、左緣。胸肋骨面膨隆而接於胸骨及肋骨之內面。橫隔膜面爲觸於橫隔膜之面。其面扁平而與橫隔膜上面一

心臟解剖譚

致也。

心臟連結於肺臟時之圖

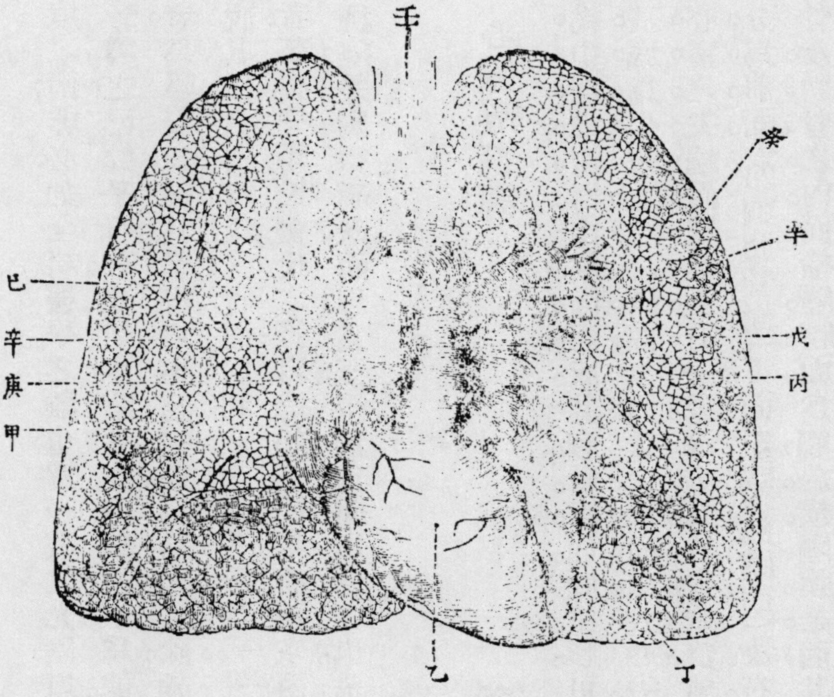

甲右心耳
乙右心室
丙左心耳
丁左心室
戊肺動脈
巳大動脈
庚大靜脈
辛肺靜脈
壬氣管
癸肺臟

心臟隨於外部之冠狀溝及其前後兩面之前縱溝與後縱溝內部之心室隔障心房隔障及心房心室瓣而分爲右心房右心室左心房及左心室四部而右心房及右心室統謂之肺心臟左心房及左

心室統謂之大動脈心臟此二者各有專司肺心臟司受入靜脈血而更送之於肺大動脈心臟司受入變化於肺之動脈血而更送之於體循環中

心臟圖

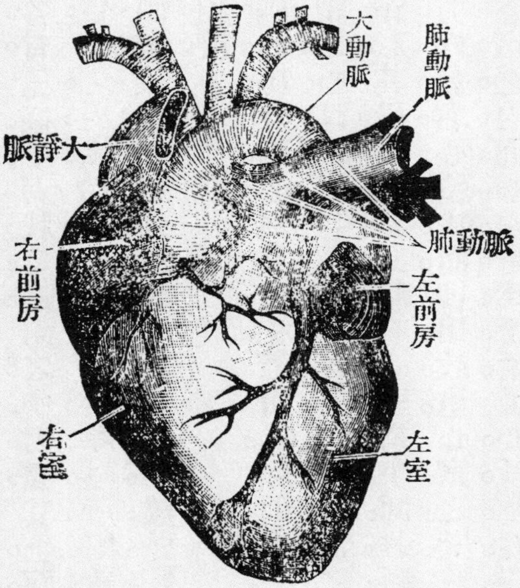

血管入心臟之所謂之口靜脈入於心房動脈出於心室入於右心房之靜脈爲上下兩大靜脈入於左心房之靜脈爲四個肺靜脈出於右心室之動脈爲肺動脈出於左心室之動脈爲大動脈此兩動脈之出口謂之動脈口肺動脈口位於大動脈口之前方在於心房與心室中間之口謂之靜脈口其高與動脈口相等靜脈口與動脈口皆有瓣靜脈口之瓣卽心房心室瓣爲結締織所成被於內皮細胞其附着於心臟壁之處結締織肥厚如輪狀此部謂之纖維輪在於右側者

（卽在於肺心臟者）謂之三尖瓣由三個之瓣而成在於左側者（卽在於大動脈心臟者）謂之二尖瓣又曰僧帽瓣由二個之瓣而成此等之瓣皆由腱索而與乳頭筋結合

動脈口各有三個半月狀之瓣謂之半月瓣其上面凹陷如囊狀是爲大動脈竇又曰肺動脈竇瓣之內緣殆爲一直線而游離無所附着其中央有一結節謂之半月瓣結節其兩側游離緣之半分爲銳緣謂之半月瓣弦影瓣膜閉塞之時此半月瓣弦影與其隣者相接

心臟之兩心房及兩心室其大相若而其形則各異兩心房狀如圓角之骰子各有一膨出者謂之心耳（右心耳及左心耳）向於胸骨之方而出肺靜脈自兩側被之左心室爲圓錐形其橫斷面呈圓形右心室爲半圓錐形其橫斷面呈半月形是因心室隔障自左方向於右心室中而押出故也心室之壁較心房爲厚左心室之壁又較右心室爲厚心臟之內面心房皆爲平滑惟心耳及右心房之外側壁有大部分並行小部分交叉之筋纖維是爲櫛狀筋心室之內面有交叉如網狀之筋纖維束謂之內柱又有多數突出如圓錐狀之筋肉謂之乳頭筋乳頭筋之尖端變化爲腱狀而附着於心

房。與。心。室。筋。交。界。處。之。瓣。是。爲。腱。索。今。述。心。房。及。心。室。特。有。之。點。如。次。

（一）右。心。房。爲。受。入。上。下。兩。大。靜。脈。及。心。臟。冠。狀。竇。者。也。此。等。靜。脈。所。入。之。處。在。接。於。心。房。隔。障。之。所。上。大。靜。脈。於。上。壁。而。入。下。大。靜。脈。於。後。下。壁。而。入。冠。狀。竇。亦。在。後。下。壁。於。下。大。靜。脈。之。直。下。而。入。兩。大。靜。脈。入。口。之。間。自。內。面。見。有。隆。起。者。是。爲。靜。脈。間。結。節。心。房。隔。障。於。大。靜。脈。進。入。之。處。之。直。上。有。扁。平。之。凹。陷。部。是。爲。卵。圓。窩。胎。生。期。左。右。兩。心。房。互。相。交。通。之。孔。（即。卵。圓。孔）之。痕。跡。也。其。分。界。之。所。謂。之。卵。圓。窩。緣。卵。圓。窩。緣。之。上。方。界。於。靜。脈。間。結。節。下。方。至。下。大。靜。脈。入。口。之。前。變。爲。下。大。靜。脈。瓣。卵。圓。窩。之。基。底。薄。而。無。筋。纖。維。故。此。部。謂。之。心。房。隔。障。膜。樣。部。冠。狀。竇。之。入。口。亦。有。小。瓣。樣。之。物。體。甚。多。是。爲。冠。狀。竇。瓣。

心臟內部模型圖

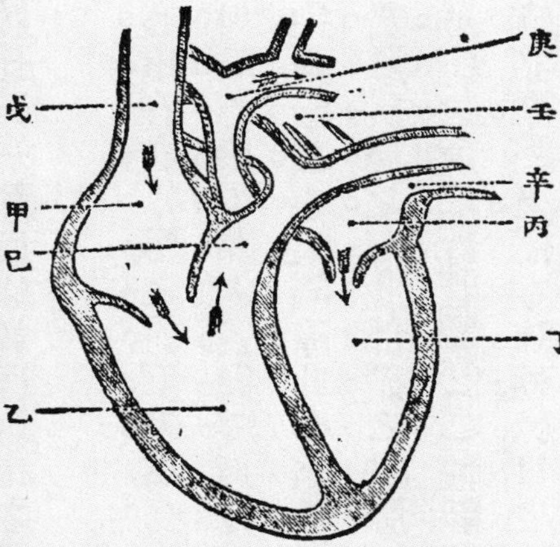

甲右心房　乙右心室　丙左心房　丁左心室　戊大靜脈　己肺動脈　庚大動脈　辛肺靜脈　壬肺靜脈

下大靜脉入口之周圍有弓狀而包圍之之筋纖維內面爲櫛狀而突出外面爲溝狀而凹陷其櫛狀之突起謂之分界櫛溝狀之凹陷謂之右心房分界溝此爲右心房固有部與受入大靜脉部(卽大靜脉竇)之境此外心房內壁處處有多數之小孔是爲最小靜脉孔其一部自終於盲囊狀之單純陷凹而成一部當於心臟壁之小靜脉開口部

(二)右心室在右心房之前下方爲受入集於右心房之靜脉血而向肺發出之所也右心室與右心房中間之三尖瓣可分爲前尖後尖及內側尖前尖及後尖附着於外壁內側尖附着於心室隔障此心室外壁之前面有突出如圓錐狀超過大動脈前面而移行於肺動脉之部此部謂之動脉圓錐右心室之固有部以前尖爲界而肺動脉出於右心室之所(卽肺動脉口)較靜脉口在於前外側此兩口之間於心室之內面有筋肉櫛謂之室上櫛在肺動脉口之肺動脉半月瓣可分爲前半月瓣右半月瓣及左半月瓣前半月瓣位於前方右半月瓣位於右後方左半月瓣位於左後方

右心室內部之乳頭筋通常有三個大者與一二個小者其大者一位於前外側一位於後外側一位於內側而各附着於其相隣之二瓣邊緣

（三）左。心。房。在。心。臟。之。四。部。中。爲。最。後。部。嵌。入。於。兩。側。之。肺。根。間。自。兩。側。各。受。二。個。之。肺。靜。脈。其。肺。靜。脈。進。入。之。處。爲，瓣。其。心。房。隔。障。於。右。心。房。卵。圓。窩。所。在。之。處。有。界。隔。卵。圓。孔。之。卵。圓。孔。瓣。痕。跡。肺。靜。脈。進。入。之。所。在。於。其。後。上。側。此。左。心。房。自。其。外。側。出。左。心。耳。左。心。耳。較。右。心。耳。稍。長。其。根。部。稍。爲。絞。縮。

（四）左。心。室。在。心。臟。之。後。下。部。爲。受。入。集。於。左。心。房。之。動。脈。血。而。更。送。之。於。大。動。脈。中。之。部。也。其。細。長。而。單。獨。之。處。作。心。尖。橫。斷。面。爲。圓。形。是。因。心。室。隔。障。壓。入。於。右。室。中。故也。其。壁。之。厚。殆。有。右。心。室。之。三。倍。

左。心。室。之。前。面。大。動。脈。出。焉。此。大。動。脈。所。出。之。心。室。壁。突。出。如。圓。錐。狀。是。爲。左。心。室。動。脈。圓。錐。較。諸。右。心。室。動。脈。圓。錐。爲。小。通。其。後。而。登。於。右。上。方。其。在。大。動。脈。口。之。半。月。狀瓣。可。分。爲。後。瓣。左。瓣。及。右。瓣。與。在。肺。動。脈。口。者。適。相。反。對。在。左。心。室。與。左。心。房。之。間。之。二。尖。瓣。一。名。僧。帽。瓣。可。分。爲。前。後。二。瓣。前。瓣。卽。前。尖。在。於。右。前。方。而。附。着。於。大。動。脈。根。之。後。緣。爲。其。動。脈。口。與。靜。脈。口。之。界。後。瓣。卽。後。尖。在。於。左。後。方。而。附。着。於。心。室。後。壁。左心。室。內。有。多。數。之。乳。頭。筋。可。分。之。爲。內。外。兩。群。此。乳。頭。筋。之。尖。端。有。腱。索。附。着。一。端。則。與。在。右。心。室。者。相。同。

心臟之構造

心臟由心臟外膜心臟筋膜及心臟內膜三層而成心臟外膜在於最外側爲包被心臟及出自心臟之大血管之漿液膜囊(卽心囊)一部心臟內膜在於心臟之最內部包被心臟筋膜之內面又有漿液膜之性質其性質與大血管之內面相同

心臟筋膜爲心臟壁中層之主要部分自筋肉而成在三膜中此爲最厚其筋肉之纖維爲短圓柱形而有橫紋有一個或二個之核其端分歧而結合於隣接之筋纖維心房之筋纖維與心室之筋纖維不相結合全爲纖維輪所分離

心房內之筋纖維可分爲淺深二層其淺層由橫走之筋纖維而成此纖維交通於兩心房兩心房皆被包圍其入於心房隔障中者甚少深層由縱走之筋纖維而成其在兩心房者各別非如淺層之交通者也其形或爲縱蹄系狀或爲環狀其爲蹄係狀者之兩端附着於心房與心室之間之纖維輪而終其爲環狀者在心耳及靜脉及心臟冠狀竇入於心臟之所

心室內之筋纖維自內外中三層而成外層交通於兩心室或縱或斜此等筋纖維於心尖爲螺旋狀而自四方聚集次入於內部是卽所謂心臟渦也中層大都橫行內層

續於外層深入之部縱而上昇內柱及乳頭筋亦屬於此二部

心室隔障亦自三層筋纖維而成其在右側之層屬於右心室在左方之層屬於左心室中層則兩心室皆有之而中隔之上部無筋纖維惟有成自兩側內皮膚之部此部謂之心室膜性隔障此外有筋纖維之部謂之心室筋性隔障

心臟之位置

心臟之位置雖依其收縮期呼吸體之狀態等而稍有差異然其長軸大都自上右後方而傾向於下左前方包於心囊中位於前縱隔腔中前方接於前胸壁後方接於食道兩側接於肺臟而心臟全體三分之一自正中線偏於右側其餘三分之二位於其左側若論心臟各部與胸廓之關係則如左

（一）心尖在乳腺線之內側而位於左側之第五肋間腔

（二）右動脈口位於左側之第三胸肋骨關節上

（三）左動脈口在右動脈口之後下方而位於左側第四胸肋骨關節之右側

（四）右靜脈口在胸骨之後其高等於第五胸肋骨關節

（五）左靜脈口於各血管口中其位最後其高在左側第三乃至第四胸肋骨關節之間

心臟之血管　營養心臟之血管。其數頗多。此等血管。於心臟壁內。各以小枝互相吻合。然在表面之大幹。則無與之相吻合者。

心臟之淋巴管　淋巴管之數亦多。此等淋巴管合成爲二大幹。入於縱隔腔內之淋巴結節中

心臟之神經　心臟之神經。自交感神經纖維及知覺神經纖維而成。於冠狀溝中作神經叢。自此處隨血管及淋巴管而廣布於心臟表面。此神經叢中有多數之神經節。

附心囊解剖譚

心囊爲漿液膜性之囊。包裹心臟及出入心臟之血管首端者也。可分爲體壁部及臟側部二部。臟側部。卽心臟外膜。直接包裹心臟。於心臟之上部。前後出二個之突起。包裹其所出之血管。此突起之在於前方者。包裹肺動脉及大動脉。自其起始至上方約三分三釐餘。在於後方者。包裹心房及出自心房之靜脉幹。此兩突起。以一橫溝而互相隔離。此溝謂之心囊橫竇。

體壁部包裹心臟。較爲弛緩。其與臟側部之間。有裂溝狀之腔。中貯少量之漿液。此

液謂之心囊液體壁部移行於腑側部之所爲腑側部包裹出入心臟之動脈及靜脈之部體壁部與腑側部於漿液膜之外其外側有強固之結締織層此結締織連於出入心臟之大血管外膜囊之外觀爲尖端向上之圓錐狀其底部跨於橫隔膜之中樞腱及橫隔膜在其左側之筋肉部上藉鬆粗結締織而與之結合其尖端與體壁部移行於腑側部之所相一致心囊之前面結合於胸骨及肋軟骨之後面右側正直接於右肺之胸膜左側歪斜接於左側之胸膜後面向於縱隔腔

心囊以二個之結締織紐而結合於胸廓其一通過前縱隔之鬆粗組織中而與胸骨結合其一通過後縱隔之鬆粗組織中而與脊柱結合兩者之中其結合心囊與胸骨者謂之胸骨心囊靭帶

論藥水魚之妨礙衛生

朱詒彬

藥水魚者鄉間有一班無賴覬人家之魚池蓄有多魚用巴豆磨細粉偷灑魚池一週時間凡池中大小魚蝦俱受毒而死惟大黑魚深潛水底可以倖免其他死無噍類悉浮水面爲一網偷盡之計巴豆大毒人心尤毒所偷藥之魚數十斤至數百斤不等分

投到市出售。夏秋鄉間偷藥者無日無之。魚攤上每售此等爛腐餒魚。貶價而沽。人取價。廉食之。爲害酷烈。蓋巴豆含有衝墻倒壁之猛力。夏秋正暑溼交侵。常有腹瀉之疾。人食腐臭毒魚。在體强者确未見其害之立見。而體弱者因風搭火。吐瀉痢疾作矣。古人稱腹瀉爲河魚之疾。確有見地。夫巴豆之毒。人盡知之。滿池清水。洒入巴豆一經驕陽烘晒。滿河起泡。水變泥濁。其猛可知。夫人以血肉之軀。臟腑關鍵。亦非金剛製造。其能當此酷烈乎。奈何官長不之禁。地方自治無暇問。商界之營營苟苟。重於財而輕於命。當此藥魚盛行。凡瀉痢而亡者。數見不鮮。未始不由此受其影響。奈何貪些些之便宜。口腹而戕其性命乎。尚望熱心公益有力之大善士。維持而勸懇之。造福於地方豈淺哉。

屁物考

林大燮

吾見今人患尿毒症而死者。歲不知其凡幾。此理若無人發明之。凡發熱症神昏糊語。以中醫學說言之。曰熱痰迷心也。曰熱逼心胞也。曰熱傳營分也。曰溫邪內陷也。投以菖蒲竹瀝、金汁珠粉犀羚紫雪至寶清心神犀等丹丸。未見有生者。服此不生。醫家技窮力竭。以爲人事盡矣。詎知發熱之原。在血輪生熱之質。在尿素。利熱之機。在腦力。初因風寒閉束汗管。使血中炭毒廢料。無從排泄。血內生出熱質。愈聚愈多。此時應排泄出之。若入手即清其營分。勢恐有內陷神昏者。此吾醫之所以重表邪。表邪者。言其病之因。而實不知血內有生熱之質。炭毒廢料中以尿素爲最毒。西醫呼爲由阿里。以華文言譯曰屎物。攷字典、屎字、同、尿、尿即、尿之、本、字。尿、音、鳥。今、作、溺、屎、乃、俗、字、也。尿毒二字。可爲屎物之代名詞。平人之溺。查有一十六質。而最毒最重之質。惟有屎物而已。此物不出則死。其始混入血中。迨尿毒干於神經。則腦不足以制熱。而病危矣。吾醫亦有尿毒歸心之說。未嘗無一隙之明。特尚未知尿毒攻腦。爲熱症之一大關係。人身排泄之機關。以汗溺爲兩大門戶。如發之不得汗。利之不得溺。或汗溺皆有。病仍不減。則血中之尿素。仍不能排之使出。西醫有水療法。以抽拔其熱。中醫有大寒瀉火法。此雖治其流。不能清其源。實無法之中。別出一法。爲腦經保險。治熱病家。不如開手即注重尿毒。期其勿擺於內陷神昏之險。吾是以爲屎物考。俾人知尿毒之重。重於感受之六氣也。六氣不足患。所患者惟一尿毒而已矣。

虱之驅除法（摘譯日本衛生新報皮膚病篇）

丁永鑄　九皐

虱之驅除法

虱有三種。寄生於頭髮者。謂之頭虱。爲暗灰色二至三密迷之小動物。寄生於衣服者。謂之衣虱。色白長三至五密迷寄生於陰毛者。形較前畧小如龜卵狀。深食毛根。謂之毛虱。又有鳶虱恥虱之稱。(漢名八脚蟲又有八角虱陰虱陰蝨之名)皆由於不潔或傳染而來。其初唯感瘙痒特甚。後乃惹起一種之皮膚病焉。

頭虱之預防法。宜時常清潔頭部。禁用患者所用之櫛篦及帽子等。其驅除法。宜剃去頭髮。以石鹼洗之。若欲存留頭髮。則以水銀軟膏。(或白降汞軟膏)及同量之華攝林。塗擦髮部。以巾帕裹之。翌日洗以石鹼。或用石油一〇〇·〇阿列布油五〇·〇百露拔兒撒謨二〇·〇混合塗敷之。(注意塗此藥時切勿近火)二三日後。死滅殆盡。(或用奈夫篤兒軟膏五〇·〇塗擦之頗有効)如有卵子遺留髮內。可用溫醋浸入髮際。以巾帕裹少時。用櫛梳去之。

衣虱之預防法。宜潔淨身體。勤更衣服。其驅除法。則將衣被浸以熱水。或煮沸之。此法最簡便而有實効。由衣虱而患濕疹者。以石鹼洗滌患部。塗敷油劑。卽可治矣。

陰毛虱始發於陰部。瘙痒特甚。若不速治。後必蔓延於腋窩、鬚髯、眉毛等處。其驅除法。以十倍之奈夫篤兒軟膏、或水銀軟膏塗擦毛根。經二時後。入浴。以石鹼洗之。大約一次即可撲滅。如有遺留。宜以此法反覆治之。近據某人之實驗。謂煎唐辛汁洗之。頗奏奇効云。此皆簡單之法。易於實行者也。

精神薄弱之原因（教育雜誌）

凡精神薄弱者。可區別爲白癡、癡愚、魯鈍三種。亦可分爲先天性後天性二種。然此種分法。在德國勃萊斯拉 Breslaue 補助學校。不甚以爲要。概言之。凡入補助學校者。魯鈍爲多。次爲白癡、癡愚。而校中皆教育之。

補助學校之生徒。兼有先天後天之障礙。精神薄弱。二者果何所本。則不能別。休倫迪該氏曰。幼年所現障礙。漸成爲高度之魯鈍者。則爲神經中樞之先天性薄弱也。

補助學校之醫師。最須注意之事項。在查生徒低格之原因。而此原因至不一。教師欲闡明之。必須就詢其親。或令醫師檢查小兒之身體。今略論如次。

低格之原因。本於遺傳者爲多。補助學校生徒中。祖先有顯著之精神病者。爲百中之十六。多數學者研究之結果亦同。而得諸其父者。較爲强烈。其說尤爲著明。又單純精神之神經病原因。亦可入之。此類合計以上二種。有遺傳素因之兒童。不下百之三十六。同胞相繼入補助學校者。其家庭有家族的精神病可知。生徒之同胞中。有精神障碍神經障碍者。百人中幾占其半。故有一家之人。先後或同時入是校者。

血族結婚。於精神上病狀之發生有重大之關係。惟補助學校則不研究及此。以世人精神病學之見。血族結婚之危險。但其父或母爲精神病者。則其不良之影響。及於子孫。此類事項。欲詳細研究。則於僻遠之地。亦須設立補助學校。不惟人口稠密之都市已也。德國德利由培氏設治療教育院。其中分生徒爲二類。一爲貴族子弟。一爲猶太人之子弟。二類中同人種者。各行多年結婚。故其子孫之精神。輒覺異常。然此不能謂爲失當也。

其父母身體上疾病之中。當於實驗而最爲必要者則爲結核。然親之結核。與子孫之精神薄弱。未見有確實之關係。且補助學校生徒之家庭。患結核病者。未必視他家庭爲多也。

父母之中酒精毒。關係亦爲重要。慢性酒精毒。在種種臟器中生細胞性變化。並起生殖器變化。據補助學校所發之報告。皆視其親之中酒精毒爲重要之原因。法國精神薄弱兒童中。其雙親嗜酒者百之六十二。德國則百之四十一。其中父爲酒客者百之二十。有時亦得證明由母之嗜酒所致。此數較諸實際。當尚有增無減。然欲調查清晰。則頗非易。

於小兒身體上之原因。分娩中所起腦之變化。及少年期所受腦之外傷等。皆無甚意義。而於乳兒之營養障礙。關係甚多。故乳兒最宜用自然營養法。飲以母乳。以自然營養法養育之小兒。較之用人工營養法養育之小兒。發育佳良。軀體强碩。對於外來之影響足爲疾病之原因者。抵抗力亦至大。據補助學校之調查。受母乳營養之小兒至少百之六十六七。其他皆由牛乳營養。

傳染病如痲疹、猩紅熱、白喉、百日咳等。屢爲腦髓發育之障礙。無所於疑。鼻腔內及咽頭腔內之疾病。亦可視爲精神薄弱之原因。補助學徒生徒。比之他小兒。鼻腔咽頭腔疾病之實驗。頻數特甚。徵諸平時實驗。小兒有鼻及咽頭之疾者。居百之三十七。其病機爲甲介肥厚。咽頭扁桃腺腫脹。大多數學說。皆謂與精神薄弱大有關係。此等變化之影響。至不能爲精神之業務。介伊氏謂鼻性注意缺乏症。於精神薄弱。影響頗深。則未爲確論矣。既有此等障礙。雖經除去。祇能呼吸自由而已。而叡智上之效益甚寡。聰器之障礙雖除。精神之變化。初無何種輕快也。

精神薄弱成立之原因。爲佝僂病。補助學校生徒。體中有佝僂病性變化者甚多。德之瑪甯根地方。凡小兒有輕度之佝僂病性變化者。爲百之三十。較少於補助學校調查之數。此病多變爲重症。佝僂病性變化中所屢見者。頭蓋及骨格脊柱、肋骨、四肢腦髓。皆成爲佝僂病性。佝僂病爲精神薄弱之原因。其弊害可別爲二種。

(一)腦水腫。人心目中以爲患佝僂病者常稀。實則至夥。腦室內蓄積水分。腦之發育。爲之制壓。至起細胞性永久之變化。(二)頭蓋癆。頭蓋骨柔輭。屢發痙攣。故其影響直接及於中樞神經系。又凡佝僂病之害。并及於他方面。能障礙消化器。而胃腸加答兒。尤常與佝僂病併發。此屢經實驗者也。

精神低格原因中。最後之種類。則爲關於小兒之生活與社會之關係。茲從畧焉。

精神薄弱之豫防

哈斯古閥氏研究精神薄弱之原因。取義至廣。別爲生前生後二種。

(一)生前精神薄弱。

(甲)遺傳性。(直接、間接、旁系間歇、)

(乙)先天性。　又分二種。　(1)本於精蟲或卵之障礙。　(2)本於胎兒發育中所起害性之影響。即胎生的精神薄弱也。

哈氏歷舉遺傳性精神薄弱之原因。則爲生殖細胞不完全、變性、酒精、黴毒、自家中毒、(鉛、水銀、燐、煙草、莫兒比涅、糖尿病)物質交換機關不完全、神經病反復之類。皆爲此病之所本。豫防之法。以國民教育防遏其變性。而變性者之間。禁止結婚、嚴行酒禁。在所必要。

先天性之精蟲性或卵性精神薄弱之原因。則酒精、黴毒、自家中毒、父母之傳染病(流行性感冒、皮下蜂窩組織炎、)等。皆爲此病之所本。豫防之法。國民宜涵養衞生之性質。及生殖生活之智識。(使悟生殖上之生物學的倫理學的國民經濟的社會的價値)禁種種墮胎法。禁與著明之嗜酒者、黴毒病者、及結核病者之結婚。防成立不規則之配偶。欲結婚者。有給健康證明書之制。

胎生的精神薄弱。則由於母妊娠時或胎兒分娩時所受之損傷。因此損傷而致出血。或因酒精毒、黴毒等。皆能成腦炎症。母之精神抑鬱。雖無大原因。然自原則上視之。不能訊之全不相涉。惟其主要之原因。則爲酒精等毒。豫防之法。在保護妊婦。使人民注意將護胎兒之發育。

(二)生後精神薄弱。　此爲小兒之腦發育不完全所致。至春機發動期尙存。其原因。

(甲)傳染病(猩紅熱白喉等)後所成之腦炎或腦膜炎。

(乙)固有之腦脊髓膜炎。

(丙)卒中、血栓、外傷及百日咳後之腦軟化等。

(丁)中毒(酒精、溴、煙草)然此不常有。

(戊)腦黴毒、腫腸等。屢見不鮮。

(已)甲狀腺之病。過度之手淫。

此外與遺傳性大有關係。豫防之法。使營養適宜。生理法悉準規則。愼防傳染病。擴張社會的人類的事業、如保護乳兒之類。鞏固意志。說明性慾上之關係。於公共建築物。示之模範。以使人民注意清潔。嚴禁小兒飲酒。凡此之屬。皆最大最要者矣。

遊戲之衛生上價值

遊戲之效力。於兒童將來精神及身體之發育。大有影響。並足漸漸造成兒童之人格。如女子撫一人形之玩具。爲之着衣。爲之傅粉。輕搖其背。而出撫慰之聲。懃懃懇懇。以摸倣其母之所爲。女子既達三歲。言語頗多。感情之表示亦富。神經系統之作用日以益盛。男子則由其身體及精神上之特性。幼卽好弄刀鼓氣槍等物。故女子之遊戲皆輕巧可愛。而其動作。亦頗有細膩熨貼之意。男子之遊戲。則活潑粗暴。而其動作。亦頗有浮動豪宕之概。凡運動由於筋肉之動作。因筋肉之練習。而身體各部之發達。亦得均勻。兒童之完全教育云者。以發抒兒童所有之能力 Fähigheiten 爲第一義。是時凡足以妨害精神作用之發育者。皆制止之。以心理學言之。凡精神之作用。間接由筋肉練習而促進。精神之能力。爲受外界印象之結果。此印象關係於人之感覺器。而因筋肉之動作。感覺器乃生種種之刺戟。故知遊戲之作用。必及於精神之上。先哲有言。健康之精神。宿於健康之身體。其爲眞理。無可移易矣。

玩具之爲物。足與兒童以感覺之印象。其適當者。兒童必有愉快之想像。起於其間。故兒童之玩具。必當愼擇。構造完備。形式精美者。或反不如切木爲梗。至極簡單。而可作種種之形之爲美。由此觀之。近時肆中所售之玩具。其於兒童精神之方面。蓋熟視之若無覩矣。

心理上教育上遊戲之目的。則練習時。於兒童之腦髓及筋肉。愼毋加以强迫。兒童之最嗜運動其慾望具於有生以來。試觀生後第三星期之嬰兒。足蹈蹈而伸縮。首抑抑以左右。運動之狀。可察而知。日益成長日益發揮其能力。而運動遂亦進步。間嘗脫兒童之衣。或於兒童就浴之時。注意而察視之。則其情狀屢接於目。故當爲育兒者進一箴言曰。凡兒童不可令著緊窄之衣。扣狹之紐扣。但使不至侵冒風邪爲度。

凡戲遊之慾望。及遊戲之事項。(於運動之遊戲尤甚)爲全小兒期及學齡期之兒童快樂之根本。既達學齡期後。遊戲之衛生上價値。愈益重大。坐於教室之中。爲時甚長。呼吸不良之空氣。及他塵芥等物。於兒童之身體精神。非常有害。椅中端坐時。必取身體之姿勢。故最爲疲勞。片時則已。坐久易成疾病之症狀。如頭痛、近視、脊柱彎曲、消化不良、神經興奮、及其他種種神經之病。此其原因在於運動不足。血液之循環不甚完全。亞幾塞愷氏曰。運動不足猶於健康與疾病之間架一橋梁也。„Dere Bewegsungsmangel bildet dil Brucke Zwischen Gesundheit und Krankheit„ 亞氏由四年間統計之觀察證明萎黃病之原因在於到校之勤。由此經驗。可知學齡漸長。兒童之疾患亦漸以加多。而近視與神經質尤甚。防之之法。除森林學校、田園教育院 Landerzichungsheim 等外。更無他法。總之學齡兒童每日遊戲戶外之時間。當居全日之大半。太陽之光線。新鮮之空氣清潔之水。身體適宜之運動。四者爲治愈神經質之第一要素。戶外之運動遊戲。如擊球、賽船泅水、登山、遠足之類。常行深呼吸。能使肺部擴大安靜之際。用輕呼吸。達於肺尖部而止。使空氣不甚多入。夫身體之運動旣力則心臟之運動亦盛。而血液之循環斯速。其效能使組織內之廢物。迅速洗出。而身體中各臟器。皆含多量之養氣。各臟器皆强。而心臟尤强。執是以論。則競走尤爲適當之運動。不特有益於心肺兩臟及血液循環而已。橫隔膜亦於此時動作劇烈。而橫隔膜下之胃、肝、及其他消化器。皆受良好之刺激。故運動之後。食慾旺盛。睡眠靜穩。此其明效大驗較然共見者矣。

遊戲之影響於神經系統者。無論何種遊戲。於兒童之心。皆略有緊張力。此力微特不令神經興奮。且足使疲勞之神經。爲之復常。而更得新精神焉。

遊戲時最緊要者。爲眼耳手同時動作。綜言之。小兒之精神、性格、情緒之教育。皆以遊戲爲之主腦。處事時。迅速、判斷、思慮、愼重、勇敢等。皆於遊戲時習熟之。惟遊戲當就兒童夙所心喜者擇之。否則不足鼓其興趣。此亦自然之理也。

深呼吸與健康之關係

食物為生物最不可缺之事。其為緊要。無與比倫。然人即絕粒不食。尚能保生命至十餘日。滴水不飲。且能數日不死。惟苟無空氣則僅僅數分時間。竟難延命。故空氣者。生物之生命也。必當慎保持之。吾人吸空氣入肺。納養氣於血液之中。而將其炭養氣排出體外。為氣體交換作用。即呼吸是也。惟人之呼吸。大都常淺。甚至以肩呼吸。（婦女為多）故不能十分得力。養氣亦以不足。因之皮膚蒼白。血液不潔。筋肉消瘠。營養為之不良。不治之病。遂以見侵。求醫量藥。無已時。此類病症。原因雖有種種。而養氣供給不足。為其中之一原因無疑。養氣不足。雖進滋養分最多之食物。其效力亦寡。凡物體之燃燒。養氣最為必需。其於人體亦然。據最近學者之研究。凡動物僅令吸收養氣五分時。其後經九分間。呼吸乃全絕。由是觀之。人與養氣之相需。不待言而明矣。

人苟常為甚深之呼吸。使養氣之供給。十分充足。則心身自然健康。而於呼吸器、血行器、消化器、皮膚等。影響至大。

(一)深呼吸之影響於呼吸器者　欲呼吸器之健全。當加意養護。以期肺臟及他呼吸筋肉之强健。欲保肺臟之强健。必令胸廓擴張。呼吸筋肉發達。但食滋養之物。蓋無效力。惟習體操及種種運動法。同時又行深呼吸法。十分吸入養氣。則强健殆可操券、肺臟富有彈力。且以滑澤溫潤之胸膜被其全面。而與胸膜所被之胸廓裏面相密接。兩胸膜之間。空氣絲毫無存。故胸廓張縮。肺亦同時張縮。吸入空氣甚深、橫隔膜爲之下降、胸廓擴張。肺臟亦同。而呼出空氣時。橫隔膜上昇。胸廓狹窄。肺臟亦爲縮小。如此銜接行之。則橫隔膜上下運動。而每運動一次。肺臟胸廓張縮一次。故能使胸廓擴大。筋肉發達。呼吸機關。無不健旺。

(二)深呼吸之影響及於血液循環者　呼吸淺則養氣供給不足。血液之清潔法。不能完全。不潔之血液。再回送於體中。妨礙血行。身體各部不能受充分之營養。渣滓無用之物。及其他有害物質。停積於體內。爲諸病發生之導體。惟行深呼吸法。則養氣既足。血行亦正。各機關之作用自旺。渣滓及有害物質。立即排泄體外。一無停滯、身體健全無病。不期而自致。夫血液循環之良否。影響於吾人身體之健否如此。故吾人當使血液循環中心機關之心臟。十分强健。以使循環之合度。而深呼吸法實爲健全心臟最有效之法矣。

（三）深呼吸之影響及於消化器者　深呼吸法。又能助消化。蓋橫隔膜每一上下。能將腹腔內諸臟器張弛一次。而使爲適當之運動。又以血液中養氣既足。則唾液、胃液、腸液、及他種消化液之分泌。無不增加。則消化自易。行之有常。通便無滯。氣分快爽。食慾因之增進。雖夙有消化器病之人。勉行深呼吸法。則營養佳良。自得回復其健康矣。

（四）深呼吸之影響及於皮膚者　近來歐美女子。有以深呼吸爲日課者。實以深呼吸於血色之華美。最爲有效。日日行之。新鮮之養氣。吸收甚足。以之入於血液。則血液自然清潔。血色自美。理所必至。深願吾國婦女。罷其有害身體之白粉及他項粧品。而以其暇行無須費用之深呼吸。每日爲之。以令身體強壯。容光煥發。斯爲善矣。

深呼吸之效如此。而淺呼吸之效如彼。吾輩審思之。其何道之從。

惟深呼吸必當注意者。蓋有三端。

（甲）須閉口。由鼻吸。由鼻呼。　（乙）務緩而勿急。（徐徐行之爲宜）

（丙）下腹部十分用力。

不潔物之分解、或廢汚水、排泄物等之溶入、即能間接而害健康。故吾人宜選擇清潔之飲料水、而飲用之。（彼市民之飲料水道、或新設或改良者、則統計上、比以前之死亡數減少可為明確之徵）、今述其常用者、如左。

雨水者由地上之水、蒸發為雲、混和於大氣中、復遇冷氣、凝結而下者也。其質本甚純潔、因與大氣中之瓦斯塵埃混和、遂不免溷濁。然除降雨之初時、多為純潔。故宜注意採集雨水法。且一回濾過後、則可得完全之飲料水。

井水者由雨水滲入地中。而被濾過者也。其土地若富於有機性之分解物、乏於生育之植物、或在人口稠密之都會、則多不潔。因雨水由土地濾過、却被汚染故也。在植物繁茂、地層清潔之井水、則多純潔。然欲貯井水、則井戶之構造、最宜注意。例之、土地之本質、雖清潔、而其構造不完全、則不免混入汚物廢水等。

泉水者、亦猶井水、惟不必穿地、即可噴出。或加人工而深鑿之、亦可。其水多清潔、有含多量之炭酸者。

湖水者、其面積甚大、故富於自淨沈澱之作用、概純良也。沼水、則含植物性之有機質、及石灰苦土等之鹽類、生活之滴蟲等。故失自淨之作用、多不潔者。

河水、者由雨水經過傾斜地、而集流者也。（可供多數人之飲料）自最初雨水之下降、因觸接之物體不同。而有種種變化。即自大氣及地中溶取之鹽類、或有機質與大氣中之酸素觸接、而營酸化作用、遂消滅有機體、（滴蟲水草等）且放散炭酸、是也。河水之靜流者、則生沈澱。故河水自然純潔、此作用名曰自淨作用。其不純潔者、因由耕作地而來之灌水、或都市之下水、工業用之廢水、及塵埃汚物等之混入等、比其流水之量多、則失自淨作用、而不免傳染病毒。故用河水、宜採酌離市街遠之上流。沈澱而濾過之、則可得純潔者。至於天然之水、全不純潔者、則其反應呈亞爾加里性、（即鹻味）間有呈酸性者。常含格魯兒、硫酸、硝酸、燐酸、硅酸、亞硝酸、炭酸等之那篤僧謨加僧謨、安母尼亞、或苦土石灰等之鹽類。溶存重炭酸鹽類、鐵、及土類。間有含硫化水素遊離炭酸者。其他有機質、為動物植物之碎片及水菌類、滴蟲環輪蟲之類、又有寄生蟲之卵子。

故衛生上、稱無害之水、如左。

1 於深層、為藍色。於薄層、則無色而清澄、毫不溷濁、或不生沈渣、無特異之臭氣、味清冽而爽快。

2 水之溫度、四季殆無大差。該水源地之全年平均溫度、普通在五度至十五度之間。
3 呈中性、(在不酸不鹹之間)或弱亞爾加里性。
4 不含有機質所分解之亞硝酸、及安母尼亞、燐酸等。
5 不含銅鉛亞鉛等之重金屬鹽類。
6 不含有害之小有機體。例之病原之細菌、寄生蟲之卵子等。
7 不含多數之細菌。

除右所記載之外、雖不含有其他之物質、亦可。若含有之、則隨其含有量、宜加斟酌。故定其限界點於左。(但檢水一列打(每一列打有一千瓦之重量)中之密里瓦(密里瓦即千分之一瓦也)量、即示對於水之十萬分之分量、)

1 蒸發殘渣	每一〇〇〇〇〇·〇(即十萬分)中含	一〇〇〇·〇(即一千分)
2 有機質		五〇·〇
3 硝酸(硝強酸)		一五·〇
4 格魯兒(綠氣)		五〇·〇
5 硫酸(礦強酸)		一〇〇·〇

6 總硬度(德國法)　二〇•〇

7 細菌數(一cc中)　五〇〇•〇

飲料水中、不可使含有亞硝酸、及安母尼亞。雖稍有痕跡、亦宜斟酌、不可遽飲也。不但飲料水、宜有一定之標準、卽爲他用之水、亦然。如洗身體、濯衣服、淨食器、洒街道等水、世人每有不注意者、是大誤也。蓋傳染病之病毒、非只由不潔之飲料水而來、亦由不潔之常用水而起。其所洗滌之物質、每觸接於吾人之身體、或飛散於大氣中、而接近於吾人之周圍。故其害健康之度、亦不在飲料水下也。

又水之硬度、如前所述、不可過二十度。卽十萬分水中所含石灰苦土之量、不可過二十分以上也。若過其以上、則水之硬度甚强、而感不便之處甚多。例之、蛋白質與水中之土類抱合則煑沸甚遲。浴身體、洗衣服、所用之石鹼、與水中之土類化合、則生脂肪酸鹽類、殺石鹼之效力、徒費多量、毫無益也。其他、於工業上之無益、尤不可勝數。

夫水於吾人之生活上、有密接之關係如此。故不可不用善良者。從來所使用之井水。果於衛生上有害否乎。是不可不由專門之技術家、判定之也。若果無害、則宜注意其周圍之構造、不可使不潔之廢水、得以竄入。若果有害、則濾過而煑沸之、或用他之善良水可也。

於大市街、欲使善良之水、充分供給、甚爲困難。故通地道、布水管、以供各戶之使用。其水源多用河水。蓋河水之分量無限。取用不竭。無論何地、皆能達之。且其成績、亦較善良。以其統計上之結果、比用他之水源、得少數之死亡數故也。

河水之清淨法甚多、而以濾過法爲最適當。濾過法者、先將河水導於沈澱池、經過數十時間、則渣滓盡沈降。更將其上層之清水、導於濾過池。全清淨後、由蒸氣喞筒送於高所之貯水地、復接以導水管、而分配於市中之人家。是卽濾過法也。

其濾過池之構造、先於最低部之各處設集水溝。其周圍積拳大之石塊。次於其上、堆胡桃大之石塊。復重以粗礫。又布細礫、與粗砂。最後、則盛以各一密里邁當（卽千分一之邁當三厘三也）內外之細砂。

但此濾過法不能全除細菌。故傳染病流行時、不能十分安全。然細菌之大部分、已被除去。亞硝酸、安母尼亞、殆全消失。無臭氣、異味。其他混和物、皆無痕跡。無色清澄、頗呈美麗之觀。

其導水之管、種類甚多。江戶之上水、不要高壓、故用木管。其他有用陶器者、然皆易破碎、而以鐵管之內面塗布爹兒者、爲最安全、其細管可專用鉛製者。然最宜注意。以水之十萬分中含〇。六分以上之鉛者、即有害故也。

人若住於無導水管之地、則不可不自知淸淨飲料水之法。欲行此法、可先將水放置數時間、取其上層淸水、用細砂及粗砂或鐵木炭海綿等濾過之、則可得純潔」再將此濾過水煮沸、則揮發性之有害物全被除去。小有機體、全失生活力。炭酸石灰。因放散炭酸而沈澱。同時、他之浮游物、亦共沈降。故其水、更覺透明也。

普通之水、大抵由沈澱濾過及煮沸之三法、則不致有害。且既除去炭酸石灰、則成軟水。

其他投鐵屑於水中、使之酸化。或加少量過滿俺酸加僧謨(即鉀錳養)而放置之、則起酸化作用、可使其其水淸潔、又加明礬少許、攪拌而放置之、則得透明之良水。蓋明礬中之硫酸、與水中之炭酸石灰抱合、變爲硫酸石灰而沈降。此際分離之礬土、亦與浮游於水中之不潔物共沈降。故其上層之淸水、頗爲純潔也。

然通常所賞用者、仍爲前記之濾過法。今欲作輕便之濾過器、則於該器底部穿排水孔。於其上面、先加粗礫。次盛木炭、次粗砂、次細砂。而後自上方加水濾之。

木炭者、有益於濾過作用、及化學的吸收作用。並有澄清不潔物之效。然其作用、不能永久。故宜時時換之。

第四章　住居

人類之生活上、住居之必要、固不待言。其與衛生上、有直接之關係、亦人所共知也。如住居溼潤之低室、或陰暗之幽室者、則其全身之健康、必不完全。又生活於二階（卽二層樓下類推）三階者、比生活於五階六階或地下者、較爲健康。又生活於爽快之室者、比生活於陰氣之室者。其精神上之作用、亦有差異。其住居與衛生之關係如此。蓋住室者、所以防雨霧、避風霜、以便安居者也。且冬則宜溫、夏則宜涼、常乾燥而不溼潤、大氣之流通充分、雖件屋外之溫度、而不生溫度之激變、平等溫和、使身體不感異狀。其有益於衛生又如此。

然欲建築適於衛生之家屋、必不可不先擇定土地。如卑溼之地、則爲雨水所聚、常溼潤而易釀病毒。高燥之地、則無此弊。故築室於斯、最爲有益。

次宜注意者、周圍之大氣也。家屋若近於街道、且庭園狹小、則大氣亦不善良。若近於製造工場、常富炭酸與塵埃、則其害亦甚大也。宜於家屋之周圍、多種樹木。附近之工場、宜設相當之裝置、除去有害之瓦斯。

至於建築之材料、及其構造與家屋之換氣、水分之含蓄、及攝取等、尤大有關係者也。

屋壁對於大氣、有竄透性、常與外氣交換、是由學者之實驗而知也。故自衛生上論之、則以富於大氣之竄透性、適於換氣之物質爲最佳。

石材則對於大氣之竄透甚難、故以多量之塞門土補其作用。至於煉瓦、則遠勝於石材及塞門土、以其質鬆粗故也。木材亦有此作用。其堅而密者少、柔而粗者多。且縱組織（卽木之縱纖維）比橫組織、換氣之作用甚大、然若含水分、則全失此作用。故冬期宜伐取乾燥者。土壁之換氣作用、亦甚大、殆倍於煉瓦石。故日本從來之土壁、於換氣之目的、最爲良好者也。

此等之建築材料、多吸水分、故新築之屋壁、含有之水分量甚大、常塡充其氣孔、妨大氣之交換、且奪室內之溫度。爲武雷篤氏病、僂麻質斯病、感冒等之原因。故新築之家屋、宜放置二三月間、俟全乾燥、方可住居。若屋壁乾燥、富於氣孔、且厚而疎鬆、則溫之傳達遲、故室內溫暖。反之、若緻密、則傳達速、而寒冷。故於此目的、石材尤不適當。惟煉口之心理療法、爲可信而有徵也。故余欲改良此法、而振興之、爲治病衛生之一助、先促醫家之反省、乞世人之注意焉。以上所述、要之人之身體、由身心二面而成。一切之疾患、皆由此二面相關而生。故治之之法、亦有身心二方、卽生理療法、及心理療法也。而今日之醫家、主持生理療法、排斥心理療法者、其見偏而其量狹矣。

第三　內外二科論

醫家之療法、非自然而人爲也。非信仰、而實驗也。換言之、卽非心理療法。而生理療法也。然其中有自然及信仰存焉。雖醫家決不能否定也。今分醫術爲內外二科而考之。內外二科、皆待自然信仰之二法、始見其效驗。就中內科、加此二法爲多。先就自然療法言之、卽待病氣之恢復、一任自然之謂也。在太古未開之時代、別無醫師、亦無醫藥、皆依此自然療法明也。在今日之輕症、如風邪、亦多用自然療法、特於貧民爲然。唯從學術之進步、人爲療法漸進、至減縮自然療法之範圍、此必然之事也。蓋文明進步、則離自然而就人爲、去自然愈遠、則足証社會之愈進。故療法日由自然而歸於人爲、全証醫道之進步。且外科之進步、逐年侵入內科之領域、而示其術之發達、則醫家之療法、加以自然者、可知非醫術之本意、明矣。

然若推究人爲非全離自然者、不外自然之變態耳。即人爲、亦自然之一種也。今就醫家之療法、而述其理由。蓋有生必有死、有盛必有衰者、自然之規律也。人壽有長短之別、有一定之命數。醫術雖進、不能延百歲之人至二三百歲。然有由種種之原因、不得全天然之命數者、是因人違戾自然之法則也。故醫家講生理之學、衛生之法、使人準據於自然。換言之、不過限於自然之法則、除種種之妨碍、延長人壽而已。又罹肺患者不能除去肺之一部、以他物代之。折足挫手、亦然。非若大工之修繕家屋、可除朽柱而取新材以代之也。蓋醫療之目的、只從人身自然之性、除種種之妨碍、以助成其復本之勢耳。故知醫術表面雖人爲、而裏面則自然也。如此則醫家施人爲之治療、當據自然之法、則不可不知自然療法之力也。

人身自然之性、當復其本而妨此勢者、由身心內外二面而生也。今日之醫家、有只除外部之妨碍、不顧內部之妨碍之風、可謂缺點。若欲補之、則不可不考察內面、即精神之方面。此余所以倡心理療治之必要也。余先年曾講述此事、玆引其一端於左。

醫家之療法、對於毀損之部分、非若修繕器物自外增補也。唯任其身體發達自然之勢耳。卽人之身體、其自然之勢、有復本之性。雖一旦損其一部、而任其性、不妨碍其發達、則其自然之勢、有復其本之理。今醫家之療法、皆本此理、防妨碍、促發達以復其本、而助其自然之性。彼之藥石、亦不外此理。故醫家之療法可名爲自然助成法。然有妨碍此自然之性者、由內外之事情而起。而內部之事情、卽精神作用也。如前所述、雖如何之輕症微患、而身體之諸病、必及其影響於心部之上。故多少之精神作用、無不加之、世所謂起神怪病是也。而重病久疴爲尤甚。雖有可全快之望、而由精神之作用以妨碍之、則可治之病、終陷於不治。若欲治之、則非依心理療法、不可也。

要之醫家之療法、卽余所謂生理療法、其本領爲人爲、而非自然。人爲不過爲自然之助成法耳。人爲之中、有自然焉。受人爲之療法者、其心常不安於自然、而有疑懼之念。今之以名醫稱者、雖用生理療法、仍取安於自然之方法以助之。又醫家常勸病者轉地旅行溫泉療養等、亦暗含自然療法之意。余雖主張自然療法、然決不排斥生理療法。蓋以既用生理療法、則同時不可不以自然療法助之。是卽余心理療法之本意也。病氣中有任自然而治、與不治之二種、世有以簡短之呪法、或奇怪之禁厭、而病氣治愈者、雖由信仰之力、亦由有自愈之機也。然在今日、有資產者、不問自愈與不自愈、一聞病氣則直用藥石受治療、醫師亦以此勸之、是由偏信人爲所生之弊也。

今之醫家、雖排斥心理療法、然猶利用信仰、此不可掩之事實也。而於內科之治療爲尤甚。病者受醫師之治療、以信其人爲最要。若疑醫師、則難見其效。世有名醫與庸醫之別、亦由之而起。聞名醫、則人皆信之。聞庸醫、則人皆疑之。故名醫之診斷雖誤、庸醫之處方雖正、而其效驗、則全反對。是全由信仰之作用也。故醫者壯其門面、美其衣服、容貌風采言語舉動等、務能動人、使起信仰。或起學士博士之稱號。或懸德國留學之照牌以釣世人之信仰。或以庸醫目之、雖近隣者、亦不來乞診。於是醫師運一策。每日赴遠方、早出晚歸、及數日、近鄰者觀之、以爲遠方之病者、且邀赴診、必巧於治療、而無誤者、亦漸至乞診、遂爲名醫。則醫師引病者之手段、在能利用人之信仰、可斷言也。諺有醫者三分看病七分之語。余以爲實醫者三分、信仰七分耳。

病者以信醫藥爲必要。若疑而服藥、則難見效。若信而服藥、則雖鰯之頭亦能利萬病。世有誇大藥之功能者、亦所以起人信仰之心也。療治夜話云、信心之意生、則服藥前、已減病勢十中之一。投藥後、其效實速。豈非名言。技痒錄論醫之所以貴、謂後世無良醫者、人不貴之也。其中或有上工之醫師、而其身卑、人多不威、不威則不服、不服則不信、故余謂古書若藥不瞑眩厥疾弗瘳之語、不如改爲若藥缺信仰、其病不瘉之爲確也。余聞東京市內、有最名高之某病院、於遠來之病人、所與之藥品、恐其濫用、擇其效力薄者而與之。然其效驗仍顯著。是非藥品之力、乃信仰之力也。

其他病者、當醫師之來診、則覺減幾分苦痛、當醫師之不至時、則感病勢增加。是亦皆信仰之作用也。又醫師診斷病者、往往不以實告。例之雖病難全治、或藥石無效、亦必對病人告以服此藥、不日必全瘉。又醫師之心中、以爲眞正之肺病、而以咽喉病或氣管病告病者、使不起疑懼不安憂慮之念。然是非生理療法之本意、乃心理療法之問題也。今之醫家、無論內科、卽外科亦利用信仰作用。乃舉治療之功績、而排信仰療法、豈非自相矛盾歟。今之加持祈禱神水禁厭等之療法、尙行於民間者。何也。卽由前所言之病氣中、不待藥石診察、自然平瘉、又由信仰安慰而有效也。要之、心理療法、於治病有不可缺者。

古來醫家分內外二科、余於此各科、亦分內科外科。卽其外科爲身科、而生理療法也。其內科、爲心科、而心理療法也。茲表示之於左。

療法
- 外科
  - 身科（生理療法）
  - 心科（心理療法）
- 內科
  - 身科（同上）
  - 心科（同上）

第四　印度醫法論

心理療法、行於古今中西。茲先就印度述之。印度者、宗教與醫術混同、世界中最行心理療法之國也。余非述印度之一般療法、唯就傳於我邦之佛書、示佛教與醫術之關係而止抑佛教中、有身病與心病之別。其名稱出於法華經、即藥王品曰、願我未來、能治衆生之身心兩病、舉世歡喜、號爲藥王。又四諦論云、病有二種、一身一心。日蓮宗之錄外中揭二病、御書其文曰夫人有二病、一身病、二心病。身病以耆婆扁鵲等之方藥治之。心病則非佛難治。啟蒙更解其意、身病治以醫方、心病治以法力、身心二病之別判然矣。又耆域奈女因緣經、佛告耆婆曰、汝先往治身病、我後往治心病。故知世間之醫方、爲治身病之術、而佛教乃治心病之法也。

古來印度之學術、大別爲五種、卽稱五明是也。其中之醫方明。爲治身病之法。內明。爲治心病之法。醫方明之書失傳、唯散見於佛書中。智度論、謂病有內病外病之二種。內病起於五藏之不調。外病起於奔車逸馬兵刃等。卽醫家之所謂內科外科也。又印度總括病氣之種類、有四百四種。其本由地水火風之四大不調而起。起於地之不調者、有百一種。餘亦同之共四百四病。其事出於佛說醫經、修行道地經等。然佛敎之所自任者、非身病而治心病也。

涅槃經、有現病品。維摩經有問疾品。其所謂疾病、非身病、而心病也。維摩經之病、乃爲大悲之病也。其問疾品曰、衆生病則菩薩病。又曰、菩薩之病、以大悲而起。古來佛敎以釋迦爲大醫王。法爲大良藥。其事出於智度論。該論曰、佛如醫王。法如良藥。僧如瞻病人。又曰、釋迦牟尼佛之本身、大醫王也。故療一切之疾病。不求名利、憐憫衆生。法華經藥草喩品、如來之一音、能生三藥草、以療大中小之病。無量壽經以諸法藥、救療三苦。其他本生心地觀經薄伽梵大醫王、善治世間煩惱之苦。涅槃經名佛爲新醫。華嚴經、隨衆生之病不同、悉以法藥治之、是皆以佛爲醫王也。

又經論中說心病者、不遑枚擧。涅槃經、一切衆生有四毒箭、是爲病因。其四、卽貪欲、瞋恚、愚癡、驕慢也。仁王經、佛知衆生有三種之病。一、貪病。二、瞋病。三、癡病。治法有施慈慧之三種善根增一阿含經、比丘有貪欲瞋恚愚癡之三大患。以不淨法、慈心法、智慧法之三種治之。出梵摩喻經以欲、瞋、愚、嬌、愛、癡、利、疑爲八病。此八者能使善爲壞之病也。又智度論揭心病之種類、謂般波羅密能除八萬四千病之根本。此八萬四千、皆由四病而起。四病者貪、瞋、癡、及三毒等分也。以不淨觀、慈悲觀因緣觀、及此三觀總體醫之。雖與以上所述大同小異。然指心內之妄想迷苦爲病體或病因、一也。普通稱之爲煩惱、或單名曰迷、曰惑曰障若舉其大數、則有八萬四千種。即身病四百四種、心病八萬四千種也。又四諦論分身病爲緣。內起。、外起。之二科。分心病爲內門。、外門。之二種。即由心自發之煩惱爲內門惑、由身外誘起之惑障、爲外門惑也。

由以上之考証、則知治身病者、醫術。治心病者、佛教也。指心中之煩惱而名病者、不過譬喻。醫術與佛教、非無別也。然佛教醫心病、其影響及於身病、醫四百四病、多有效驗。是於古代醫術爲然、雖不足怪。然今日尚有幾分之效力者、則考道理、徵事實而証明者也。今求其証於佛書中、佛醫經舉由身病而起之原因有十種。又加憂愁瞋恚等之諸因。是即由精神起疾病也。既由精神起、則須以精神治之。故佛書中由醫心病之法、

醫事新聞

浙垣病院之先聲

請建浙江病院前由留學畢業韓君提出建議案呈請諮議局議決轉呈撫院現在籍紳士徐侍御定超等復以維絕學而保生民並開具病院簡章暨預算經費表呈奉增中丞批云來牘閱悉世界文明則衛生行政愈重中醫以湯液爲主漢唐舊法寖以失傳西醫以理化爲宗德日代興進而益上貴紳等擬從病院入手以資實驗洵足樹各省之先聲摺開各條亦屬核實佩慰良深應如所請辦理雖公家各帑萬分困難但此等宏願於國民生命有關無不樂爲贊助候飭藩運二司分別籌議指定的欵俾觀厥成此復

嗚呼美關之驗勾蟲

舊金山特別訪函

近熱帶之人其血中生有一種勾蟲至近年始爲醫家發明亦認爲傳染病今春美國總醫官曾令各海關查驗進口入是否挾有此病顧始止驗印度人近則並驗華人矣

醫事新聞　二

始則。但令受驗者。飲藥。一杯。今則。取血。化驗。雖大。便之。糞。亦必。檢驗。矣。近自。高麗。船進。口。起。凡各。華客。均須。受驗。由之。大爲。阻礙。旅美華僑頗爲驚恐。已呈。公使。與美國交涉。不知。將。來。如何。結局。此事。於。衛生。上至。有。關係。故吾國民。不可。不急。注意。於公。共衛生。也。

駐舊金山埠之中國總領事黎藻泉。以各入口各華僑禀稱被丁注埃崙海關之醫生。近謂我華人。亦有勾蟲症查驗。留難。諸多。不堪。特於十月。望日午。間。同歐陽如山。副領事。及中。華會。館。通事。余靈。陽和。會。館。董事。黃商。瑚。等。親赴。海關。査。探。其所得者。如下。

方到丁注埃崙海關時。先由副關員味軒介紹。往見該署理總關員路得司子活。及帮總員狄些路。互相握手爲禮。乃詢。及勾。蟲問。題。司云。請諸。君。親。赴。醫院。與醫生。面。敘。便知。詳細。由同。黎。領事。等。到。各。辦公。房。暨華。客。留。候。房。食。餐。房。厨。房。衣。裳。局。礦。房。先。視。一。周。見一。房有。留候。者。二。百餘。名。間有。審而。久。未。判者。十。三。名。黎領。事。著。通。事。余靈。問而。筆。記之。又見。一。房有。六十。餘人。又一。房有。頭。等。船客。數。名。而女。房中。則有。婦女。共。十。四。名。內有。日本。女。一。高麗。婦。一。

隨卽。往。醫院。醫生。顧。魯。華。氏。以禮。延。入。則見。我。華。客。之。在。院。留。醫。者。共有。九。名。內有。婦。

人一顧魯華謂華客有染眼病者兩名患勾蟲症者兩名語時卽將患眼疾者之眼蓋捲起指其中紅砂粒以示衆見其色紅有砂粒又將無眼疾者之眼蓋捲起相示則色白無砂粒顧卽詳細指說以爲有疾無疾之據黎領事著歐陽副領事代達問勾蟲症之驗法顧以或取糞或取血化驗爲對並云不止驗勾蟲更有頭皮病 Favus 亦要驗黎領事謂據所得吾民來稟稱有割耳切指取血等情顧曰無割切之事祇以針向耳或指取血一滴而已卽取針自刺其指尖以示隨指玻璃罇中所成之勾蟲云係由糞中驗得一由印度人驗得者一由華人驗得者卽以顯微鏡助目力令黎領事等察之黎等見其所謂勾蟲者色白如最細之燈草鏡中放大之形長不滿寸頭有鈎故以勾蟲名見其得自印度人者較得於華人者尤粗大黎領事曰聞勾蟲非屬傳染之症何必如此苛察以擾吾民顧答曰此症確係可以傳染否則何必驗且係美京衛生總局發明考出本年正月十八日定爲國中通例須一律小心查驗以保衛居民生命黎曰聞此等查驗獨施之印度人及我華人也何故顧答曰各國人均一律現在院留醫者有法國婦人不過別國人不若貴國人及印度人之多而已因出一書專詳敘勾蟲症繪有圖式當衆以表示焉

黎曰如刺耳刺指取血或向糞門取糞等法吾民不慣徒令驚慌鼓譟望貴醫生從寬辦理顧答曰此乃奉美京總醫官之命而行本院不能擅爲更改司子活接續答曰吾等常盡力帮助貴國來客以望其早日登岸如間有未妥當事情望貴領事隨時報告本關員及醫生定必盡力之所能爲而爲之也黎曰如有病者可移去別處醫院調理否顧答曰照例不能因防傳染㓨月又失本關管理之權故黎又曰如請別醫生來醫可否答曰可如留醫之華婦林某氏眼患紅痧症已聘有醫生福士每日來專理之云黎等卽由醫院出復至總員司子活之辦公房黎領事先將審而未判之十三名向關員詰問彼乃將此十三名之案卷檢出有審經月餘或兩月餘者多係聽候證人或有提案於美京者乃將各人緣故解明並當面應允從速辦理於是遂握手而出計自午十二點鐘到盤查問答越兩點鐘之久乃搭兩點十五分鐘船返此黎領事等親赴查探之情形也

當未別時帮總員狄些路囑中西日報訪員曰煩將實情登於貴報免至貴國人誤會或生鼓譟答曰本報聲名價値全在紀實該帮總員又囑於報上解明並言凡取放行之紙尾者須原照鏡片切勿筆改致失本眞因按例要面紋恰合方可也此時專司華

人入口事之關員味軒亦向衆言曰凡領照出口者可直來本關或到稅關之紅磚樓本分局處報告做執照紙不必要請律師也云云

又中華會館之律師嘉羅曲昨亦因驗勾蟲事致電美京工商部其文如下『本處港口醫官驗勾蟲症刺指刺耳取血或以藥水射入肛門如此酷法實施於來美之華客及婦人全體被辱請卽改良』云云此爲新生一大問題不知結局如何也

中國公立醫院成立記（錄神州日報）

上海工部局檢查鼠疫居民大起風潮不逞之徒復妄造黑白杯蛇市虎舉國騷然良善者日謀遷徙宵小狡焉思逞影響所及幾成意外之交涉海上人士憂之以爲今日欲謀萬全非由華商自立醫院不可欲由華商自立醫院爲工部局西人所許可華人所信服者非舉一聲望素著者不可於是公舉沈仲禮觀察辦理其事蓋以沈素以急公爲義著於光緒二十九年自晉解組歸寓滬上因憫日俄之戰東三省適當其衝特發起萬國紅十字會延中西名醫往東三省救受傷難民出水火而登衽席者九千餘人嗣充虹口西人所設同仁醫院總董近又充大淸紅十字會醫院學堂總董凡該會

之章程均其手訂近三年來每逢夏秋之交又在滬捐設時疫醫院每歲所救無慮數千人中西商民信之且於醫院問題亦研究有素於是蘇陳諸君就商沈觀察觀察允諾卒同各紳商往工部局與西人磋商由華商在華界自立醫院檢查鼠疫西董乃首肯沈君既爲衆所推聘中西醫士數人分任檢查惟倉卒間華界無合宜醫院房屋而勢又不可以須臾緩粵紳陳君炳謙勞君敬修乃就商於其鄉人張子標君張君在寶山縣境購地十一畝七分槩園一名曰補蘿偏植花木中建洋房一區用方磚砌地專能辟鼠即工部局所謂辟鼠地板是也張經營是園非伊朝夕聞沈君創立中國公立醫院乏屋即慨然以是園相讓公議價四萬金張君首助七千兩淨繳園價三萬三千兩議既定張即取壁間小影及隨身應用各件驪車而去是園除洋房外餘地尚多足敷建設養病室之用屋內床榻几案之屬皆張自置以備用者今悉歸諸醫院沈君即於十月二十二日開幕一面倩中西醫士按戶檢查居民猜疑悉泯向之遷徙者復紛紛返故居焉從茲以往滬上檢疫當不致再起風潮微張沈二君之力不及此因記其事如左

衛生新法撮要

新會伍廷芳秩庸譔

人生最要之事莫如衛生今人不知講求遂致夭亡者衆良可嘆也考天地間生物之壽可五倍於長成之年多者或至八倍卽以樹木而論一年長成之樹能活至八年騾馬由生之日算起至四年而長成五倍之則能活至二十年或八倍之則能活至三十二年人之生也亦同此理人身自離母胎至二十五歲始能長足依動植物生活之年齡比例之人類應活至一百二十五歲若按八倍計算則應活至二百歲乃今人罕有此壽者其故何在蓋以不講衛生不保身體一飲一食但求適口故耳考中外之人皆嗜食肉飲酒以爲酒肉足以補身殊不知酒肉祗能提神提神之後卽化爲毒物近世衛生學家謂地上所生之植物受日光長成者食之最能補身（丁福保食物衛生學序曰考人類之齒牙及體質當斷爲穀食動物今以穀食及肉食比較之肉食者血液濁易罹熱病穀食者血液清富抵抗力體魄雄厚肉食者神經遲鈍穀食者腦力敏捷肉食者嗜慾濃穀食者嗜慾淡肉食者持久力缺乏穀食者持久力富肉食者發達早

而衰老亦早。穀食者反是。孕婦肉食。則兒大而難產。且孱弱而發達緩。穀食者則亦反是。肉食益久者。則殘忍之心益烈。穀食者慈祥愷惻。茂對萬物。動有不忍人之心。棖觸於懷。此食動植物比較之大畧也）茲將補身之物。分類列後。

一　穀類如米、大麥、小麥、玉米等。

二　殼實類如杏仁、核桃、栗子、椰子、榛子、花生、胡桃等。

三　鮮菜如紅蘿蔔、白菜、青菜、椰菜、菠菜、生菜、芹菜、白蘿蔔、山藥、洋薯、紅芋、白薯、並各樣蔬菜。

四　鮮果類如梨、葡萄、桃、杏、梅、無花果、棗、瓜、柑、橙、橘、香蕉、平果等。

五　牛奶、雞蛋須要新鮮者。

應戒之食物。列後。

一　動植類如猪、牛、羊、雞、鴨、鵞、蜆、蟹、魚、蝦、及各種肉食。（福保按、飛空水陸諸衆生等。以公理言之。本不應食。何以故。夫殺戮。至痛也。以衆生之至痛。供吾人之美味。不恕一。生命至重也。以無涯之生命。養一已之口腹。不恕二。人類愛家族而衆生亦各愛其家族人有婚嫁喜慶事而多宰衆生者是我因嫁娶子女而殺戮衆生之夫婦我因產生子女而殺戮衆生之子女也不恕三家有死喪事而殺戮衆生者是但知我之悲親族之死而不知諸衆生悲其親族之死於非命甚於吾也不恕四）蟹尤傷人患咯血者食之必死

二　辛辣類如芥末、辣椒、花椒、及香料等。

三　酒茶類如酒、茶、珈琲、喳咕律等。

四　煙類如紙烟、水烟、旱烟、雪茄烟、雅片烟等。

五　鹽糖類凡鹽與糖不可多食。

一切食物不可過多每餐宜飯七成（福保按、吾人平日之一飲一食恒過於其身體之所需日日將此過多之食物消化之虛靡胃腸之力無限不但此也食物雖已消化而身體之所需者不必如許之多則將所餘之物鬱滯腸中爲普通大腸菌之培養基遂製出、一種毒質西名曰托克新由腸粘膜吸收而入於血液散佈於周身則周身受其毒名曰自毒自毒之劇烈素食較肉食爲優因肉食培養細菌甚速又易於腐敗之故試觀夏日之肉羹其腐敗發臭之速力過於蔬菜幾十倍吾人宜節食與素食者以此）切須慢食碎嚼方易消化不可匆忙隨便吞下如吃飯兩碗不嚼爛而卽吞下必難消化不如吃一碗而嚼爛吞下易消化變血以養身也人於節慎飲食之外尚有應行之事若能照辦身體自能强壯講衛生者不可不留意焉

一　人生全靠天氣得天氣則生不得則死是以所吸之氣必須清潔若吸濁氣則於身體有損百病叢生人若居小室之內緊閉窗戶使清氣不能流入此人雖不卽死亦必生病是以所居之處或書房或公事房均須開窗通氣若室內人衆則濁氣益多清氣愈少務須避出不可久坐睡房雖在夜間亦須留一入空氣之竇切不可將窗戶全行關閉

二　人之筋骨必使常時活動方能有益若久坐不動身體必致受損是以人人均須體操然我輩無暇習鍊體操者每日須在天氣清潔之處散步一二點鐘之久使週身血脈流通方於身體有益也

三　人人切須時常沐浴擦身使身上毛孔通氣如日久不浴則毛孔為塵垢閉塞

不通此亦易生疾病之一端

衛生之法頭緒繁多非數言所能盡述以上數欵無非取其大略而言之固猶有許多未及之處然果能實力遵行則防遏疾病益壽延年有何難哉

更有一言不宜忽畧凡事無大小切不可過於憂慮卽使事不遂心切不可鬱悶或見事壞敗亦切不可氣忿因氣忿則於身體最有損蓋人身之血本紅動氣時則色變爲黑所藉以爲養者反爲其所害可不愼哉

又呼吸淸氣甚於飲食不食數日可不死不飲半日亦無傷惟不吸氣五分時人不能活吾人但知重飲食而不講求吸氣豈不愚哉無怪形容枯槁身多疾病不享遐齡矣孟子謂養吾浩然之氣甚有見解惟以何法養之書未詳述後世無傳近細讀養氣專書頗得其法試而行之精神超爽確有奇效惟其法非數言所能盡其大旨不外行動坐臥必使留意吸氣以吸入之氣直透至腹則淸氣入肺散布血管血氣乃能上下暢行果能如法行之每日所廢之時間雖不多庶可免疾病之相侵也

右係伍公任外部時所擬說帖編呈

慶邸及瞿子玖尚書等之原稿也今因會友紛紛函詢衛生之事用再刊布適會丁君見之附識數語以伸其義素食之益伍公曾迭次面奏

孝欽皇太后頗蒙採納而太監輩羣譖

慈宮年高應多進頤養之品忠言被沮每爲浩嘆昔年讀史至伏羲一百九十四歲炎帝一百五十五歲神農一百六十八歲黃帝二百四十歲少昊一百一歲帝嚳一百五歲堯一百十八歲舜一百十歲伊尹一百三十歲召公一百八十歲太公一百五十二歲嘗疑其誕今觀伍公此說知三代下嗜慾傷生不能盡其天年而西人最新學理我國上古有不謀而合者急附錄之以勸同志

庚戌十一月朔天發居士黃中慧誌

謝培德號贄齋年三十九歲江蘇金壇縣舉人同知銜湖北試用知縣專研醫學不分中西近與同人創設醫學研究所亦醫界有心人也

吳以鎔號文詠年四十歲浙江嘉善縣籍候選鹽大使三世習醫精擅內科家學淵源罕與倫比現任嘉善醫學研究會副會長

何其淦號筱元年三十五歲江蘇淮安籍法政學堂畢業員分發湖北候補工隸書尤擅商學現任漢口公立商業補習學堂堂長光緒三十四年曾創存濟醫院於漢鎮近與同人創立漢口中西醫學研究會熱心可欽

王振均號庸璞年五十二歲安徽寧國府旌德縣附生自幼於經史課藝外喜攻岐黃博覽古今醫籍精通中西醫理

鮑啓發號舉三又號懷珍年四十八歲揚州甘泉籍五品銜候選縣丞精通內外各科現任南京中西醫院醫員

徐宏堃號子寬又號峻珍年四十歲江蘇揚州籍內外各科無不精通

劉同壽號彎山又號瑞珍年二十五歲揚州江都籍精內外各科於東西醫理尤有心得

李錫康號驌秋年三十五歲嘉善附生家傳牛痘醫術自光緒十八年始歷辦嘉善海鹽嘉興各縣牛痘官局熱心任事俱著成效

陳國柱號鳳石江蘇東臺優廩生攷職典史篤志醫學精通中西醫理

周渭棠號聿滄江蘇金匱籍精諳內科工詩古文詞

唐斯盛號際虞年二十五歲金山縣籍研究醫學有年精通女科

石元鼎號硯莢年二十歲浙江歸安籍兩淮候補鹽經歷浙江法政學堂學員提倡公益頗具熱忱

楊國鈞號養齋年四十六歲安徽歙縣籍世習幼科東西醫學無所不通

虞以瑗號璧甫年三十歲天長縣監生自治會會員熱心公益博通中西醫學尤精外科

錢桂榮號曉蘭年三十五歲天長縣籍專精外科曾任營醫得有五品職銜足見其術神效

張桐號友琴福州塔亭醫院畢業生現任福州延齡醫局局長並閩省醫學總會研究所西所長熱心公益有口皆碑

張紹修年十九歲江蘇婁縣籍攻究醫學於中西醫理頗有心得

傅炳榮號琴舫一號悔庵年六十八歲湖南永順府龍山縣貢生候選訓導精中西醫理閱歷深達於地方公益提倡尤力近在常德府剏設國粹醫館

楊長天號修竹湖南邵陽縣籍南洋考試優等內外科醫士現充南洋步隊三十六標軍醫近奉胡軍門札調赴徐州留徐淮巡防馬步營差遣學識練達頗得信用

殷灝號曉浦江蘇常州陽湖縣廩貢生精擅岐黃行道濟世頗著聲望

錢厚貽號鴻炳年二十九歲平湖優增生理科畢業員著述閎富研究醫學歷有年所妙手回春意中事也

胡兆煥號夢朱年三十歲嘉善增生畢業師範學校歷各地教員篤嗜醫術亦有心濟世者

唐策鼇號伯豪常州陽湖附貢生孝仁鄉鄉董世習醫業家學淵源於地方公益熱心尤著

朱國彥號遂艮年二十五歲松江華亭縣籍華婁師範畢業生酷好東西醫術研究有素心得頗多

朱嘉華號鄉博年三十四歲松江華亭縣籍華婁師範畢業生酷嗜醫學精究多年頗有心得

唐祖堯號志敏年二十九歲華亭附生精內外兩科爲陳蓮舫先生之高足衣鉢相授名下無虛

洪廷颺號賡韶年三十七歲江蘇吳縣監生科學會通訊會員精通中西醫理傑出儕輩

張鉠緒號執中農工商部員外郎

葉基楨號希賢農工商部主事

屈蟠號鈞厚農工商部主事

林大同號劍秋翰林院檢討

嵇岑孫號洛如翰林院編修

吳匡時號廳乾翰林院庶吉士

曾樸號孟樸浙江候補知府

蔣珉浙江候補縣丞

診斷學大成○是書爲日本橋本節齋著無錫丁福保譯共分三編一既往症診查二現症診查三應用診斷學其內容爲視診觸診打診聽診檢溫檢痰檢糞檢尿檢細菌等又詳論診查全身皮膚呼吸器血行器消化器泌尿器生殖器神經系等法全書博大浩瀚章節分晰明瞭圖畫精緻入微誠吾國醫學界從來未有之大診斷書也每部四元◉歷代醫學書目一角◉食物新本草六角◉姙娠生理篇七角◉脚氣病之原因及治法丁福保編每部六角◉身之肥瘦法丁福保徐雲合譯六角◉神經衰弱之大研究丁福保華文祺合譯三角◉家庭侍疾法丁福保譯八角◉診斷學一夕談丁福保譯四角◉新脉學一夕談發熱之原理合編丁福保編四角◉肺癆病學一夕談丁福保述三角◉病理學一夕談丁福保譯三角◉新撰病理學講義三册四元◉中西醫方會通二元◉中外醫通二元◉新纂兒科學一元二角◉歷代名醫列傳五角◉胃腸養生法七角◉人體寄生蟲病編七角◉總發行所上海棋盤街文明書局（外省買書者書欵可從郵局滙寄）◉丁福保醫例上午門診一元下午出診五元仍

寓上海新馬路昌壽里八十一號

南洋勸業會超等獎賞丁福保製半夏消痰丸　功效　一治溼痰寒痰燥痰濕痰以及年老痰多等症　二治各種痰之不易吐出者能將氣管內之分泌液化薄故爲祛痰藥　三治晨咳夜咳燥咳寒咳勞咳以及傷風咳嗽等症故爲鎭咳藥　四治呼吸器病之喘息及心臟病之喘息故又爲呼吸困難之緩解藥　有此四端所以咽頭炎氣管支炎肺勞病百日咳流行性感冒氣管支喘息肺炎肋膜炎等皆可治之每瓶大洋一元

精製補血丸　功效　一治貧血諸症　二治萎黃病　三治急性病後之衰弱　四治大出血後之衰弱　五治色慾過度　六治慢性下痢之衰弱　七治患瘰癧之衰弱者　八可爲患癆疾者之第一補品　每瓶大洋一元

總發行所上海棋盤街文明書局上海新馬路昌壽里八十一號無錫丁寓

謝助常年捐欵◉順德胡蓮伯司馬慨許每年捐常年經費三元謹誌於此以表謝忱

寶威大藥行製藥公司廣告

疾病者、爲人生無形勁敵、恒使人惴惴恐怖、與吾人性命相搏擊、欲抵禦之、當以良藥爲最利之器械、然天下良藥、無過寶威大藥行之所製、

自古以來、人之於疾病、專心研究、欲得醫治之藥、逮至今日、而醫學成精美專科、故藥物精奇、終不外乎醫學之發達、寶威大藥行製造各藥、均依科學最近發明妙用、寰球藥品、殆無出其右焉、

近來東西各國、其藥品輸入中華、不勝枚舉、然皆未有如寶威大藥行之良藥、名傳遐邇、亦無能如本行良藥、素蒙世上著名醫士、羣所稱揚樂用者也、

本公司製造藥物品極純正、權量準確、携帶靈便、雖經寒帶赤道、其性質不稍改變、尤爲特色、非他家所能及也、又本公司良藥適口易服、或備家用、或水陸旅行、隨身携帶、均極利便、且每種藥品、均詳明服法用法、本公司所製品物、曾往近世最大博覽會陳賽、所得奬賞功牌、數逾二百二十餘事、均揄揚本公司所製良藥、有奇特之化學妙工、倫中外醫學界　諸君欲索各種新藥說明書、或華文仿單、請函致上海四川路四十四號本藥行、當即郵奉、郵資不取、（祈寫明因閱中西醫學報云云）

（第十期）

宣統三年正月中西醫學研究會出版

中西醫學報

總發行所上海新馬路昌壽里八十二號無錫丁寓

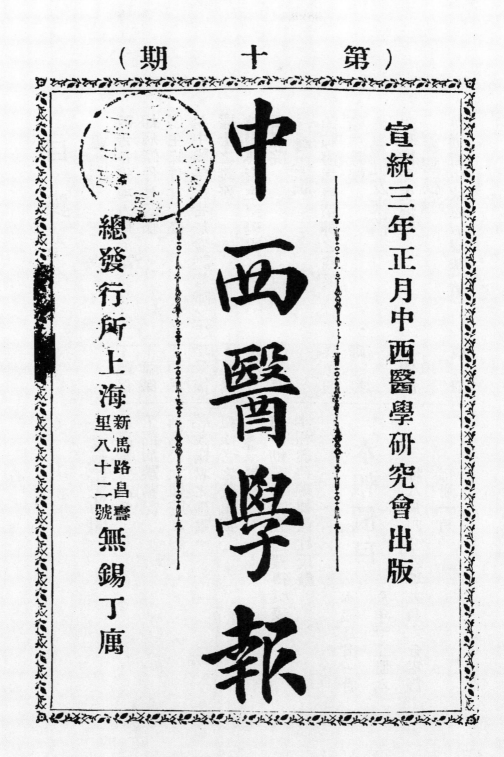

目錄 正月份

本報價目

本報月出一冊
全年十二冊本
埠八角四分外埠九角六分零售
每冊一角

敬告各省地方自治議員

丁福保

嗚呼。各州縣。設立地方自治公所。以來。爲時已久矣。道路修歟。交通便歟。警政改良歟。吾不得而知之也。考各國地方自治之最要者。曰衛生事務。以衛生警察吏監督而實行之。是舉也。人民之修短係焉。辦理地方自治之議員。其亦念及否耶。福保謹就所知者。作芻蕘之獻。略分三類。辦理地方公益事者。可採擇焉。

第一類須醫學智識之衛生事務

(一)水之檢查　水爲日常不可缺之要品。固無論矣。良水之供給。爲衛生上第一要義。故飲料水、河水、井水等。均須行細菌學之檢查。以驗其有病原之細菌。(例如腸窒扶斯(傷寒)菌、虎列拉(霍亂)菌、赤痢菌等)與否。并考查是等細菌之數、量、形體、培養等。此外。如非病原之細菌。亦須檢查。以確定水之良否。上述之病原細菌。對於傳染病之流行。及蔓延。有莫大之關係。故必須精密檢查。決不可稍涉怠忽也。

（二）土壤之檢查　不特檢查地形及地層（例如地之高低、河流之支配、草木之繁疎、地層之區別、不透水層等之形勢）幷須檢查土粒之大小、氣孔容量、地水之高低、土氣、土質之汚度、土地之細菌數、及地溫等、其所以必須檢查之原理係與衛生上之各種法令有關聯也。

（三）空氣之檢查　本條之檢查須化學上之智識且與細菌學之檢查相關聯即空氣中之塵埃果含細菌之芽胞與否如劇塲、茶館、客棧、寄宿舍、集會所、學校、病院及工塲等之空氣此種檢查尤爲緊要

（四）飲食物之檢查　此條之檢查非常緊要其詳當別訂專章。

（五）排泄物之檢查　凡自有病毒者之身體排泄之物（例如屎、尿、唾、痰等）均有危險害及於公衆之衛生上故必須行細菌學之檢查施相當之處置關於此等之排泄物取締法有汚物掃除法、肺結核豫防法及傳染病豫防法當別訂專章。

（六）傳染病之豫防　凡百斯篤、（鼠疫）虎列拉、（霍亂）赤痢、腸窒扶斯、（傷寒）痘瘡、（天花）發疹窒扶斯、猩紅熱、實扶的里、（白喉）狂犬病、（瘋狗咬）癩病

(大痲風)等皆有傳染他人之危險此種病流行時往往有一家之人盡死於疫者皆不知豫防之法使然福保編有傳染病之警告及傳染病豫防法論之甚詳茲不贅

(七)檢疫　吾民不知疫病之害毒故不知檢疫之重要外人檢疫之嚴甚於防盜賊往往因一鼠之微而檢疫之費鉅萬試觀庚戌年十月上海發現有百斯篤菌之死鼠而英租界工部局擲檢疫費十二萬元吾民必以爲浪費無疑此內地之地方自治所以不及租界也檢疫有海港檢疫船舶檢疫汽車檢疫等當別訂專章

(八)救急治療　對於突然發生之傷病者施一時應急之方法或爲臨時之措置以救急病者之生命是謂之救急治療

(九)檢視　遇有死傷之人當檢視其創傷或死體立檢斷書此法最有益於司法警察事務然亦有單爲行政之檢視者例如自殺是也

(十)鑑定　受豫審判事之命而爲死傷中毒者之鑑定此時受鑑定命令之人宜公平誠實對於判事須立鑑定書

敬告各省地方自治議員　四

（十一）葬法　就傳染病豫防法上立論傳染病患者之死體宜行火葬法若不行火葬而行土葬則非經三年之久不得改葬又死體之埋葬時若有傳染病之疑當準醫學上之關係判定其死體之疾病

（十二）精神病者之診斷　世間之人有願爲精神病院之看護者而警察醫當檢驗其人之有無精神病以判定其爲看護者之適當與否

（十三）檢查黴毒　娼妓及密賣婦（俗曰私門頭）之花柳病毒傳播於社會上甚大爲豫防計必須行彼等之健康診斷

（十四）建築物　調查家屋、病院、工場及倉庫等之衛生事項

（十五）醫師、產婆、看護婦、藥劑師、藥種商、製藥者、口中療治、整骨家、鍼灸術、營業者之取締

（十六）賣藥及賣藥部外品、化粧品等之取締

（十七）剃髮匠之衛生取締及從業者之健康診斷均不可怠忽若剃髮匠患癩病肺病梅毒等必傳染於他人

（十八）警察官及消防官之體格檢查

欲實行以上之事務必須有各種醫學智識即病理解剖學、物理學、臨床醫學、醫化學、藥物學、毒物學、衛生學、細菌學、傳染病學、法醫學、花柳病學等是也應用是等學識之機關必須具細菌檢查所解剖室標品陳列室而後可。

第二類須化學智識之衛生事務

(一)水之檢查　飲料水、井水、河水等均須行定性定量分析檢查水之無機成分及有機成分以確定水之良否。

(二)土壤之檢查檢驗　土壤之化學成分行無機有機質之定量分析及定性分析。

(三)空氣之檢查　劇塲、茶館、客棧、寄宿舍、集會所、及工塲等處之空氣其中含有之炭酸、窒素等均當行定量及定性分析。

(四)飲食物之檢查　清涼飲料水、人工甘味質、麥酒、葡萄酒、肉類、牛乳及牛乳製品等均當行化學檢查。

(五)飲食物所用之器具亦須行化學檢查。(以防鉛中毒等)

(六)飲食物所用之防腐劑。亦須行化學檢查。(防毒藥混入飲食物中)

(七)有害性之着色料。亦須行化學檢查。(防有毒之顏料)

(八)賣藥及賣藥部外品及化粧品。均用化學檢查。

(九)爆發物。亦須行化學檢查。

(十)鑑定品之鑑定。即關於犯罪之毒物檢查。

欲實行以上之事務。必須有物理學、化學、應用化學、藥物學、毒物學、及分析術等之智識。而後可其執行。機關為衛生檢查所。

第三類須獸醫學智識之衛生事務

(一)畜舍檢查

(二)屠獸場檢查

(三)乳牛檢查

(四)馬匹檢查

(五)賣肉檢查

(六)畜牛結核檢查

(七)獸疫豫防

(八)牛乳榨取場之取締

(九)屠獸

(十)診療

欲實行以上之事務必須有獸畜衛生學、獸醫學、獸醫警察學、細菌學、傳染病學、畜產學、及警察學等之智識而後可

或曰關於地方自治之衛生事務其高深而迂遠不切於事情如此吾知其不能行也答之曰此種衛生警察法在英美德法俄比等國無不實行之後進如日本亦勉力爲之然而比之歐美有愧色矣試觀美國紐約衛生局之規則法律上定爲傳染病者凡二十餘種患傳染病而不報告者病家罰五十元（美金二十五元）醫生罰一百元（美金五十元）病家之左右各十五家均須嚴行消毒而日本之法律定爲傳染病者僅八種耳其預防八種傳染病之規則雖極嚴密亦不過一紙空文遜於歐美之實行者遠矣吾國各內地不欲自治則已苟欲自治則必行衛生警察苟行衛生警察則必風行雷厲勿視法律爲空文衛生警察之優劣視國民程度之高下爲標準各議員如不以吾言爲迂陋則他日吾國文明程度可以軼日本而駕歐美福保所深望於各省自治公所者以此嗚乎若二十年之後吾言仍不能行是吾民之不能自治也不能自治外人必起而代治之披髮伊川君子於是乎有同慨焉吾儕其勉乎哉

敬告各省地方自治議員

敬啟者、敝館爲提倡醫學起見、獨力創辦中西醫學報、現已出至十册、學理豐富、文辭淺顯、一洗舊時陰陽五行艱深晦塞之獘、月出一册、定價極廉、全年十二册、僅收回印工七角二分、外加郵費二角四分、如欲閱此報者、乞將報費從郵局滙至上海新馬路昌壽里八十二號中西醫學報館、卽將該報寄上不誤、謹乞貴報登入來函一門、以提倡之、醫界幸甚、

上海中西醫學報館謹啓

敬啓者、福保自戊戌年刊印衛生學問答以來、至今歲、共刊行新醫書七十餘種、爲提倡醫學起見、用欵二萬餘金、茲將各醫書仿四庫提要之例、撰書目提要一卷、詳述各書之内容、附刊函授新醫學講習社簡章、中西醫學研究會簡章、欲閱此書者、乞將郵票二分及姓名住址寄上海新馬路昌壽里八十二號福保寓内、卽將書目寄上、不誤、敬乞　貴報登入來函一門、有裨醫學前途不淺、耑此敬懇、卽請

台安

無錫丁福保謹啓

却病條件廿二條

丁福保

一　每日日出即起用冷水摩擦周身
按著者用冷水擦身冬夏不廢者已十餘年頗著成效如不能用冷水者宜多洗浴洗浴不可在空腹及飽食之時

二　早起後宜飲熱湯一二杯飲畢後隔半點鐘始食早餐

三　早餐後隔五點鐘始食午餐午餐後隔五點鐘始食晚餐每餐不宜飽食

四　一日三餐之前後不用點心一切閒食均不食

五　每食均宜細嚼緩嚥嚼至嚼無可嚼尤爲合法

六　晚餐後隔三點鐘方可就寢

七　每夜至少宜睡足八點鐘睡時以下午十點鐘爲限不可以被覆首

八　寢室不可緊閉宜通風牀前用屏風障之以防風之直射人身

按著者之寢室、無論冬夏、無論晝夜、均兩面開窗、可免肺病。

九 每日宜多運動、宜走路三四里、呂氏春秋曰、流水不腐、戶樞不蠹、動也、形氣亦然。

十 每日宜行深呼吸、深呼吸者、宜在日光下潔淨之空氣中、挺身直立、緊閉其口、將肺內之濁氣、從鼻孔盡力呼出、呼至不能再呼、於是將外面之清空氣、從鼻孔用力吸入、吸至不能再吸、第一次行完後、休息片時、再行第二次、每日自朝而午而暮、可作三回、每回可作十餘次、其效能使肺臟擴張、肺內之容積變大、肺尖因深呼吸之鼓動力、亦能盡其功用、以營其呼吸、預防肺病之法、莫妙於此。

十一 紙煙、水菸、旱菸、雅片、均不可吸。

十二 陳酒、高粱酒、外國酒、均不可飲。

十三 一切肉類、皆含毒質、如能戒絕最佳。

按、著者凡豬肉、牛肉、羊肉、及紙菸、水旱菸、本國酒、外國酒、均已戒絕。

十四 不可使色慾有發動之機會平時宜用強制功夫老氏曰不見可欲使心不亂廣成子曰無勞汝形無搖汝精乃可長生（莊子在宥篇）

十五 房事與年齡相應不可過度春秋繁露曰新壯者十日而一遊於房中年者倍新壯始衰者倍中年中衰者倍始衰大衰者之月當新壯之日

十六 每日必大便一次若大便閉結宜多食菜蔬及水菓若仍無效宜用灌腸法以冷開水洗滌腸內論衡曰欲得長生腸中常清欲得不死腸中無滓（意林引作欲得長生腸中清欲得不死腹無屎）

十七 每日宜洗刷齒牙若齒牙有病宜使牙醫補之

十八 衣服宜寬鬆宜輕宜薄宜稍涼宜清潔以養成此種習慣

十九 每日作事須有一定之課程某某時作某某事宜嚴守規則不可遷就作事滿一點鐘宜休息片刻以蘇腦力

二十 每日宜學大笑數次凡歡笑最有益於人能補腦髓活筋絡舒營

衛消食滯而四周之聞其笑者亦報之以笑容彼此俱有大益

二十一　小病不可服藥冬日禁服膏方小病本二三日可自愈者往往因不對症之藥而遲至六七日始愈冬天之膏方能使人消化力減少或生濕或太燥或遺精或鼻孔流血連服數月無有不生流弊者

二十二　自治宜嚴（每日須有一二時、讀理學書或內典、爲自治之一助、）心中無不可對人之事則心廣體胖夢寐亦覺安寧

福保按、吾人處叔季之世宜薄滋味節嗜欲耐寒冷日以堅苦卓絕之毅力以煅鍊其身體以變化其氣質一旦處奮鬬的生涯中可以歷千辛萬阻不許有半個難字出諸口愈困難愈僨危我必有駕而上之之毅力以戰退此羣魔而不爲其所困吾儕少年其勉乎哉右列之却病條件廿二條盍以猛鷙慓悍百折不回千夫不撓之勇氣行之

傷生條件廿二條

丁福保

一　終年懶於洗浴汗垢堵塞皮膚孔皮膚幾無排泄之功用肺於腎之負荷較重

二　每日晏起一起身即以點心朝飯飽塞胃部

三　一日三餐皆貪美味食之過飽淮南子曰五味亂口使口損傷傅休奕曰病從口入

四　一日三餐之前後皆食點心及一切閒食使胃腸無休息之時博物志曰所食愈少心愈開年愈益所食愈多心愈塞年愈損

五　每次食物均不細嚼且嚥下甚速使胃代作咀嚼之功

六　晚餐甫畢即就寢或就寢時又飽食乾點心

七　深夜坐談或花酒或麻雀至下半夜方就寢

八　終日終夜緊閉臥房之窗凡鐙火、衣服、便桶、便壺等發出之濁氣及人。體。放。出。之。炭。酸。氣。皆。鬱。積。於。房。內。

九　終日。坐。臥。不甚運。動。不出。戶。外。不見。日。光。

十　終日畏風。所呼吸者。惟屋內之。濁。空氣。臥時。又以。被。覆其首

十一　吸紙。菸、水。菸、旱菸、或。雅片。使內臟。及血液。皆染。菸。毒或雅片。毒

十二　飲酒。狂醉。使心。臟。積多。脂肪。以礙。心。之跳。動。使腦。中。積血。或為腦。出血。(卒中)之原。因。此外。如肝、胃、肺。臟、血。液無。一。不。被。其害

十三　終年。飽。食。肉。類。血。內。蘊。毒。既。多。一。旦。患。外。症。或。為。傳。染。病。所。侵。襲。則輕。症。變。重。重。症。即。死。呂氏春秋曰。肥。肉。厚。酒。務。以。自。強。命。曰。爛。腸。之。食。(慎食衛生會會長伍侍郎廷芳不食肉類已七年俄國大律師某君不食肉類已十年歐美素食會極多國人聞之慎勿駭怪)

十四　看淫。劇。犯手。淫。以致神經。衰弱。叫局。吃。花。酒。打茶圍。亦為。挑。動。色。慾。之。端。

十五　宿娼。買。妾。無。有。不。發。花。柳。病。者。幸。而。免。焉。則。房。事。過。度。旦。旦。伐。之。

先發健忘、心跳、不消化等症、繼則陽萎、血薄、肺勞、而大命乃傾。

十六　大便閉結、往往三四日一次、甚有七八日十餘日一次者、糞塊壓迫大腸、致直腸鬱血而有痔瘡之患、糞毒亦吸入血內。

十七　早起不刷牙、牙垢與舌苔堆積滿口、齒牙多齲而落、缺齒巉巉然、食物不能細嚼、久之則胃病、全身之營養不良。

十八　衣服太緊、太重、太厚、障礙血液之循環、服之過煖、最易傷風、裏衣洗濯不勤、養成一種齷齪習慣。

十九　終日徒手好閒、不作一事、或終日作事、不肯休息、或作事勤惰不均、毫無規則。

二十　終日鬱鬱、萌厭世主義、自覺毫無生趣、嗚呼吳質長愁、烏能養病、崔駰不樂、竟夭天年、古人且然、可不戒哉。

二十一　終年服藥、人身本有之生理、爲藥力摧殘、其藥方數百紙、實爲催命之符、諺曰有病不治、常得中醫（漢書藝文志）

按、著者每勸人少服藥講求衛生法或用無藥療病法恐生理爲藥力所摧殘也惜世人多不悟

二十二　深沉險刻屢次害人陰毒之厲氣磅礴鬱積於方寸間其四周之所感召者無一非不祥之事諺曰千人所指無病而死（漢書王嘉傳）先民有言醫不入刑官之家藥不療不仁者之疾

福保案、古之時居民樸陋疾病較少今則歐風東漸文明日增少年志士身體亦日益薄弱所作事業不能堅忍刻苦豈舊道德已亡新道德未至以淫逸、奢侈、不道德爲其原因歟果爾亦文明社會之大恥辱也吾觀近時新少年花柳病之多不禁爲之痛哭焉吾乃正襟危坐而告之曰毋犯右列之傷生條件廿二條毋使身體孱弱毋使學業荒廢毋使品行墮落毋使反對之人拍手稱快

通信處在上海新馬路昌壽里八十一號無錫丁寓

論中國侍疾者無看護智識之害

李榮懷

中國之疾病家殺於庸醫之手之多萬不如殺於無智識之侍疾者多也人但知醫師爲病家家司命神而不知照料病人處置病人能使病人憂能使病人樂者非醫師乃侍疾者也夫醫師應病家之延請或一二日一至或三四日一至此中病狀之變化安能一一周知惟侍疾者常坐病人之側時而睡眠時而發汗時而咳嗽時而排泄雖不必詳記於簿中然較之匆匆即來之醫師其明瞭爲何如哉故我國而不欲爲病家造幸福也則已如欲爲病家造幸福非極力推廣養成綿密周緻溫良柔順之看護婦不能看護學之於東西洋各國其價值固不待言若我中國則應用之國民教育且不能普及遑論看護學男子之教育尚不易發達遑論女界今欲以東西洋之看護法責望中國之女界是猶責駑駘以千里之程期螢火以明月之光豈不戛戛乎難哉雖然吾之所屬望者非純乎完全之看護學乃極簡單之看護智識耳如病者之身體常以清潔爲主故整理臥床不可不尤加注意而我國之習則於病者衣服及被褥等忌用水洗濯且不肯交換恐消除病人之脂膏也其害一也病室以開豁明朗流通光線爲宜

而我國之習則曰暗房亮竈故臥室必擇於黑暗之地自始至終未嘗一易位置其害二也病人心理宜乎閑靜而我國之人重迷信者居多每罹疾病輒疑鬼神作祟於是多集壯丁侍於病者之側耀武揚威高聲笑語若持此足以療病者然其害三也病者室內最宜清潔而空氣爲尤要此稍涉衛生學者類能言之而我國之看護病者多在斗室之中夜間石油一燈熒熒達旦窗戶四閉緊不通風卽此一端已足敗壞空氣而有餘衆之侍疾者以吸烟爲消磨時間之方法而不知病者已不勝其苦矣其害四也噫病家而有此四害雖扁鵲復生長沙不死猶恐不能收萬一之效果况下焉者乎及今而振作之不在他人而卽在醫士醫士固具有看護智識者其臨症時不妨以簡單之言語細告病者之家人縱不能如東西洋看護婦之懇切周到而以上諸害決可免矣

吾今故爲業醫者正告曰不改良侍疾法則我國之醫界終無起色

醫士之義務

丁福保

醫之義務者三一曰對己之義務一曰對病者之義務一曰對同業之義務茲縷陳之

如下。

一對已之義務

醫以好行其德爲業者也。故宜正心術。捐私利。心濟衆博愛爲念。以民胞物與爲懷。如彼庸醫唯以牟利爲目的者。則誠醫林之蟊賊醫界之公敵也。吾輩其愼之戒之。

二對病者之義務

醫之行其術也。心目中當惟知有病而切不可有富貴貧賤之區別。存乎其間。凡貧苦最甚生命最危者。當視爲第一等之病者。乃吾觀於世醫。往往隨於患者之勢位與貧富而存軒輊之見。此實於世人對於醫者之酬謝未辨其孰厚而孰薄也。夫一握之黃金與貧士感心之雙淚。孰輕孰重。盍一細心而體會之乎。夫人不幸而貧。又不幸而病。對於醫之再生之德。欲酬無物。欲謝無辭。諺有之曰。今生無以報德。惟願來世作馬牛爲報。斯言也。其懇摯悱惻。爲何如也。若夫富貴之家。則以其自有之金錢而購其生命者也。其於醫之感謝微矣。口雖云云。而心中固非必眞有感戴之情也。意若謂彼醫者。乃受我之金而役於我者耳。醫而知此。則於貧富貴賤之別。當翻然悟其非矣。況夫貧悴之子。不幸而困於疾病。一家老稚。嗷嗷待哺。親友不相憐。故舊不相恤。惟恃醫爲獨

一無二之契友者固有之矣此時病者之視醫如神如佛如帝如天則醫者當如何據仁愛之念發慈悲之心施回生之術以慰病者之願乎

三對同業之義務

諺有之曰同業必妬此市井之恒態也而以醫業之高尚豈宜有此故凡投身醫界者當以互相敬愛爲第一要義即或不能亦必彼此相忍而不可互爲訾議夫臧否人物而欲盧後王前位置悉當其事良非易矣而議醫之難爲尤甚夫世人議醫之巧拙尙爲不宜而況身在局中者旣深知爲醫之難又知議之之不易而復對於他醫任意誹詆無所顧惜惟毛舉其過失以爲害人自利之計此其心固毒如蛇蠍矣而其自計實亦未爲得也何則詆毀同業卽無異自詆其業更無異自詆其身唯爲世人所齒冷鄙其卑劣而愈以失其信任之心而已此實業醫者之大戒也又世人如以某醫之治法合否爲問則當告以病症之原因至爲複雜非詳悉其病原及現症決不能論其法之當否如被嬲不能自脫則惟有道某醫之良以應之如此可謂能自尊其道且自尊其身者矣然或病者對於所延醫之方劑有所疑慮而來商議時其方劑如無誤也自當力稱其處方之善而勸其服用若或有未善則應速通告某醫使其易用較勝之藥劑

如是則對於病者及同業者。始可謂兩全其道者矣。

又或病者始服己藥。繼更改延他醫。此乃由於病者之信任。決不可致怨於彼醫。以自損其病。乃吾觀今之醫。則於病家易醫者。必造作蜚語。以爲中傷之計。病者效。則不曰此病本易。卽曰彼醫之天幸耳。萬一病轉甚。或至死。則又必曰。彼傖者安得不敗事。令余得竟前功。奏效久矣。嗚呼。此等至鄙極惡之行。世人亦習不爲怪。若曰此醫之恒態耳。嗚呼。以神聖尊嚴之醫術。而令其蒙辱至此。吾竊願同道者一雪此言也。

又病者之症狀危篤。原因繁複。一時難於解決。或病家者有不敢深信之意。則宜會同他醫。集思廣益。其有裨益於病者甚大。唯會同之數。不宜太多。大率以二三人爲度。而所招致之醫。又必富於經驗。無狠愎自用之習者。方爲中程也。

而商議之事。以病之徵候。原因。性質。爲主。其次。則爲療法。但處方則必由本醫任之。會議者不得而干涉之也。

諸醫會議時。當以病者之安全爲主。不可稍涉於師心自用者之所爲。固矣。然以吾所見聞則固有甚於是者。蓋往往於集議之際。務欲買病者之信任。使致疑於其素信之醫。故爲巧辭善辨。力主一己之說。堅不可動。而置病狀於不問。此其居心之叵測情態之可恥。實爲人類所不齒。此願吾同道幸各自愛而引爲大戒者也。

瑣習與衛生窒碍說

謝洪賚

上古之民。榛榛狉狉。不講衞生。而其體亦健。蓋因其多處戶外。飲食單簡。暗合乎天然也。近古而降民生日繁。文化日進。彫鏤造作。漸背天然。而習俗之不合乎養生原理者。蓋不可以數計矣。泰西各國知其然也。以改良爲任者。不惜大聲而疾呼之。顧吾國之芸芸衆生。多猶在夢中也。然其大且要者。亦頗經人道及之矣。吾茲故舉其瑣屑者。以儆告於大衆。縱或因積習已久。非一旦所能改革。然事若細碎而干係實大。又不可不亟爲留意也。

一　同食一盤一盌之弊　西俗食則分盤、刀叉不互接。不惟清潔。且免疾病傳染。蓋人之口涎中。多含微生物。時而一人有病。雖未彰明。而其微生物已足染人。（俗傳口涎有毒。頗爲有本）如西人食制。則可免之。若夫吾國之制。一席之上。一盌之中。衆箸齊施。諸勺叢集。細加思想。殊可令人作嘔。（酒宴亦有每人一盤之制。俗稱曰每人坐。因其費重。未見廣行）故宜酌量變通。人各有己之肴盤。而後箸勺不侵入他人之盌中誠飲食衛生之急務也。

二　遞用茶杯之弊　吾國人好以茶奉客。以示敬禮。前客用後。或即以其杯奉後客。不別加洗濯也。其弊與前條正同、而害特過之。以會食時少。而飲茶之次數較多也。其在學校公所等處所用者、經人口尤多。汚穢尤甚。實爲傳染疫症之媒介。西國學士有取學校公用之飲杯而檢驗之者。其杯爲瀘玻璃質。用凡九日。碎之爲細塊。以顯微鏡窺之。見杯之近口處滿黏人之膚皮及口涎之膩汁。一杯之內邊。共綴有人身之細胞二萬餘枚。一枚之上。附以病菌。至多者百五十粒。至少者十粒。其餘公衆會集之處所用飲杯。歷驗無不如是。家中用杯。害較末減、而亦不能絕。是以近日醫家倡爲消毒之紙杯、一用之後。旋即燒燬。庶可永絕病菌。由此傳染矣。吾國或未能臻此點。亦未嘗不可盡力改良。客至。尋常不奉茶。一也。如奉茶。則未奉之先。既飲之後。俱細心滌洗、二也。杯盌之有裂璺及碎落痕者、俱去之不用、以此類凹隙、微生物易於隱伏而生殖。三也。出行自攜飲杯。時時用之。不用他人之杯。四也。昔年在東京與世界學生青年大會。午餐於其高等商業學校。同席者恒五六百人。飯後飲茶與咖啡或可可、悉隨客意。其侍役者。皆日本少年學生也。每一客飲訖。侍者即取其杯洗淨。而後再以供客、嘗嘆其好潔之可嘉。竊謂於我中國。恐不能及矣。是以日本人士。游吾國歸而著書者。謂名勝之地。雖有酒樓。而見其役侍之衣體。飲食之器具。則不禁作嘔。未能下咽。非徒作輕薄語也。今西國教會。雖以聖餐大禮。亦用小杯若干。人各就取飲之。不用巨杯遞口相傳。亦此意也。(國人吸水煙者。以煙袋敬客。其病正與茶杯同也。)

三　痰涕亂吐之弊　昔某西醫士論吾國人肺病不至甚蔓延者。因隨處備有痰盂故也。以今觀之。痰盂固有備者。而隨地咳吐。比比皆是。無病固屬陋習。有病更易傳染。故肺癆之所以日盛於世者。皆吐痰不愼爲之厲階也。合衆國諸邦新例。有禁絕吐痰者。有禁吐痰於馬路旁之行徑及電車內公所內者。吾之地方執政者。或未能遽及於此。然凡稍明事理之士。無不可自戒戒人。以期漸除此惡習。而肺癆一症。遂而永去塵寰。戒之之法。首宜力制吐痰之習慣。如必不得已而吐。在家則備吐盂。用消毒法殺其細菌。而後傾棄。出外則吐於溝中。爲人足不及之處。庶日曬雨洗。病菌不久自死。其害亦可小緝矣。凡公所學校。衆人往來之所。尤宜廣設吐壺。嚴示妄唾。而少年子弟。經父兄師長加意丁嚀。未起此惡習。則一生不至染之矣。

四　手指溼口涎而揭書之弊。　此爲學生之通病。屢屢見之。一成之後。殊不易戒絕。

其害觀上文自見。無庸贅言。昔美之某學校。一生好學。時時檢尋校中所備大字典。手指必蘸口涎以揭紙葉。孰知其人已患肺病隱而未現。後之檢字典者。揭葉起壓。此生口涎內所遺之細菌。遂揚入其口鼻。校中因此得肺疾者。教員一人學生四人。迨後知其故。焚燬其書禍害乃止。

五　口涎封信及黏郵票之弊　此因口涎之傳毒。害與上數條同。舊日封信袋。惟以糊黏。而又未嘗用郵票。今則郵政日興。而此弊亦日盛。故有識之士。宜以水溼之。勿輕貪些須便利。而延長此陋習也。傳言法國之俗。深惡人寄之信。而以口涎封信。謂為大辱。將報之以刃。意者此忌廣行。則斯習殆不戒而自絕。云嘗見日本郵政局內。司事案上置一小盒。盒中置溼布少許。用郵票則就布上擦過。使之溼潤。亦善法也。

六　舌溼鉛筆之弊　筆鉛雖為純炭質。然雜有毒。不宜入口。為學生者。每溼之以取濃。竟有因毒受病者。父師不可不預示子弟焉。

七　口囓指甲之弊　是亦幼年習成。長而難改。不唯不雅觀。亦因指甲之下。匿有無數細菌。(俗所謂指甲毒者。其理殆本於此。)入口豈能無害。故為小子得此習慣。父母宜屢以他物誘之。去其心之所注。使之留意於別事。則斯習可漸去。

八　嗅嬰孩面頰之弊。常人見小兒可愛。則吮其面頰。以表寵悅。似無妨也。然因成人者屢有疾病、其口涎唇際。時帶細菌。一接兒之皮膚。即行黏著。小兒元氣未充。受病最易。或遂因此染疾、致有殀札之悲。不知其來由固甚細也。是故愛兒者。宜自戒此習。且與人共勉之。

九　取耳蠟作眼睛之弊、世俗多倩整容匠取耳蠟。作眼睛。以爲快事。一經習慣。便不可廢、不知耳蠟潤耳。無容刀勺挖取。眼睛精細。何可無端作弄、一但偶損、便成缺陷、有識之士、其痛斥之。

十　口啣諸物之弊　口膚潤而薄、受細菌甚易。一切外物。除食品外、俱不宜與之接觸。常人因求便利。每將針釘等細物、啣入口內。又或以齒代翦。嚙線斷繩。俱背保養之理而來致病之由。毋謂其無關緊要而忽之也。美國學塾、今擬廣授防備肺病之法。內有一條云。除食品外。一切勿入口。

釋醫院

陳援菴

醫院。之。制、吾國。古代。多。有。之。特。皆。爲。療。治。貧。民。而。設。未有。如。今。日。各。國。之。醫。院。者。管子入國篇凡國都皆有聾養疾。聾盲喑啞跛躄偏枯握遞不耐自主者。上收而養之。此廢疾院也。非醫院。又曰疾官而衣食之殊身而後止。尹知章注。殊猶離也。疾離身而後止。其養則醫院之椎輪也。

南齊書文惠太子傳。太子與竟陵王子良。俱好釋氏。立六疾館以養窮民。竟陵王傳亦言子良於貧病不能立者。在第北立廨收養。給衣及藥。曰館曰廨。則居然醫院矣。魏書世宗紀。永平三年十月詔曰。下民之煢鰥疾苦。此而不恤。豈爲民父母之意也。可勅太常於閑敞之處。別立一館。使京畿內外疾病之徒。咸令居處。嚴勅醫署分師療治。考其能否而行賞罰。則官立醫院之稱爲美備者也。吾國醫院之制。蓋起於六朝矣。

自是而後。唐有養病坊。宋有安濟坊。若金若元。則有惠民藥局。皆官立以養民之貧病者。唐制養病坊。則以僧尼供事。舊唐書武宗紀。會昌五年十一月勅。悲田養病坊。緣僧尼還俗。無人主持。恐殘疾無以取給。兩京量給寺田賑濟。諸州府七頃至十頃。各於本管選耆壽一人勾當。以充粥料。

宋史徽宗紀。崇寧元年八月。置安濟坊。養民之貧病者。仍令諸郡縣並置。傅伯成傳。伯成知漳州。創惠民局。濟民病。以革機鬼之俗。黃𥲤傳。𥲤知台州。剏安濟坊以居病囚。皆自有子本錢。蘇軾傳。軾知杭州。曰杭、水陸之會。疫死比他處常多。乃裒羨緡得二千。復發橐中黃金五十兩。以作病坊。稍畜錢糧待之。又多作饘粥藥劑。遣使挾醫。分坊治病。

金史哀宗紀。大興二年八月。設惠民司。以太醫數人更直。病人官給以藥。仍擇年老進士二人爲醫藥官。

元史食貨志。元立惠民藥局。官給鈔本。月營子錢。以備藥物。仍擇良醫主之。以療貧民。初太宗九年。始於燕京等十路置局。以奉御田闊闊太醫王璧齊揖等爲局官。世祖至元三年。又勅太醫院領諸路醫戶惠民藥局。二十五年。以陷失官本。悉能革之。至成宗大德三年。又準舊例。於各路置焉。凡局皆以各路正官提調。所設良醫。上路二名。下路州府各一名。其所給鈔本。亦驗民戶多寡。以爲等差。凡此皆歷代醫院之制。今日施贈留醫院之所本也。

然醫院豈獨爲貧民療病已哉。舍貧民外。豈遂無病者哉。吾國古代。蓋未知醫院之益也。此其故。由於醫學之暗晦。在他國則政治上有政治上所設立之病院。軍事上有軍事上所設立之病院。學術上有學術上所設立之病院。營業上有營業上所設立之病院。貧病院特諸病院中之一種耳。所以諸病院外。又有各等專門病院。如傳染病、精神病、胃腸病、耳鼻咽喉病、皮膚病、肺病、眼病、脚氣病、之屬莫不有特設病院以爲診療考察之用故其國醫學日益光大而其國人皆以醫院爲保險行無貴無賤無貧無富有病應入醫院者無不以入醫院爲樂彼固視醫院猶已之外府未有如吾國人之以醫院爲不祥者也吾國人何獨畏忌醫院豈不以有積年之習慣哉在歷史則六朝唐宋以來之醫院僅爲恤民之典在粵中則方便所等僅爲慈善之業在香港則謬所謂玻璃廠者(玻璃廠本傳染病院)且以爲厲民之舉矣有此習慣焉得不以醫院爲畏途也請畧言醫院之益

一有病不可常對家人者入醫院益

一有病不可兼理別事者入醫院益

一有病不能速愈者入醫院益

一有病須施行手術者必須入醫院

一有病能傳染家人者必須入醫院(謂傳染病院)

一四鄉有欲來省就醫者必須入醫院

醫院之構造必較尋常住宅養病爲宜醫生便器械便看護手便一切起居服食有人

監督不能任性則不便亦便如是則入醫院何嘗不祥何容畏忌特恐無上等醫院之可入耳猶憶格致彙編中有一三十年前議論及今觀之可見吾國人近來之進步者其言如左

杭州來信問中國通商各口岸西人所到之處設立醫院凡貧病者一概送診如爲重病可在院住宿醫生治病發藥不取分文此事最爲善舉而貧人大得其益所設之醫院大半以敎會相副間有爲敎外行善之人所設者又有專爲治西人疾病者如上海公濟醫院等處進院之人分爲數等取費依所住房屋等事而定有西醫生數名每日按時到院大爲利便蓋貧苦之人家中多不能潔淨且無養病之法亦無應用之器而公病院中無不備便病人進院若非絕症總能治愈貧微人外又有士商中之寒微者稍出錢文亦可入院醫治如能另設一公病院專爲華人養病之所所出錢費亦依所住房屋等事而定請問西國設立醫院其章程如何

答所問之意甚佳設立中國公病院亦爲易事祇有兩事爲要一在中國各等人深信西醫二在信者肯捐資襄辦有此二事則不日可成如恐西醫治病言語不通易於誤事則已有華士數人曾往西國學習西醫考得醫據者其醫道應與西醫無異

又各埠開設醫院甚多。皆願收受生徒。教以西醫。數月前聞上海仁濟醫館。欲收生徒數名。從學西醫。帮同診治。來者須聰穎子弟。已通華文。數年之後。業即可成。久訪其人。竟無就者。再格致書院之設。原爲興行格致各學。醫道亦在其內。果有人實欲考究此學。在書院内延請西師教習。亦無不可。惟至今尚無人來院議及此事。皆因不明醫學之要。而不信西醫之法也。故華人欲開設公病院之說。尚覺太早。

右見格致彙編第二年（光緒三年）第九卷互相問答欄。第一百八十四則。其言如是。在今日已達此階級否乎。蓋已如旭光之曦微矣。公立官立之病院。已有數起矣。民政部所設之內外城官醫院。西醫每季診治人數。恆逾於中醫矣。則格致彙編所譏誚已漸可取消矣。人孰不愛生命哉。昔者蓋未之知已。

論肺癆病與精神之關係

侯光迪　逸如

精神有範圍全體之作用。而全體亦有轉移精神之權力。故精神之與全體。息息相通。此通常之經驗也。今有人焉。酣睡不醒。侍者久坐而待之。必覺異常之懊悶。復有人焉飲食失檢。滯於腸胃而不化。於是胸膈飽滿。精神煩燥。此皆因全體之不適。而影響於精神者也。西哲有言。人生之不樂。半由消化不良。食物梗塞於消化道而起。斯亦經驗之談也。全體之轉移精神。蓋如是。顧精神之影響於全體者。尤非淺嘗者所可思議。觀夫肺癆病者之精神。即可知其梗概矣。

夫精神之作用。莫著於肺癆病。余常見多數患者。經諸醫之療治診斷治法。均無歧異。然每易一醫。重受一番之安慰。病即隨之而輕減。體重、食量、均加增。咳嗽減少。此非醫藥之功。實精神爲之也。

輓近西醫之診察肺癆病也。於肺之患處。暨病菌之消長。均能探原揭要。瞭若指掌。患者之體重、食量、脉搏、體溫、暨一切病情。無不研究及之。而於精神之關係多忽焉。故治療尙形式。而不尙精神。此非良醫之所宜出也。

余考各國瘋狂病院之患者總數表。內兼肺癆者十有三五。兼瘋疾而死於肺癆者。約多於無瘋疾者三倍。且其瘋癲症狀。且有特別之態度。西醫有稱之爲肺癆瘋疾者 Phthisieal mscnitu 此可證肺癆病與精神之關係一。

又患肺癆病者。多兼精神病。或神經衰弱症。往往於肺癆之初起時。情性行爲。輒多改變。其任性之態度。尤足令人注意。且於已之病體。研究至細。而對於他事不願聞問。通常之肺癆患者。大抵如斯。此可證肺癆與精神之關係二。

又患肺癆者。常懷無限之希望。雖病體纏綿。而自信無危險之處。苟力之所及。必遍訪諸醫。周歷各地。以冀病體之速愈。一切新藥治療。無不先為嘗試。諸般論說。與肺癆有關係者。亦以先睹為快。是皆希望之心為之也。此可證肺癆與精神之關係三。

又肺癆病者。常有鍾情於一物。而忘其身家之關係。西國某甲有傷悼愛猴之死。而聽其母餓死者。

又男子每有侈於淫欲。而好自斲喪者。亦有對於外物。若有無限之憐惜者。此可證肺癆與精神之關係四。

西國某醫士嘗以一種生理的鹽水。給患者曰。此係新藥。普治肺癆。如注射皮下。病可立痊。並標以新奇之名。稱曰安的法莫斯。Antphymse（安的卽反對之意。法莫斯卽肺病之意。謂此藥可以反對肺病也。）患者信之。於是按日注射少許。（約幾生的特拉姆）隔數日後。病果輕減。食量與體重增加。痰嗽亦少。寒熱消退。肺內患處漸愈。然注射停止。諸症又回復如前。可見該患者之輕減。係純粹精神作用。並無藥力之可言也。

精神療學。吾等亦宜研究。蓋病有非藥力所可及者。不能不借助於精神療法。余之所論。無非舉數事以供醫家之談資。不可爲學問之語也。願高明者有以教我耳。

衛生談叢

顧型紹衣

預防霍亂症之小銅板

貼身佩帶小銅板。足以預防霍亂症之傳染。爲近數年間發起之學說。經多次實地研究之結果。確有成效。可操左券。故今日英之倫敦。及其他各地之醫學社會。已無不公認爲有效者。蓋從事於銅山鑛坑之工役。無一人罹霍亂症者。其最著之左證也。倫敦之製造此銅板者云。用橢圓形銅板。大如克郎(英幣名、畧似我國之銀圓)之半者。自頸間貼身懸掛於胃脘之上部。卽能有效。又孟買之日本領事藤田氏。亦報告佩帶銅板。足以預防霍亂之特效。其所據者。爲司德孟新聞記事。述印度某茶園實驗之成績也。今摘錄於下。以資參考。

印度之某茶園主人。聞此銅板有防疫之特效。因自加勒格達市之商店中。購入數百枚之銅板。實驗於其茶園中之勞動者。經年以後。遂得其報告書。(卽司德孟新聞社)

云佩帶銅板。今已得完全之成效。蓋當時霍亂流行。距此茶園約五里許之他茶園。傳染甚衆。而此茶園中。獨無一人感染者。亦無一人特犯此疫者。故勞動者。初時雖勉徇主人之意。不能深信其有效。至此乃心悅而誠服焉（迷信甚深之印度勞動者、尚信服此最新之發明、則其爲效可知、此吾人所當注意者也、）且此勞動者自云。從前曾屢犯輕症之熱病者。自佩帶銅板以後。乃絕不復作。未嘗見腹部之陷作不規則狀態。某茶園主人欲公布此實驗之成績。特更試用一年。以與他茶園之不用銅板者。詳細比較。始確信其實驗之無誤。斯亦愈足令人信服者矣。夫以印度之茶園主人。對於凶惡危險之霍亂症。施以如斯單純兒戲之預防法。當時固無有不笑其愚謬者。而孰知其實驗之成績。乃足償世人之嘲誚而有餘也。

近日俄國之某地。亦有使用銅板。而霍亂症全被驅除之報告。亦一確證也。

銅板之足以預防霍亂。其學理尚無有能詳言之者。或者以銅板之接觸身體。體溫及發汗。遂無不集中於銅板全身之組織。因得以强固。是或然歟。

近日吾國之霍亂症。日盛一日。每屆夏秋之際。流行之猛毒。甚於蛇蝎。處此恐慌時代。而欲保身體之安全者。蓋費此三四十文之廉値。一嘗試之。

溫浴時心臟之變態

溫浴時心臟之變態。爲醫學界所公認。惟其狀態迄未明確。或有謂溫浴時心臟膨大。冷浴則縮小者。或又有全持反對之說者。至今日而X光線應用於醫學。乃得以心臟之變態。發現於色消玻璃之上。由是而模寫於紙上。遂能得其實況焉。此實驗法。可選身體健全之數人。於浴前用X光線得心臟之撮影。浴二十分時間後。再觀之。則溫浴時心臟縮小。冷浴時必增大。約一時間後。始恢復其原形。此中理由雖尚不明。大約因溫浴時。血液流行於全體。故心臟爲之縮小。冷浴時。皮膚近處之血液。回歸於心臟。故爲之膨大耳。此所以衛生家深信冷浴之有益也。

受驚時之頭髮變白

有年約三十歲之西洋婦人。伴其幼兒航行海中。入夜後。與同航之汽船相衝突。遂至沈沒。此婦人卽抱持其幼兒。溺於海中。幸遇救援。死而復蘇。二三日後。其頭髮殆變爲白色。其所以於驟然間變白之原因。以吾人今日之知識。雖尚不能解決。然必由神經之感動。致表皮之分泌作用、有所變化者也。丁仲祜先生衛生要旨。有言曰、衛生貴彝靜。不其然歟。

蒲司大將之長壽法

救世軍之威廉氏、蒲司大將軍。今年已八十餘。而其氣槪之壯偉。猶不讓少年人。三年前至日本有叩大將軍以健康之法則者。氏之所語如次。

(一)凡事當有節制。

(二)食事宜質素。生平未嘗飽食。

(三)宜變化動作之種類。故生平恒以變換動作爲休憩。

(四)以人爲的社會問事爲心中唯一之快樂。

蒲司大將爲十九世紀及二十世紀間之偉人。觀其發議如此。可知其保全健康。實由於品性之高尚而後得此最高道德之秘訣也。

今之衛生家往往流入於厭世派。謂人爲的社會問事。爲最足以增懊惱者。抑知人生世間。究安能離世而獨立。苟盡人而超然物外。謝絕塵寰。則天下事誰實爲之。吾故曰厭世派之衛生。乃少數之個人衛生。非多數之普通衛生也。欲求普通之衛生法。其亦以蒲氏之言爲則歟。

朱雅南先生傳畧

嚴國政　富春

先生諱恩華。字雅南。安徽旌德人。先世業鹾於淮南。遂家焉。迨道光季年。鹾務改章。家中落。其尊人朝議大夫蘭卿公。就官南河。先生隨侍。幼業儒。有大志。及應科舉。連不得志於有司。遂慨然奮曰。昔賢有云。不爲良相。當爲良醫。迺棄儒業醫。閉戶研精。歷十年之久。猶欿然不肯輕試。而里黨堅求診治者踵相接。不獲辭。輒應手效。遠近交稱之。湖州錫耀廷太守。聞其名。聘主湖郡醫局事。官紳歡迎。名益噪。既而吳門盛旭人方伯。敦聘主蘇郡醫局事。生平所得貲。悉購中西醫籍。累百數十種。披覽註釋。每至午夜。多能參酌古今。融貫中外。發明新理想。實足爲後學津梁。滬上周雪樵先生。重其人。邀同創立醫學報。其論說海內咸稱道焉。光緒三十四年九月二十日卒。年五十有四。箸有素問氣運淺說一卷。行於世。素問芻言四十八卷。醫學問答一卷。待梓。傷寒辨一卷。闡發六氣之精微。千百年來得未曾有。尤膾炙人口云。

瓦最佳。然煉瓦雖有此特性、而易吸收水分。且本邦之建築、不計溫之傳達如何、其壁皆厚。故溫熱時則不易冷却、於盛夏多感暑氣。冷却時則不能溫暖、故於冬季多受寒氣。

吾人之經驗上、對於此等之目的、則以木壁與土壁為最宜。若恐其過薄、則可分為內外二層。使其中間多含大氣。且吸收之水分甚少。冬則易溫而夏則感涼。故最適於衛生。

居室及寢室之南面、宜有窗戶、以便多得日光。庖廚及食堂、宜在其北方、以便日光直射。蓋日光有最强之殺菌力、故其射入也、能撲滅許多之細菌。且易認細微之塵埃。又日光與人身有直接之關係、不常見日光者。則身體虛弱、顏面蒼白。如萎黃病、貧血病患者、皆因久居暗室、不見日光故也。

於農家則肥料貯藏所、或家畜舍、皆須與住宅隔離。於通常之家、則食堂、庖廚、及工場、亦皆須距住所稍遠。

與住居之衛生有不可離之關係者、便所是也。通常之人、當建設家屋時、多注意種種之方面、而於便所之構造位置、則不甚注意。有接近井戶、而滲入汚物者、有接近居室、而臭氣難聞者。殊堪浩歎也。故欲免此害、則便所宜在隔離稍遠之處。以鐵器或陶器、爲受便之用、其周圍宜施嚴密之杇墁、以免汚物之滲出。未充滿時、即除去之。每一二年、修繕一次。常行灌水法、防臭藥、換氣法之三種、以除去臭氣。然灌水法於本邦有難以實行者。防臭藥之法亦然。其較爲適當者、即最後之換氣法也。

換氣法者、於便所之踏板穿一孔、以鐵板之圓筒插入之。其上端突出於屋蓋、而通於大氣中。又於此圓筒之中央施開閉之裝置、點石油燈、而密閉之。則筒內之大氣、受熱上昇、而下部之惡臭瓦斯、即乘勢補之、則此時自生氣流。又由外部之大氣、入於便所、伴惡臭瓦斯共入筒中、遂飛散於屋蓋之上、混和於大氣之中。而其毒害、即已消滅。是即所謂換氣法也。若行防臭法、則其藥物之效、不過一時。欲期其永久、其每日所費不貲。故惟傳染病流行時、始行此法之外、究不如使其構造完全之爲愈也。

庖廚或浴室之汚水、含有機性之不潔物甚多。其害不讓於便所。故不可瀦留、亦不可使滲入於地中。

其他家屋之周圍所種之植物、能吸收炭酸、而呼出酸素、雖有大益於健康。然幽鬱繁茂、掩蔽日光、則有大害。故宜删去其枝葉、以便光綫之射入、與大氣之流通。

第五章 飲食物

人類之生活上、大氣及水之必要、已述於前章。此外尙有直接爲身體之營養者、卽飲食物也。飲食物者、備營養之原質、與快感於口舌、而增進食慾者也。故不論直接與間接有營養人身之目的。

營養物、由人體之消化機、營二種之作用。甲者、補充筋肉及骨質等身體各部之消耗、乙者、與吸入之酸素化合而生炭酸、遂起酸化(卽燃燒作用)以發體溫。故由此區別營養物、爲成形質、及燃燒質之二種。

成形質者、與人體之成分爲同一之物質、卽水、蛋白質、脂肪、無機質、是也。此等之成分、動物質中之肉類、卵、乳、含之最多。植物質中之米、麥、豆類、雖亦不鮮、然吸收於體內之量、則甚僅少。故不得爲完全之成形質。

燃燒質者、與酸素化合而生炭酸之物質也。植物質之穀類、野菜、皆含有之。卽炭素、澱粉、(卽含水炭素類)或脂肪是也。由此等之理由、不可不備以下之三資格。卽第一含充分之養分、正當混和、第二、少勞消化機、容易吸收。第三、有佳味、而振起食慾是也。

各種之營養物、如植物質、動物質、及嗜好品等、均宜正當配合、是爲衛生之主要者。何則、人體由生活狀態所需之成形質及燃燒質、均有差異故也。如每日勞動者、若只以燃燒質之穀類爲食物、則難補其消耗。起病而安逸者、只取動物質、而不用植物性之穀類、則難給燃燒必要之炭素、反消耗體內之脂肪、而終至於衰弱。例如人若欲得蛋白質、則每日須用乾酪半斤。欲得炭素之正當量、則須用乾酪二斤半。是豈常人之所能堪乎。又一斤之肉、雖有充分之蛋白質、而欲得必要之炭素、則不可不食五斤以上之肉。又只以牛乳欲保生活、則每日不可不用二升五合以上。若只用馬鈴薯、則每日須要十斤之量。若只食富炭素乏蛋白之麪包、則欲得必要之質、須有三斤之量。如此、則過勞胃腸、難於實行。故成形質與燃燒質之營養物、宜適當配合、合於人體之生理作用、則不勞胃腸、可得完全之結果。然則吾人每日宜攝取幾何之成形質、與幾何之燃燒質乎、是實衛生上不可缺之問題也。

植物質之營養物、雖含有蛋白質、惟其過半化爲糞尿而排出體外。動物質之蛋白質、則殆吸收於體內。其植物質之吸收於體內者、惟可燃性之含水炭素而已。故營養物之實際之價值、單以成分之含有量、難以定之。必由其消化吸收及排泄之量方可定也。(即由食物中含有之蛋白質脂肪、含水炭素等之分量、難定其滋養的價值、必檢查其消化吸收排泄之量、各有若干、方可斷定。) 其實際之消化吸收量、名曰營養價額。其實驗法、名曰消化試驗、其被排泄之量、名曰徒費量。

食物名	全體之徒費量	蛋白質徒費量	含水炭素徒費量	蛋白質量
麥飯	一五·一%	五六·七	—	三·七七
米飯	二·八%	二〇·七	〇·五	三·〇〇
牛肉	二·六%	五·一	—	二〇·六二
雞肉	五·二%	二·六	—	一八·四九
牛乳	八·二%	八·三	—	三·三九
鹽鮭	三·一%	二·〇	—	二六·一〇
鯛	三·七%	二·七	—	一八·九六
鹽鱈	四·九%	四·七	—	一八·六〇
乾鯡	七·六%	七·一	—	六八·四四
白麪包	五·〇%	一九·〇	一·〇	七·一〇

黑麪包	一五・〇%	三一・〇	一一・〇	七・六〇
豆腐	六・二%	三・九	—	六・五五
黃豆	二九・七%	二四・七	—	—
馬鈴薯	九・四%	三二・二	八・〇	一・四九
人參	二〇・七%	三九・〇	一八・〇	一・二五

右表由百分比例而算出者、卽對於現品百分之分量也。故麥飯之百錢中之八十四錢九分、已被消化吸收。他之十五錢一分、則被排出。其含水炭素、盡被消化。蛋白質排出五十六錢七分。故麥飯之百分（如表）雖有三錢七分七厘之蛋白質。而其五十六錢七分、則排出體外。反之米飯自全體失二錢八分、其他皆被消化吸收。而蛋白質、只失二十錢七分、則其實際之滋養價値、較勝於麥飯矣。

據以上之表、則蛋白質之含有量多、徒費量少者、以魚肉及獸肉爲最適當。又豆腐富於蛋白質、且徒費量甚少、卽知其有充分之營養價。古來之僧侶素食家、好用豆腐者、蓋自然適於此理也。

由營養物之含有量、與其營養價、而定必要之分量、以保人類之生活、是歐洲學者由許多之實驗所確定者也。名之曰保健食量。然此分量、依土地之情狀、與人類之生活習慣及體質、而有差異。日本人適當之保健食量、實由田原藥學博士所研究者也。

日本人保健食量表

一蛋白質	九十六瓦
一脂肪	二十瓦
一含水炭素	四百五十瓦
合計	五百六十六瓦

田原藥學博士欲將此標準演爲通俗、使人易曉、作日本人保健食量之食單如左。

第一例

一牛乳	一合
一醬類	五錢
一牛肉	六十錢
一白米	四合
一野菜	

1 葱　胡蘿蔔　藕　土當歸　筍　蘿蔔之類　二十錢

2 甘薯　里芋　慈姑　長芋　佛手藷之類　二十錢

3 胡瓜　白瓜之類　十五錢

左合計營養原質

一蛋白質　九五·七瓦

一脂肪　二八·〇瓦

一含水炭素　四五四·三瓦

第二例

一鷄卵　二個

一醬類　五錢

一野菜

1 菠薐草　芹　鶯菜　小松菜之類　二十錢

2 土當歸　胡蘿蔔　蕪菁　藕　筍等　十錢

3 百合　慈姑　長芋之類　二十錢

醫事新聞

記萬國食品會

歐行一記者函

近世化學進步凡人生之食品其合宜與不合宜者皆經學者漸次考論有一定之條例方前數年曾有人倡設萬國白十字會欲以檢查人類食品之危害終未奏效去年陽歷八月萬國食品會曾在瑞士國瑞乃瓦府開第一次成立大會今年秋間更開第二次大會於法京巴黎之醫科大學研究種種食品之良楛近聞我國亦有愼食衞生會成立於上海足以與之遙應造福於人類者將靡止境此事關係於國家文化與種族强弱絕大吾國人切宜注意研究而不可視爲等閒也

今年萬國食品會各國學者來會之多已達二千餘人議定食品之規律凡分三大類一純良食品一營養品一藥用品皆逐物研究以定與人身之損益就中尤注意者則飲料（如荷蘭水及酒等）與糖食菓子之着顏色以顏色中常有含毒之物足以貽害於人身故議舉特任員分往各國化驗規定無毒性顏色之標本以便各國製造糖食菓子者奉爲標的且欲各國編入刑律於有毒之顏色食品加以明禁其範圍且包舉

一切僞造藥品苟能施諸實行則誠人類之幸福明年德國聯邦中所設之萬國衛生會聞於人類食品藥物種種多有進步之研究是則後此將見此問題施諸事實一切有毒之品可以漸次消除甚望我國赴會之委員有專門之學識以與各國合同研究俾可輸此幸福於吾同胞也

工部局醫院談論記

立才來稿

松江清華學生沈姓患爛喉紅痧頸旁腫甚介紹至婦孺醫院因傳染病不收乃由其戚姜君偕其母送入工部局醫院翌日開刀出膿病勢畧減而家長驚怪責姜君專擅曾經住宿之客棧中人更出惡言謂此院係地獄可入而不能出須急往領歸　於是沈之戚友三人約余同往探視入院見設備合法甚喜　馬妃小姐者西人也料理醫務談次甚殷勤囑余勸沈君勿出暫時別去　余向沈母探看護情形知有華人某小姐者每日司換布洗膿恐嚇欺侮無不至余意遂變決計贊成出院　既而馬妃知余意乃問余出院理由　余答曰看護華人某小姐謂沈云汝必死於是院我將爲汝穿衣因院中死者均出我爲之穿衣也沈憂且怖余聞之亦駭此欲出院之理由一　又

問某小姐馬妃先生辦事時刻能否每日容余詳問一切。彼答言先生無工夫不能容汝之詳問。余遂大失望。此欲出院之理由二。又每日換布洗膿苦痛備至。吃飯臥床時時唯大聲之賣備。一舉一動驚心弔膽。此欲出院之理由三。於是馬妃云以後換布由我親自動手。有不如意均可來訴。每日可備顧問。沈君入院時甚危險。醫生盡心力爲之治。今忽欲出似太不情。且病未全愈。能不傳染他人乎。於是三疑盡釋。沈君仍留院。後事如何。當再研究。

冷按外人往往有良法美意。而輒爲華人所反對。視爲畏途者。大抵皆爲二三使役之人爲之煩梗。載之報端。亦足爲改良之助。

稱揚公立醫院之善

工部局報記衞生醫官史君。論中國公立醫院檢查鼠疫之善。略謂租界內鼠疫一症近已撲滅。亦無患疫而斃之人。雖續經查得疫鼠若干。而疫氣旋卽消滅。工部局會同華紳竭力協辦。尤以中國公立醫院爲最出力。該醫院西學華醫同女醫士挨戶搜查。爲日甚久。直至疫氣盡淨始止。其查驗之法。凡遇其地之曾有疫鼠發現者。卽將檢驗情由一二。先與舖戶居民解明。然後該院醫生入門查察有無染疫之人。辦法既極縝密。故絕無反對之舉動。工部局衛生員與中國公立醫院辦事員均能和衷共濟。以此事論之。從此凡工部。衛生局。與華人。交接之事。定能。格外融洽。蓋彼此。疑慮。既釋。則兩方信仰之心自然互相傾向矣。

誤殺楊君之噩電

楊君千里自蘇州致華洋義賑會電云。華洋義賑會轉各報館。旅蘇皖人請福音醫院生楊君謀演劇助賑。楊演血手印。被刺客眞刀誤傷頸刕殞命。慘極。

按楊君係粹卿先生之子。千里君之弟。敏而好學。今秋方居畢業。蘇中學界交口稱之。均以遠到相許。今變起倉猝。未識其原因究竟如何。但因熱心助賑。致捐其軀。則固無疑矣。嗚呼。

瘋疾者之救星到

聞萬國麻瘋會派有英國醫生太義雷到粵。寓於潔德書院。帶有新發明之醫瘋良藥。按法治療。屢獲奇效。並擬購僻島建築一大瘋院。遷徙瘋人。以免傳染。不日將稟陳當道保護。購地開工建築云。

南洋勸業會審查醫藥得獎表

宣統二年。徵集全國品物。開南洋勸業會於江寧。其陳列品之得獎者。共計五千二百六十九種。醫藥類居一百六十四種。 欽差大臣審查長楊杏城侍郎、博通中西醫學。翰林院檢討虞和欽君精通化學。英國醫學博士舒棟臣君遂於歐西醫學。凡醫學衛生館內之陳列品、皆經三君親自審查、用化學法以分析藥物之成分。而定其優劣。用顯微鏡以檢查各種之標本。而驗其精粗。種種品物。皆詳細審定。不稍苟且。得超等獎者凡二種。得優等獎者凡十八種。得金牌獎者凡五十四種。得銀牌獎者凡九十種表列如左。研究醫藥學者。可參考焉。

超等獎二種

各種醫學叢書及藥品	江蘇無錫	丁福保
花鹿茸	吉林	出品有限公司

優等獎一十八種

南洋勸業會　優等獎　二

解剖圖畫模型並標本	順天	京師大學堂學生
鹿角	奉天	出品協會
牛黃	吉林	出品有限公司
醲酒等製藥品	天津	陸軍醫學藥科學生
腦部各種解剖圖		北洋醫學堂教習仝紹卿
產科及綳帶科圖		北洋醫學堂頭班生宋廷瑞
麻拉利亞及細菌標本圖說	江甯	左起慶
各種藥片藥丸藥糖藥酒	江甯	金陵大藥房
消火器藥粉水	福建福州	李世新
百製西洋參	浙江錢塘	葉種德堂
溫州白朮	浙江	葉步瀛
麗水茯苓	浙江	甯波商會
消防應用器具模型	江西南昌	巡警道署
厚樸	四川	農業學堂

金牌獎五十四種

新會陳皮（百二十年 六十年 百年 三十年）四種	廣東	劉財興恆記
卵腺瘻瘤成績	廣州	夏葛女醫學堂 羅秀雲
麝香	雲南	出品協會
雲茯苓	雲南	勸業公所
鹿茸	奉天	出品協會
虎骨熊油膏	奉天	慶泰德
蓖乳油	直隸	史恩培
人體解剖圖	江蘇上海縣	女子中西醫學堂學生
生理病理切片實驗	江蘇江甯府	左起慶
藥品標本附圖	江蘇蘇州府	高秋槎 馮文卿
各種藥品	江蘇上海縣	中英藥房
製半夏	蘇州	戈伯良

南洋勸業會　金牌獎　四

製半夏	蘇州	戈日新
參貝陳皮	上海	宋尙軒
各種藥品	上海	蔡同德堂
各種藥品	上海	童涵春
各種藥品	上海	葉天德
茯苓片	安徽甯國府	潛山商會
阿膠	山東	出品協會
范志神麯	福建泉州府	出品協會
體育器具	浙江杭州府	陳壽同
病理通論種痘全書	浙江奉化縣	陳滋
製半夏	浙江	翟驤雲
各種藥品	杭州	胡慶餘堂
泰順茯苓	浙江甯波	商會
紹興茯苓	浙江杭州	藥業

茯苓片	浙江台州府臨海縣	方涵
萸肉	浙江嚴州府湻安縣	胡咸春
人體產科圖畫	廣東廣州府	夏葛女醫會堂學生
病理學標本顯微鏡	廣東廣州府	光華醫學堂陳衍芬
初級急救要法	廣東南海縣	何高俊
各種藥品	廣東	黄祥華
各種藥品	廣東	葉萬泉
各種藥品	廣東	芝蘭軒
各種藥品	廣東	陳李濟
各種藥品	廣東	遷善堂
各種藥品	廣東	廣芝館
各種藥品	廣東	瑞芝堂
各種藥品	廣東	張裕堂
各種藥品	廣東	奇和堂

南洋勸業會 金牌獎 六

各種藥品	廣東	馬伯良
各種藥品	廣東	橘香齋
各種藥品	廣東	梁同濟
各種藥品	廣東	朱炳昌
各種藥品	廣東	兩宜軒
各種藥品	廣東	知源堂
各種藥品	廣東	馮了性
各種藥品	廣東	張誠意堂
各種藥品	廣東	蘇瑞生
各種藥品	廣東	劉詒齋
陽春砂仁	廣東	出品協會
春砂仁	廣東	農業試驗場
陳皮	廣東	瑞生堂
新會陳皮	廣東	介眉壽

銀牌獎九十種

陳皮（陳化）橘紅	廣東	譚竹園
牛黃	雲南迤西	
金雞納子霜（附種法說明書）	南洋勃艮安	陳慶鏃
眞猴棗（烏猿 河猪）	爪哇泗水	葉兆輝
天壇益母草	京師	出品協會
木賊草 細辛 鹿腎	奉天	出品協會
狗寶馬鹿茸	吉林	出品有限公司
白乾酒（參茸虎骨 大山參種參 鹿筋虎骨等）	吉林	出品有限公司
鹿胎	黑龍江	出品協會
各種病症標本	江蘇鎮江府	蔣懷仁
試驗之動物中毒變化	江南	陸軍軍醫學堂動物試驗科學生
細菌培養標本	江南	陸軍軍醫局

南洋勸業會　銀牌獎　入

細菌標本挂圖	江蘇江甯府	軍醫士徐桓
聞症筒	江蘇蘇州府	馬仲艮
造丸藥器	江蘇上海縣	中英藥房
水龍模型	江蘇揚州府	興化商會
杏仁全蟲	江蘇徐州府	物產會
瓜蔞子八仙草卽茜草	江蘇徐州府銅山縣	物產會
杏仁全蝎	江蘇徐州府蕭縣	物產會
丹參	江蘇鎮江府金壇縣	李克和
白芨	同上	物產會
藥材四匣計四十種	江蘇揚州府	王兆鴻
蟬衣	江蘇揚州府	如皋商會
春柴胡	江蘇江甯府	溧水商會
杏仁	江蘇通州	泰興物產會
地骨皮	江蘇武進縣	老豐裕

茯苓	安徽甯國府	灊山商會
丹參	安徽鳳陽府鳳陽縣	出品協會
茯神片	安徽徽州府績溪縣	舒太和
茯苓片	同上	程廣福
丹參 血茜草	安徽滁州	出品協會
塊苓	安徽徽州府歙縣	黃山許鴻熙
茯苓 茯苓片	安徽廣德州	物產會
茯苓片 鹿角	安徽徽州府屯溪	石翼農
茯神 茯苓片	同上	合記春
鹿茸	安徽徽州府	石翼農
欒茸	山西	出品協會
甜杏仁	河南開封府	出品協會
大黃 麝香	陝西漢中府	物產會
蓁艽	陝西鳳翔府寶鷄縣	物產會

南洋勸業會　銀牌獎　十

銀胡	陝西鳳翔府隴州	物產會
黃芪	陝西同州府朝邑縣	物產會
茵陳	陝西西安府涇陽縣	物產會
澤瀉	福建建甯府	種德堂
水龍	浙江杭州府	嚴聚興
紅血輪補藥	浙江杭州府	劉廷楨
木瓜	浙江嚴州府淳安縣	胡咸春
茯苓茯神片二種	浙江杭州府	藥業
白菊花	浙江塘棲	萬春晉記
白茶菊	浙江嘉興府石門縣	出品所
白芍 延胡索 元參 浙貝母	浙江杭州府	藥業
貝母	浙江杭州府仁和縣	劉氏樹木場
白芍	浙江金華府東陽縣	甯波商會
半夏 車前	江西建昌府	物產總會

枳殼	江西臨江府	農工局
厚樸	湖北施南府恩施縣	向文濂
厚樸	湖北施南府	物產會
桔梗	湖北黃陂縣	陳天澤
茯苓	湖北麻城縣	江琛
石蟹	湖北興山縣	出品協會
全蝎	湖北鄖縣	梁大興
茯苓　五棓子	湖南永州府	出品協會
五棓子	湖南寶慶府	出品協會
五棓子	湖南澧州	出品協會
五棓子	湖南永順府桑植縣	出品協會
五棓子	湖南岳州府慈利縣	出品協會
五棓子	湖南沅州府黔陽縣	出品協會
茯苓	湖南桂陽州	出品協會

南洋勸業會　銀牌獎　十二

水蓮　黄栢　川牛膝　甘松　茯苓　杜仲　羌活　冬蟲夏草　鹽附子	四川	農業學堂
生理衛生解剖全圖	廣東廣州府	八旗中學堂學生陳慶[illegible]
衛生丁香梅	廣東	譚竹園
粉葛	廣東	農業試驗場
金釵斛	廣東潮廣州	出品協會
廣金斛	廣東	公安
石蟹	廣東海陽縣	陵水協會
陳皮	廣東	陳李濟
陳皮	廣東	馬百良
陳皮	廣東	瑞芝堂
陳皮	廣東新會縣	怡記
化橘紅	同上	贊秋
毛橘紅	廣東高州府	出品協會

桑寄生	廣西蒼梧縣	商務總會
熊膽	雲南迤南	出品協會
白水桂　綠水桂	雲南開化府	出品協會
黃連	雲南麗江府	物產會
碎蛇	雲南安甯府	物產會
杜仲	貴州貞豐縣	物產會
通草片	貴州貴陽府	物產會
大花公丁香　玉果　鹿茸	暨南望加錫	出品協會
正山東坡荳蔻	安南	吳顯祿
白胡椒	新嘉坡	陳琴如
白胡椒	爪哇	出品總協會
白胡椒	新嘉坡	羅奇生

南洋勸業會　銀牌獎　十三

南洋勸業會超等獎賞

丁製半夏消痰丸

功效 一治溼痰寒痰燥痰濕痰以及年者痰多等症。 二治各種痰之不易吐出者。能將氣管內之分泌液化薄。故爲祛痰藥、 三治晨咳夜咳寒咳勞咳、以及傷風咳嗽等症。故爲鎭咳藥。 四治呼吸器病之喘息、及心臟病之喘息。故又爲呼吸困難之緩解藥、 有此四端。所以咽頭炎、氣管支炎、肺癆病、百日咳、流行性感冒、氣管支喘息、肺炎、肋膜炎等。皆可治之。每瓶大洋一元。

南洋勸業會超等獎賞

精製補血丸

功效 一治貧血諸症。 二治萎黃病。 三治急性病後之衰弱。 四治大出血後之衰弱。 五治色慾過度。 六治慢性下痢之衰弱。 七治患瘰癧之衰弱者。 八可爲患癆瘵者之第一補品。 每瓶大洋一元。

以上二藥皆屢試屢驗。頗有特效。茲經南洋勸業會用化學法分析。知此二藥之功用確爲各藥房之冠。性又和平。人人可以試服。◉總發行所上海棋盤街文明書局上海新馬路昌壽里八十二號無錫丁寓從郵局可以購寄。

中西醫學報義務編輯員

謝洪賚 俟光迪 吳筱谷 陳也愚 何廉臣 江祖韓 李宗陶 邵士逖

李維藩 魏繼道 徐舒蕁 史德美 周超 程錫祚 王壽芝 褚源深

張恒 顧紹衣 宋善慶 施荷農 陳宗亮 施光遠 陳祖培 葉祖章

李培芳 蔣廷碩 梁香仙 劉壽人 計明善 陸文藻 劉鏡蓉 董聖輿

王玉琴 朱均伯 陳濬 何憲人 顧寶 盧育和 洪佩綸 楊寶善

甯爾信 勞勤培 丁立琢 時霖溥 胡公壽 張祖沂 金誦聞 余嗣珊

聶毓力 殷佩六 阮竟成 僧洞天 吳中皋 朱雨人 胡蓮伯 朱阜山

徐抗歐 徐敬仁 馮書竹 朱寶書 蔡子良 鄭子才 胡迺楨 陸文邠

徐文海 沈韶筌 錢康侯 陳雨辰 屠友梅 梁慎餘 錢杏生 吳冠道

徐受謙 袁焯 林觀焯 王完白 徐兆奎 陳振飛 張樾侯 賴象河

中西醫學報義務編輯員　二

李戴之　黃金聲　錢國寶　莫希廷　余玉笙　殷豫亭　朱彥清　李養之

吳愈愚　江廷珍　聞自新　丁永鑄　陳援菴　盧　謙　李振軒　倪芑豐

丁雲卿　姜振釆　陳伯紳　張德驥　饒漢章　王懋吉　金作霖　曾　晉

孫書玉　余小鐵　侯竹我　張德威　尤秋巖　費耘聲　林　傑　林世偉

吳蘭雲　姚雨人　董揖周　王楚卿　張世偉　湯警銘　葉少之　江濟才

陳伯衡　黃履安　席君育　張影三　孫選廷　毛相伯　施采臣　單毓元

王厚齋　浦煥唐　馬良伯　汪士宜　汪莘調　張少荃　陳伯清　陳伯廉

謝培德　吳以鎔　何其淦　王振均　鮑啟發　徐宏堃　劉同壽　李錫康

陳國柱　周渭棠　唐斯盛　石元鼎　楊國鈞　虞以瑗　錢桂榮　張　桐

張紹修　傅炳榮　殷　灝　錢厚貽　胡兆煥　唐策鼇　朱嘉華　洪賡韶

趙景蓉　趙芝珊　方子祥　蔡振之　周植之　胡小亭　阮義超　楊甯軒

王茂村 陳漢卿 王益初 程雪門 王賴五 郭棟宸 郁佑臣 沈祖蔭
郭沈堅 吳海山 舒先庚 廖月潭 張醒秋 羅少仙 鄧隱山 孫白先
王碩如 黃伯襄 葉文明 顧繩伯 王經鋤 姚燕清 孫景初 秦福基
王介侯 姚亦曾 李雲年 劉大鈞 徐廷璣 萬以增 張策三 梁筱波
衛企封 巴樹東 戴成梁 高顯清 曹掄才 孫慎初 朱圭白 端木藩
羅秋颿 蕭伯常 楊曉初 黃筱辛 葉心根 侯應昌 吳葆二 蔣頌南
劉恒瑞 董定森 蔣光煦 薛煥丹 凌慶餘 沈紹基 安壽康 張溯源
馬　燮 黃飛鳳 李燮堂 陳季叨 張豐祺 江　華 胡安信 馮似堂
倪畏二 王立廷 蕭煥唐 鄔履祥 葉純厚 江宗模 沈奎伯 周士鏘
高翔雲 榮桂森 熊彥廷 潘赤霞 蔣式如 謝子英 何繼休 李伯平
呂漑根 楊心梅 陳　輝 包少書 徐利賓 李慶甫 巫韞玉 趙維藩

中西醫學報義務編輯員

徐鴻藻　王象培　王鑒庠　崇漢青　侯誠孚　劉道周　黃孝三　徐志清
蔡繼興　賈其章　朱華封　張德榮　戚夢齡　馬天驥　吳鴻鑾　徐立吾
胡廷杰　張青選　沈山封　屠士芳　李星祥　呂濬齋　孫季雍　金鏡華
江祖范　陸頌武　熊鏡丞　趙學株　姚允中　張　蓴　劉志中　戴季芬
陸方我　張壽祺　胡　霞　馮　勤　陸兆麒　陸廷釗　孔慶銓　周葆良
楊修竹　吳子周　王久堂　卜善夫　張楚珍　徐紹波　陸介山　汪仲鼎
阮緒成　周佐虞　陳少菴　楊品臧　孫　賢　胡　雪　黃夢庚　周漢山
毛禮裕　董國藩　劉炳然　曹國栴　吳纖塘　俞爾康　沈杏苑　胡伯衡
李樑卿　胡蘊山　陳中瑞　范毅夫　許君明　吳子庭　蔣以莊　趙鴻卿
朱劭山　盧從德　王仲奇　王殿人　虞爾玉　張元節　林仙耕　凌莘農
馮盟餘　程可均　朱笏雲　朱遂良　唐志敏　楊立三

函授新醫學講義第六期目錄

函授新醫學講義第七期目錄

函授新醫學講義第八期目錄

函授新醫學講義。至第八第九期時。約有十五種書。可以完結。如肺痨病一夕談◉病理學一夕談◉診斷學一夕談◉新脉學一夕談◉發熱之原理◉家庭侍疾法◉赤痢實驗談◉西藥實驗談◉實驗良方一夕談◉新撰急性傳染病講義◉神經衰弱之大研究◉脚氣病之原因及治法◉外科學一夕談◉西洋按摩術講義◉生殖譚等是也。其陸續新添之講義。又有九種。如免疫學一夕談◉肺痨病救護法◉瘰癧之原因及治法◉傳染病之警告◉病理學材料實地練習法◉診斷書舉隅◉剿滅黴菌法◉創傷療法◉妊婦診察法出至第十二期一概出完。特此預告。

各會員公鑒

各會員入會之履歷有爲手民遺失不能編入會員題名錄者乞再將履歷寄下爲荷　各會員有未得本會總理照會者乞將詳細地名示知以便補寄

中西醫學研究會事務所謹取

催繳上年會費及本年會費

催繳上年函授新醫學講習社學費及講義費

丁福保啟事

鄙人深慨醫學古籍。日益散佚。故將二十年中見聞之所得者。編爲歷代醫學書目。刊印行世。茲擬擇古醫書之切於實用者。陸續付印。以廣流傳。海內藏書家。如有不經見之善本。而願公諸同好保存國粹者。乞從郵局掛號寄上海新馬路昌壽里八十二號丁寓。敝會同人。如以爲確有實用。即可付諸手民。印成後敬贈三十部。以酬雅意。否則掛號寄還。決不遺失。刊書經費。福保先籌足三千元。已繳存銀行。志在必成。並不在外另行集款。特此聲明。

醫說十卷

宋張杲撰。是書分四十七門。集自秦至宋之大成。欽定四庫提要謂其「取材既富。奇疾險症。頗足以資觸發。而古之專門禁方。亦往往在焉。蓋三世之醫。淵源有自。固與道聽塗說者殊矣」此書之所以貴者。其所引之書。皆唐宋以前古書。其簡要之處方。亦皆唐宋以前之古方。語語有實用。字字有來歷。學者讀此。可以知吾國宋以前醫學程度之高。

續醫說十卷

明俞弁撰。是書集宋以後至明之大成。援據賅博。立論能發前人所未發。

二書共二十萬言

外間絕少傳本。茲特刊印五百部。每部定價一元四角。

先售預約卷一

一

百部　每部大洋七角。外加郵費一角。作一次收清。出書後。別無折扣。特此敬告。

徐友丞啟事

鄙人發起衛生公會先與同志葉津航張若霞王藝卿王冰生謝復初尹季青諸君商議辦法共訂章程始得成立爰發公德以謀公益各盡公心以辦公事藉獲會友輔仁之益并符命名公會之義惟是本會能力薄弱蚊負貽譏還請　志士仁人鼎力維持相與有成禱甚盼甚

衛生公會啓事

本會同人抱慈善主義注重衛生良方與杭州轆兒河下衛生研究社辦法間有不同該社所製藥品願爲分銷者另有特別利益可向該社索取章程通訊處寄甯波江北英領事後余公舘亦可欲閱社章者祈至該處索閱外埠函索卽寄

鎭江自新醫學堂

鎭江爲通商大埠。風氣素開。學校林立。惟醫校缺如。近有陳君也愚、李君晴生、吳君子周、王君久堂在鎭江衛生醫院內。創辦自新醫學堂一所。意在中西兼參。採歐化而存國粹。定四年畢業。（豫科一年、本科三年）規劃極爲整齊。現已招生。報名者甚爲踴躍。約正月底卽可開學云。

寶威大藥行製藥公司廣告

疾病者、爲人生無彡勁敵、恒使人惴惴恐怖、與吾人性命相搏擊、欲抵禦之、當以良藥爲最利之器械、然天下良藥、無過寶威大藥行之所製、

自古以來、人之於疾病、專心研究、欲得醫治之藥、逮至今日、而醫學成精美專科、故藥物精奇、終不外乎醫學之發達、寶威大藥行製造各藥、均依科學最近發明妙用、寰球藥品殆無出其右焉、

近來東西各國、其藥品輸入中華、不勝枚舉、然皆未有如寶威大藥行之良藥、名傳遐邇、亦無能如本行良藥素蒙世上著名醫士、羣所稱揚樂用者也、

本公司製造藥物、品極純正、權量準確、携帶靈便、雖經寒帶赤道、其性質不稍改變、尤爲特色、非他家所能及也、又本公司良藥適口易服、或備家用、或水陸旅行、隨身携帶、均極利便、且每種藥品、均詳明服法用法、本公司所製品物、曾往近世最大博覽會陳賽、所得獎賞功牌數逾二百二十餘事、均揄揚本公司所製良藥、有奇特之化學妙工、倘中外醫學界 諸君、欲索華文仿書、請函致上海四川路四十四號本藥行、當即郵奉、郵資不取、 (祈寫明因閱中西醫學報云云)

商標 解百勒麥精魚肝油

Trade · KEPLER ' mark
SOLUTION

解百勒麥精魚肝油。名著寰球。爲最妙之强壯身體品。其創製之法。實爲醫學奇功。以其能將可貴之鰵魚肝油。熬成濃膏。使其味如佳蜜。

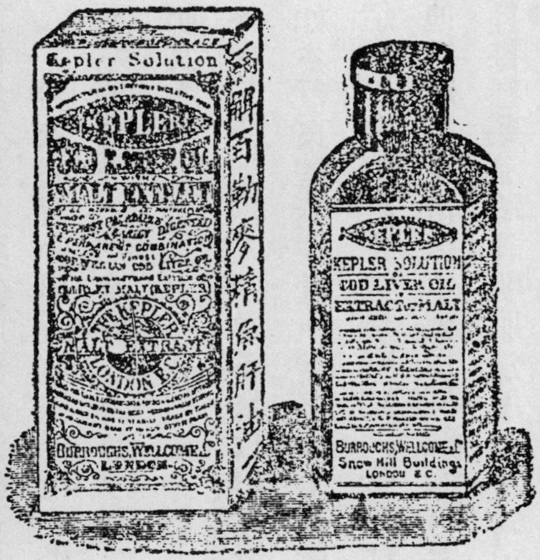

解百勒麥精魚肝油。乃涵最純粹補益之油。和以美味之麥精。即肥壯大麥內之滋養料。

凡患肺病。及各種虛損勞傷症。當以此麥精魚肝油爲最要良藥。功能平胃。進飲食。助消化。止咳嗽。又能使病者瘦陷之兩頰。漸形豐滿。

用玻瓶裝置。各埠大藥房均有發售。

總發行所上海四川路四十四號寶威大藥行

(第十一期)

宣統三年二月中西醫學研究會出版

中西醫學報

總發行所上海新馬路昌壽里八十二號無錫丁廑

目錄　二月份

取締醫生說

留學日本愛知醫學專門學校學生 朱笏雲

天下有有形之殺人。有無形之殺人。殺人以器械。此有形者也。殺人以藥餌。此無形者也。人第知有形之殺人。其禍至慘。而不知無形之殺人。其禍更慘。何則有形之殺人。其殺人也有限。無形之殺人。其殺人也無限。且有形之殺人。必被殺者確有可殺之罪。方可以殺。處之苟其人本無可殺之罪。貿然加之以殺。則始而殺人者。終必被殺於人。故世未有無端殺人。而能自保其生者也。無形之殺人則不然。無形殺人者。縱明明有殺人之實。而不居殺人之名。故不特殺一二人而人不知。即殺千百人而人亦不知也。嗚呼。此吾國庸醫所以日日殺人。而吾國政府。猶無取締醫生之舉也。歐美日本。其視醫生之名稱也至榮。其取締醫生也至嚴。苟非在專門醫學校畢業者。不許稱醫生。非受過專門醫學校選拔試驗者。不許入專門醫學校肄業。非在中學校畢業者。不許受專門醫學校選拔試驗。其進專門醫學校之難有如此者。既入學矣。而第一年所授課程如解剖學。如組織學。如物理學。化學。有一門試驗不及格。不許入第二年級也。入第二年級矣。而第二年所授課程。如胎生學。如醫化學。如生理學。病理學。藥物學。有一門試

取締醫生說

驗不及格不許入第三年級也由第三年級入第四年級亦如之第四年終學年試驗及格者方許受畢業試驗其畢業試驗也則有學科試驗與實地試驗學科試驗者就四年中所受學科而一一命題試驗之實地試驗者就病人而實地試驗之學科試驗實地試驗二者均及格然後給予畢業證書其有一門不及格者則仍令入第四年級再脩業一年明年再試驗之明年試驗而仍不及格者則仍令入第一年級再脩業四年然後再試驗之及格乃予畢業證書其自入學後以至畢業之難又有如此者既得畢業證書矣所謂專門病院之院長衛生局之局長軍醫局之醫長專門醫學校之校長或教務長遂勝任愉快當之而無愧色乎曰未也學醫學如造高塔畢業則其基礎也學醫學如遊廣廈畢業則初入門戶也蓋畢業以前所授各科乃醫學中之最淺近而最普通者迨畢業後始由淺近而漸入高深由普通而漸抵於專門矣畢業後而志在軍醫歟則必先進聯隊若干年方許入軍醫學校軍醫學校畢業方許在軍醫局辦事志在公衆之衛生歟則必研究細菌學若干年又於防疫檢屍清潔消毒諸事實地練習若干年方許在衛生局辦事志在學術歟則必於解剖組織生理病理醫化學等學科中任擇一科悉心研究若干年方許於專門醫學校擔任某科教員志在專精一

二

科以開業歟則必於內科外科或耳鼻眼婦人小兒等科中按其性之所近擇一科研究若干年且在某科專門病院擔任助手若干年方可榜其名曰某某內科醫生某某外科醫生或某某耳鼻眼婦人小兒等科醫生等蓋不特專門病院之院長衛生局軍醫局之醫長專門醫學校之校長或教務長必具數十年之學力之經驗之資格方可當之無愧郎專門病院衛生局軍醫局之尋常醫生專門醫學校之各科教員亦斷非甫經畢業者所克當其選也夫歐美日本其取締醫生如此其嚴者何也曰醫者生人所託命人命至重則取締醫生者不得不嚴必確有擔保的人生命之能力始無愧焉醫生亦必確有擔保衆人生命之能力方可承認爲醫生也我中國則不然其業醫者大半讀書不成而又無力經商始去而學醫既學醫矣又不肯窮年累月專心致志冀其學之底於成解剖不知藥性不辨生理病理不諳診斷不習摭拾一二湯頭歌訣便自號良醫嗚呼以生人之大命而託諸若聾之手是猶責瞽者以視千里之明責聾者以辨五聲六律之妙也欲其不妄投藥石戕賊人之生命者蓋亦難矣今日而欲改良醫術非取締醫生不可取締醫生宜從何入手曰取二十二行省之醫生凡以前未受過開業試驗而逕自開業者一一試驗之其確有醫學之智識之經練者列入甲等醫

學之智識及經練甚淺而尙堪造就者列入乙等毫無醫學之智識及經練而不堪造就者列入丙等列入甲等者給予文憑準其開業列入丙等勒令改業有私自行醫者處以罰金乃一面於各府廳州縣開設醫學速成所令考列中等者肄業其中一人各修一科限二年畢業畢業時由地方官嚴加考試其成績較劣者則按其所差程度酌令補習若干月仍不準遽行開業一面於各省開設專門醫學校令中學畢業者肄業其中以造就完全之醫生十年以後由歐美日本學醫回國者漸衆各省專門醫學校漸次畢業即完全之醫生漸次敷用乃截止開業試驗務使以後之醫生必於專門醫學校畢業而後已嗚呼今日醫界之黑暗莫吾國若矣苟於此時猶不改良醫學嚴行取締醫生則非特吾國之民命將日趨於夭札人口將日形其減少即國際上之交涉亦將一敗塗地而不可收拾矣彼日俄於東三省託名防疫而以兵力嚇我剝奪我之主權非欺吾國之醫生無完全之衛生智識於疫之未來不知所以防之疫之既來又不知所以撲之乎吾於此不禁爲吾國醫界之前途哭又不獨爲吾國醫界之前途哭吾乃不獨不大聲疾呼爲吾國之公民告爲吾國之官吏告且爲吾國之政府告曰今日欲強種強國使吾同胞四萬萬人人具有健全精神必先嚴行取締醫生欲實行

地方自治使吾國衛生行政確有立憲國之資格必先嚴行取締醫生欲鞏固吾之國勢使外人知吾國醫生確有衛生知識不以疫之偶來藉口防疫而侵奪吾之行政權必先嚴行取締醫生

花柳病之流毒(光華醫社第二期演說詞)

梁培基

疾病之能滅一家能弱一國爲吾人之大害者莫不曰時疫是故討論時疫之說世人皆急於研究蓋其睹死亡之速傳染之盛有令人觸目慘傷者也

古人有言曰火烈民畏蹈之者少水弱易欺溺之者多則有死人更多害人更慘甚於疫時而人不之察者即花柳毒是也

是雖無死亡冊之可據而以吾人平日之所診療及在醫院之所施診計之其因花柳毒而致之疾病幾爲各病之冠其胎兒因花柳毒而夭婦人因花柳毒而不姙殺人於不覺者不計也

今醫學上傳染病者析爲二種一急性傳染病即核疫痘亂霍等是也一慢性傳染病即肺癆花柳等是也以外國之調查慢性傳染病死人之數每多於急性傳染病死人

之數據德國一千八百九十九年之統計急性傳染病死人一萬六千五百五十名而慢性傳染病則死人六萬八千四百零八名概可知矣

花柳病害人更慘於疫蓋疫之死人也速死人速則死者已矣所慘傷者未死之家人耳未死者身體未嘗病也貧者亦可自謀生計也而花柳病則死人也緩其所經之階級如骨痛癱瘓腐爛等病纏綿於床第中求死不得其痛苦有不可以言喻者且多是財盡病起其毒又遺傳於妻子若不治而死其妻子亦疾病纏綿與已死者等是則悽楚之狀比疫症如何也

是故外國人以花柳與結核及酗酒三者爲國民之三大敵自一千八百九十九年比國開萬國花柳病豫防會後法國德國麥丹意大利日本等國皆接踵而起研究此問題

又法律上規定有花柳病者不能結婚結婚後罹花柳病者亦可離婚謂其罪與毆打創傷同曾染花柳病不經醫生之診斷而自信其病愈而傳染於人者與謀殺人同

他國視花柳毒如此其重豈其國花柳病獨多乎非也花柳病之多以吾粵爲最余見外國來遊內地醫院之醫生每於施診時見花柳病之多無不驚異蓋吾國不獨爲花

柳發原之地且無娼妓檢查之律娼妓中無花柳毒者百之四五耳此非余臆度之言也陳子光先生於天津曾實驗之娼妓之有花柳毒十居其九則花柳病之多可知也不過世人誤認許多花柳病爲別種病若如他國之有疾病死亡冊及有黴菌學以助診斷吾恐世人視最可駭之瘟疫尤不及花柳之慘烈也

余爲此論吾知聽者每多不信以爲花柳病在醫學上已爲戰勝之病非如核疫等之未必有效之藥也又以爲花柳是至顯現之病豈有不知而誤認也

不知誤認花柳病爲別病不獨世人即吾國號稱醫生者猶多數也余爲此言非故作苛論實有據可稽也何以見之於白濁見之他種花柳病世人多知其慘白濁非吾人所謂最輕者乎又非以爲其純爲男子溺道之病乎以爲婦女無白濁豈知白濁婦女尤多蓋婦女生殖器之構造及位置尤宜於白濁菌之生長也何爲白濁菌即一千八百七十九年德國尼塞耳博士尋出之雙球菌也

現世界以顯微鏡尋出花柳之病原菌有三故分花柳病爲三種一梅毒二軟性下疳三白濁將白濁之雙球菌種於人身其人祇起白濁不能起疳疔將軟性下疳之桿菌（一千八百八十九年裘氏尋出）種於人身其人祇起軟性下疳不能起白濁疔毒等

病將梅毒之螺旋菌（一千八百九十五年夏氏尋出）種於人身祇起梅毒各病不能起軟疳與白濁今吾人見患花柳者多先起白濁後繼起疳疔魚口便毒遂疑白濁爲花柳初級之狀豈知娼妓中多有三種毒菌皆備而宿娼同時並染耳不然則無三仔[illegible]齊起者也

故治疳疔之藥不能治白濁治白濁之藥又不能治疳疔吾國人以白濁爲輕病常有是病而亦結婚又以婦女無是病不知調治因而殺其妻者不知凡幾有某名醫云經患白濁之男子雖無事亦當檢查確無白濁菌方可結婚因男子生殖器抵抗菌力甚强非多數之壯菌不能起有白濁之病狀女子之生殖器則甚適於白濁菌之生長雖小數之弱菌亦足爲患曾見一病者患白濁愈七年後始結婚結婚後僅三月其白濁再見蓋始則其隱伏之白濁菌傳於妻後由其妻將白濁菌繁殖而反傳於已後其妻有孕產出之子因染白濁毒起膿炎眼而盲其目妻亦因產後發熱而斃蓋小兒染白濁毒而盲者實最常見之事譬目院中因此類致病者最多數也而隻眼因患白濁而致者其例亦不少

產後及婦科病之因白濁而致者尤多婦科名醫占畸盧氏曰嘗見婦人發熱腹痛或

月經不調乃白濁之患也又顏色蒼白面生黃斑貌甚憔悴行步踉蹌如世所謂陰寒者亦白濁症也

世人有見其妻滿身病氣屢服婦科丸而不效恨娶錯一藥鐺入門者不知實由己之累之也以害婦女最多最慘之白濁猶誤認爲婦女所無之病視爲最輕之症其他可知花柳之害人豈不慘哉

或曰花柳之毒雖慘吾不宿娼則無容研究而豫防之今日所言者甚無謂耳吾知今日在座諸君既來研究衛生則必知其身之貴重斷無宿娼之理蓋宿娼之險非獨花柳毒而已瘋疾亦在所常有雖然吾確知其妓無是患焉知其前一二月所接之人無是患也是故宿娼者實有絕大冒險性質粵諺云瘋不落河實最謬之論觀本社醫期所診之新起瘋病已數見不鮮矣

但花柳病非純由宿娼傳染小兒之種痘茶樓之手巾煙袋等亦可爲傳染之媒介因用手巾之不慎至沾白濁毒而亡其目者余見亦夥矣

故吾年少之人則有弟妹年老者則有女子婚配之事亦應留意於花柳之害與發瘋內傷等同一例觀不可以是而不訪查也

且現今將實行立憲時代。政府。舉動、或採。諸。輿論。吾人。苟。知。花。柳。之。慘。烈。則娼。妓。檢。梅。之。法。當。實。力。提。倡、與、戒。煙。等。蓋。弱。國。亡。種。之。力。花柳。病。不。在。鴉、片。下。也。

勸防疫

（指）

閑報的諸位伯叔兄弟們、鼠疫。那件。毛。病。狠是。利。害。諸位。諒。也。知。道。了。去年。上。海。虹。口。地方傳染起頭死了。幾十。個。人。外國。人。怕了、所以。叫。工。部、局。出。來。查。驗。他的。意。思本要絕、傳、染的。路。保全。活。人。豈不。是。狠、好、的。嗎、只因。言。語。不。通。性情。又。不。接。洽。大家、弄。錯。了。中國人。當。他。是。捉。拿。小、孩、其實。是。催。逼。着種。痘。又。當。他。是。拉。着。病。人。到。醫院、裡。去。藥、死。他。其實。是。醫。治。不。好。罷、了。外國、人。又。當。中。國。人。是。反、抗、這。個。意。思。有意。要。想。害。人。所以。鬧。得。一。場。糊、塗。後。來。幸。虧。得。幾。個。明。白。人。商家。董。事。等。等、出來、料。理。方才。自。己。設。立。一。座。醫。院。叫做。查。疫。公。立。醫。院。自從。這。個。醫。院。設。立。那。疫。氣。就。止。了。足見。查。驗。的。功。勞。是。有。的。如今。這。疫。氣。倒不。曉。得。怎。樣。傳到、東。三。省。北。京。去。了。據最。近。的。報。告。東三。省。死。了。萬。把。人。北京也。有。千。人。之。多。你道。利。害。不。利。害。呢。昨天。報。上。竟。說。傳。到。山。東。省。裏。去。呀呀。這。個。消。息。大。不。好。山東。省。的。南。面。便是。江。蘇。省。了。倘若。再。傳。下。來。南。省。又。要。起。驚。慌。

哩南省是我國財賦之區上海又是南省的第一個大商埠這疫氣再來是了不得的諸位要想疫氣比着兵亂還狠他那細菌混在飛塵裏人不知鬼不覺的傳過來把人病死了還要傳到別人身上況且上海是通商碼頭各處的人來得多就是貨物運來也可以帶着細菌來布種所以在下要緊勸勸諸位趕緊防備呀諸位必定要問在下既然他是人不知鬼不覺的傳過來這是天意了如何能夠防備呢咳這話錯了他那細菌也有形質的不過我們不用顯微鏡便不看見罷了而且他的性質叫做喜歡污穢怕清潔所以污穢的場所容易傳染奉勸諸位格外當心清潔起來就有九分可以免得身體常常沐浴衣服常常更換房屋裏齷齪腐敗的物件燒的燒拋棄的拋棄設若看是死老鼠或者有了病人趕緊請醫生查看醫生若要蒸洗房屋物件必須聽他不可阻撓這是最要緊的關頭倘若不捨得物件或者可惜費用這便是爲小失大了何以呢諸位沒有看見報上外國人長把染疫地方的房屋一把火燒掉嗎諸位別叫他野蠻這也是衛生的公例不得不然的還有一件於諸位的產業事業上面狠有妨害不是自已防備著事到其間便悔之已晚了你道什麽只因現在世界各國防疫的規則嚴密得狠所以那一個口岸有疫那一處的土貨便不準出口而且各種貨物也

要取出來薰洗把藥水澆過至於棉紗綢布等類容易藏著疫菌的便要用火燒掉也顧不得你貲本多少他也是人命關天的意思這不是商人大受了虧損嗎若是疫氣盛了火輪汽車都要停駛工廠也要停工防他傳染這不是工人也大受了虧損嗎其餘住家房子小孩雞狗都要受着驚慌好不怕人呀奉勸諸位快些講求清潔飲食店家更不要賣腐敗的食物貽害於人街坊道路都要掃除干淨長把石炭酸水（俗名臭藥水）澆過屋子裏不要堆積破舊物件心裏倘捨不得便要想想疫氣的可怕查疫的驚慌也就知道抛棄事小死亡失業事大了諸位伯叔兄弟們若是婦女們不信就使諸位把報上的情形和那種種議論合他們講講

醫學家之疫症說

哈爾濱防疫局官醫報告刻下該埠發見之疫症似非由鼠傳染而起曾將捉獲活鼠詳細察視見其絕無生虱以供研究之資料然化驗毒素又類似核症黴菌歷試該毒素或由人或動物互相遞傳發育力之速率甚易猛進查其黴菌溷含於空氣中傳感其毒素於人係由呼吸入肺遞通血管者十之七或由血管先行感受者十之三如

與患者交談其口中噴出之毒氣觸人經人呼吸入肺之後遂覺發熱而斃（徐官醫家丁染疫該醫官僅與交談後亦染疫而斃）若預將百斯篤漿施種可杜其患法俄醫生因不信施種之法遂染疫斃命）防避之法除種百斯篤漿外祗有戴一假面具以遮護呼吸隔塞侵毒而已其實尚別無趨避善策也

山海關防疫局官醫報告　日下該疫症是否由鼠蝨發起傳染人身現正研究尙無把握証據但僅驗出該黴菌形如體操之啞鈴云

日本醫生報告　研究現疫黴菌係一種微生物若離人身或動物之體即不能久生其受病之原因或由與患疫者相近或由人之唾痰流傳防避之策宜遷地爲良染疫之處宜認眞施以衛生消毒之法同居之人宜安置隔離所嚴行禁錮斷絕交通

說臍

丁福保

腹部之前中央有小窪其名曰臍即胎生後切斷之臍帶痕也在胎生後雖爲無機能之贅物在胎兒時代實爲第一之營養器管

臍帶爲聯絡母體與兒體之唯一管道在於成育之兒其長約一尺六寸至二尺厚約

三分六厘至五分九厘。有白色之膠質。被以羊膜鞘。又有血管貫通之。自胎兒向於胎盤。從左而右。迴轉四十回。狀如螺旋。其血管凡三條。二條在右。爲有筋臍動脈。一條在左。爲臍靜脈。神經自臍而來。至一寸乃至三寸大分三厘之處。即行消失。故切斷臍帶。在三寸六分三釐以上。若在其下。則胎兒必感疼痛也。

胎兒不能自行取食。又不能自營呼吸。其生活全恃乎臍帶之作用。蓋胎兒之有臍帶。猶吾人之有口也。胎兒之血液。自二條臍之動脈通過。入於胎盤。自胎盤入於胎盤絨毛細管內。成暗靜脉。又經臍帶而還於兒體。通阿拉奇氏靜脉管。入下大靜脈。而達於心臟之右房內。昔時切斷臍帶。我國多用磁鋒。日本多用竹刀。實則不必拘泥古法。一任產婆產醫之所爲可也。切斷臍帶之時。距臍輪三寸六分三釐以上。宜用結紮絲二個。結紮極固。然後於其中央切斷之。切斷之後。尤宜勵行清潔法。其所餘之臍帶。經數日即乾燥。而自然脫落。

臍起炎症而赤腫。滲漏液汁。是爲臍炎。多於產兒見之。因切斷臍帶時。不加注意而起。其療養法。先以微溫湯柔之。且反覆洗滌。然後撒以澱粉。或撒以沃度仿謨與澱粉之合劑。或揷入白倫斯綿花。或塗布熔性硝酸銀。呈壞疽狀者。則必延請醫師。以消毒藥洗滌之。

小兒之臍。雖皆稍爲凸起。然凸起太甚。則名出臍。有擦傷或汚物侵入之處。於衞生上最爲危險宜速加治療法。則爲保護其局部。常使清潔。撒以亞鉛華澱粉。而加壓迫之綳帶於其上。

雀斑 Lentigo

金山偶奴述

（原因）先天性。後天性。或不明之原因。

（症狀）扁平黑色。或帶黃褐色之小斑。

（療法）凡三

（一）藥劑療法　以1—2%之昇汞水。頻頻塗布患部。如面積稍大。求其速治。則以1%之昇汞水。浸濕布片。置於患部。俟皮膚成水泡狀隆起。（約四五時間）用針刺法。漏出水液。然後敷以亞鉛華及澱粉等撒布劑。紮以綳帶約九日後則痂落而色素消矣。惟此斑易於再發。故非一再行之不可。

（二）電氣療法

（三）切除法

以上二法專恃手術。不徒恃藥力也。

中藥用茯苓研爲細末拌水。於眠時塗布患部。晨起洗去。在輕者間亦見效。然終不及西藥之可靠也。

（完）

早婚與身長之關係

徐防 倜奴

婦人以二十歲爲身體發達之限。二十歲所生之兒。較之三十歲所生者。其身心之發達。均不能及後之充實者。以二十歲之母。須分。其榮養之一部。以助自已之發育。故其母未成長時代所生之兒。恒身體短而弱。及其後所生者。則必漸强壯而身亦長大。故一族民堅守早婚之習慣者。其身格概短小。南法猶太及日本人之短小也以此。今中國人之漸漸短小也亦以此。

（完）

晵死脫 Peot 卽黑死病卽鼠疫

大學堂衛生室醫學士蔣履曾譯述

定義　本病固有之病原菌。乃由晵死脫菌而來。以高熱及強度之全身症狀所現之急性傳染病也。

原因　晵死脫病自太古時卽知其爲傳染病。已於西歷紀元二三百年前見本病之流行。雖以本來印度及前方亞細亞爲發生地。而在歐州特於中世亦甚遭慘害。就中著明者。爲十四世紀之流行。至今猶以晵死脫之名爲最可恐怖之病。蓋際其流行。特屢發肺之出血時而以總人口四分之一。供晵脫死之犧牲。其後十六七世紀。東洋及歐州來數回之大流行。當十九世紀之初。前方亞細亞埃及等屢受猛烈之侵襲。而十九世紀之中葉以後。晵死脫病雖似由歐州退去。仍從亞細亞有新輸入之危險。存在不絕。近年特再於東洋見廣大之流行。

西歷千八百九十四年。卽光緒十九年。晵死脫病頗劇烈。流行於廣東香港。嗣後香港年年見本病之發生。降至一千八百九十六年。卽光緒二十一年。臺灣亦見本病之流行。近來臺灣亦發生本病不絕。供其犧牲者決不少。同年瞥死脫大流行於孟買。幾多之蒼生陷於慘澹之悲境。越三年。卽光緒二十四年。牛莊來本病之流行。同年末布哇亦蒙本病劇烈之侵襲。

在日本古來不聞瞥死脫流行之病。然至明治三十二年十月。卽光緒二十四年初。於廣島發本病。尋及神戶。延及大阪。其傳播之勢。較爲猖獗。動有侵入東京之形勢。至明年四月再發於大阪。侵入橫濱。靜至七月而終熄。然不過一時終熄。又自同年末再燃。其後不免散在性發生。而當明治三十六年秋期。遂發生於橫濱。延至冬期。及於東京爾來本病橫濱及東京。見爲散在性。現今尙未全斷迹。西歷一千八百九十四年。香港流行之際。法國燕爾生。日本北里。各標獨立發見瞥死脫病原素各異之桿菌。而當時兩者中。不能確定何者爲本然之病菌。歐州多數之學者。皆唱道燕爾生菌爲本病原菌。日本緒方、青山、山極等諸博士。各遂其精密之研究。亦贊同之。至日本三十四年之流行與鑽研。一大進步。遂決定瞥死脫病原菌。不外燕爾生菌。

燕爾生菌爲短桿狀菌。而孤立有莢膜者稀。缺固有之運動。今以普通之阿尼林色素染之。其兩端著色甚明。中央部殆不染色。而以格蘭氏法處置之。則脫色。行阿膠穿剌培養。最能發育於表面。以肉汁培養之。爲透明之液質。管壁及底部。成白色糖粉狀之小塊形菌。今以顯微鏡檢之。可見數菌連續若以乳汁培養本菌。則不凝固。

瞥死脫菌以三十七度乾燥之。雖可死滅於三日間。室溫中生存較長有七十六日方滅之報。然以日光曝之。至少三時至四時卽死。反是寒冷時。則抵抗力頗爲鞏固。如冷却至攝氏零度三十一度、則可生存五個半月云。瞥死脫菌不但可純粹培養之。且有接種動物之效。最近時維也納大學實驗室中。從瞥死脫菌培養物、偶然傳染人體。因之至生一半之死亡者焉。

瞥死脫菌生存於瞥死脫病者之膿竈。及罹於炎症之淋膚腺。與肥大之脾藏中。若血液中。在輕症患者甚少重症患者則見爲多數。此外多混在於尿及糞便中。若肺瞥死脫、則在於咯痰中。

瞥死脫之傳染多由於皮膚及粘膜之小創而入。雖極微細容易看過之創傷。亦爲本病侵入之門戶、如日本東京小流行時。本所病院醫員橫田醫學士。盡力治療該病時。不幸殉職。而其傳染經路。實爲較少之淚管。又雖有從消化器侵入者亦少。然香港醫士維史可脫氏。及是主張本病介空氣傳染於人。然此說殆不適當。蓋據瞥死脫流行時之經驗。除所謂肺瞥死脫之外。屢與瞥死脫病人有密接機會之醫士及看護人。而病之侵襲之者較他人反少。且肺瞥死脫。亦以喀痰如噴霧狀直接由他人之吸引而來本病之傳染。要之汚穢及不潔。衆人羣居。換氣不良等。對於疫癘毒不注意之風俗習慣。則促瞥死脫之蔓延無疑。是瞥死脫之流行。最能現於未開之民族間可知也。

本病之蔓延。由瞥死脫病施患者之排泄物。住屋襯衣等媒介固不待言。

鼠關於瞥死脫之蔓延。有重大之關係。蓋鼠類當瞥死脫流行時多罹之。柵上板下庖厨等。到處斃死。以促本病之傳播。此外昆蟲。亦於本病之蔓延關係不少。觸接患者之襯衣排泄物等。卽傳播病毒。或寄生病毒於自己體內。而以其糞蔓延之。從瞥死脫病鼠所捕獲蚤之血液中。亦發見瞥死脫桿菌焉。

一次經過本病。卽對之得免疫性。將來再發者甚稀。

症候　瞥死脫之潛伏期。有二日至七日之差。

從本病臨床之時徵近時區別爲三種之瞥死脫。一爲腺腫性瞥死脫。Bnfaorenpest 二爲敗血性瞥死脫。Zeptsnhe Pest　三爲肺瞥死脫。Lnngenplst, 三者之症狀及診斷解剖變化從畧。

治法　瞥死脫病特別之治法。雖推獎血清治法。其奏效尚不無可疑。日本明治三十二年大阪流行時。桃山病院以燕爾生血清注射。並不見有效驗。化膿之患。早切開之。以防腐藥洗滌之法。頗爲有效。故對於本病。惟有施待期之治法。危險切迫時。惟有施對症之治法而已。病至危篤。則應用興奮藥強心劑。腫脹之淋膚腺上。塗灰白軟膏。有效與否。亦有可疑。化膿之淋膚腺切開。且消毒之。

豫防法　喀夫慳氏。有以殺菌之瞥死脫菌培養接種人體之法。雖甚推獎。其實有效與否。不可不俟他日之經驗。燕爾生氏言以自家之血清十格菌母注射之。至少亦可豫防十餘日。然亦未必確實。

目下必要辦法。瞥死脫患者。不可不於隔離室中治療之。如收容於普通病室。其他患者有遭遇傳染危險之虞。而本患者。宜附以專任之看病人。醫師亦須專任。不然。須於診查他患者之最後。再診本患者。又診後必自己消毒。以防病毒之傳播。此外謝絕書冊及物品之傳送。必不得已。傳送之先。每回必以乾燥消毒器消毒之。又患者在自宅療養。警察等必須遮斷該家屋之交通。

凡患者居留之住室。須嚴行清潔。使用之什器襯衣。及衣服。或燒棄。或極精密消毒之。

又臥蓐之下。所敷布廉價之物。可燒棄之。室之周圍。以麪包片摩拭之。牀板頂棚及什具。以昇汞水或石炭酸水洗滌之。襯衣及衣服。用流通水蒸氣於消毒裝置中以殺菌可也。瞥死脫患者所居住旅舍及監獄。一時全行閉鎖。方爲適當。然行消毒法後一日以上。必開放其室之窗戶。以促空氣之流通。

其餘大小便咯痰及膿。亦宜施同樣之處置。此外周密之家屋。及身體。使淸潔之。遮斷他處之交通。瞥死脫死體。則火葬之。凡屍體之敷陳。及送葬之儀。從有傳染之恐。故宜禁之。其餘嚴行地境之監守。驅除遊走乞丐之徒。豫防上頗爲有效之事項。

篇終可特記者。驅除鼠族是也。此爲本病豫防上最要之點。前文已述。瞥死脫不但傳染人類。即鼠族亦蔓延甚廣。以之釀傳播於人間。上年可呵氏遊日本時。演說蓄猫爲捕鼠之上策。急宜獎勵飼猫。

而治身病之例甚多。是即余心理療法也。今舉其二三。中阿含經云、須達長者病重、使人請訓於舍利子。乃為長者說七勝財法、使勿怖、須達悟解、一聞其法、尋即病癒。又國清百錄及佛祖統記、記智者大師以息法治脚氣。又隨諸病處、以心止之、不出三日而癒。且曰、心如王。病如賊。使心不安於病處、則賊即散壞。如此例話、佛書中之傳記類、不知凡幾。蓋凡傳記既以其人為非凡、更加修飾而夸大之、故決不可盡信。尤以宗教家之傳記為最甚。故古人有盡信書則不如無書之戒。然余以為亦不可盡疑也。蓋事實之見於古書者、不尠。縱令妄誕、亦有可取者。況以治心病之法而治身病、尤有可信之理存焉。

天台小止觀所記者如左。

夫坐禪之法、若能用心、則四百四病、自然除差。若失所用心、則四百四病、因之發生。

其方法

或云、止心守丹田(臍下一寸)而不散、多治。或云、常止心於足下、不問行住寢臥、即能治病。

其理由

人以四大不調而多疾患。而四大之不調、由於心識之上緣。故若安心置下、則四大自然調適、而衆病可除。又一說曰、心之憶想由四大鼓作、則生病。息心而和悅、則衆病即瘥。故善修止法、則能治衆病。(止法即坐禪之法也)。

其止觀之法姑畧之。次述病堂策之書中、有治病法六種。一、止法。二、氣法。三、息法。四、假想法。五、觀心法。六、方術法。其說明甚長。玆摘其要於左。

一止法　先解衣、諦觀臍如豆大。後閉目合口、以舌支腭、置心於臍、使氣調順、斯心止於丹田、能醫萬病。若猶感苦痛、則移心而向三里。痛猶不除、更移心而向兩脚大拇指爪之橫文上。若頭痛目赤、口熱耳聾、腹痛等、則止心於兩足之中間、可愈。又止心於足、能治諸病有良效。

二氣法　氣法者、以呼吸之氣治病之法也。有病冷用吸、病熱用呼、病氣用呵等之規則。其法每日自子至巳、向東靜坐、不開窗、不入風、叩齒、以舌攪口中、則舌下水自滿。於是嗽數度、分三口嚥下、以意送之至丹田。徐徐噓口、念呵字。呵出心中濁氣。其時、勿有聲。有聲、却損心氣。即閉口鼻、吸清氣、以補心。吸時亦吸、不得聞聲。但呵出宜短、吸入宜長。如此六度、積其功久、可見有驗。

三息法　息法者、察息之强軟而驗身之健病之法也。息有四種之相。風、喘、氣、息、是也。坐時鼻中之息出入覺有聲者、風相也。坐時雖無息聲、然出入結滯而不通者、是喘相也。坐時無息聲、雖不結滯、然出入不細者、是氣相也。以上三者、爲不調之相。其能調和者、息相也。如斯調息、衆患不生。

四假想法　於前之氣息中、兼帶用想之法也。阿含經假想觀酥、煖酥在頂。滴滴入腦、灑於五藏、流潤全身、是卽治勞損之類也。若雜阿含經却有七十二法。

五觀心法　直觀心而推求此病、不在內外、不在中間、心不可得也。病來責誰、誰受病者。用斯觀力可以治病。

六方術法　卽呪法禁厭也。

以上之六法中、雖有關於身部者。然仍屬於心理療法。其法難適用於今日、且不能治諸病。但其中有可參考者存焉。且佛教唱心理療法、原期同時與醫家之療法、由身心兩面平治諸病、決不妨今日之生理療法。唯愚俗中有濫用之而陷於迷信者、則不可不由教育之方面、除去其弊也。至若印度之一切療法、爲婆羅門之所統治、其迷信之甚、不可與佛教徒同日論也。

第五　支那醫法論

佛書之外、闡支那之醫道、及養生之書、其說往往以心氣爲本。我邦之醫法、雖起於神代、其實傳於支那。支那之醫法雖以治肉體之病爲目的。其中亦混有心理療法。至於論病因及養生法、則以心爲本之說尤多。今舉其例証。淮南子曰、憂悲多恚、病乃積。管子曰、憂鬱生疾、疾困乃死。亢蒼子曰、草鬱則腐、樹鬱則蠹、人鬱則百慝並起。莊子曰、平易恬淡、則憂患不能入、邪氣不能襲。古今醫統引太史公之言、示病由心生之理。其言曰。

凡人之所生者、神也。所託者、形也。神大用、則形傷、大勞則敝。形神離則死。故聖人重之。由是觀之、神者生之本也。形者、生之具也。

又該書云、形者、生之氣也。心者、形之主也。神者、心之寶也。故神靜而心和、心和而形全。神躁則心蕩、心蕩則形傷。是皆言身心之關係。示病氣之所以起也。

醫方類聚引素問內經曰、憂則氣結、喜則百脉舒和。又療法夜話引古經曰、心亂則百病生、心靜而萬病息。又該書云、人常無我無心、則病不得生。發狂之人、以外無病。梨隨窗筆示病由心起曰、人臥病、多由心之勞役而起。吾覺僧都曰、世俗放魚於盆池、其水中置石山、則魚不瘦、否則魚不能肥。是魚之心病故也。小石似山、魚繞山而無水端、故其心以爲江河。若無石、則知水之端、魚心以爲囚於鉢內、故其形瘦、遂死。百病生於心、不僅人倫也。此說雖奇、然由精神之勞役而起病者甚多、勿庸疑也。技痒錄示心內守病不得入之理曰、平岡某於兵術得其妙、自言吾中年後、兵術雖大進、然無他証、亦不得外感之病。著者評之曰、蓋此心機內守、無所稍弛也。素問謂恬澹虛無、眞氣從之、神心內守、病何從來。是平岡氏之謂也。醫學源流論曰、夫人之精神完固、則外邪不敢犯、惟其所以禦之之具有虧、則侮之者斯集耳。亦同意也。

以上之例証、皆本於素問之精神內守病安從來之語。其他素問中、解聖人不勞形於事、內無思想之患、以恬愉爲務、以自得爲功、形體不敝、精神不散。又岐伯之言、得神者昌、失神者亡。皆後人說明病因之所本也。如斯解說、則一切之病患、皆生於精神矣。其實不然。據他醫書、謂病有內外二因。外因者、寒熱風溼。內因者、喜怒憂思也。要之、病因由有身部生者、有由心部發者。

病因既有身心二種、則治法不可無身心二面。考之和漢諸書、朱子文集示病氣之時、以靜坐自療之法。其法於病中放下一切。專以存心養氣爲務。但伽趺靜坐、目視鼻端、注心於臍腹之下、久自溫暖、卽漸見功。又本朝醫談記我邦之醫師長於醫學、明於脉經者、登叡山而授止觀之法。又療治夜話謂坐禪爲鎭氣之術、養生之道、預防心氣病之妙法也。又素問有古之治病移精變氣之語。此移精變氣、卽余所謂心理療法也。故療治夜話解之曰、

移精者、卽移易精神也。變氣者、卽改變心氣也。是卽因有心生迷而釀病者、求其病之根元、解說其迷而已。其病之法也。是卽醫之治療萬病、必含此意於心之療法也。其中如心氣病、若不行此法、而只服藥、往往有不能治者。人由七情而生病者最多。世亦多有患心氣病者。能診其爲心氣病、而行此移精變氣之法、則有得言外之奇效者。

此心氣病、雖爲精神病、然不獨限於精神病、而施此法也。雖醫萬病、亦有必要者。玆示其二三方法如左。

一有以術轉病人之心而治者。

一有以言語勸諭病人而治者。
一有以法變病人之心而治者。
一有由疑惑而生病、解其疑惑而病治者。
其他移精變氣之古法、不遑枚舉。由是觀之、和漢之醫家、自古即用心理療法明矣。治病法之外、古來和漢所唱之養生法、以安靜精神爲主、謂之心理的衛生法。其中本於老莊之虛無恬澹之主義者爲多。又素問之精神內守、病安從來、眞人獨立而守神、至人積精而全神、聖人以恬愉爲務之語、皆養生之所本也。今更考他書、孟子曰、養心莫善於寡慾、淮南子曰、神清志平、百節皆寧、養性之本也。達生錄以精氣神爲內三寶、耳目口爲外三寶。常使內三寶、不逐物而流、外三寶不誘中而擾。省心錄謂慾多則傷生。其說皆大同少異。茲錄詠養生之詩於左。
老子明開衆妙門、一開一闔應乾坤、果於罔象無形處、有個長生不死根。
爽口事多終作疾、快心事過必爲殃、與其病後能求藥、不若病前能自防。
自身有病自心知、身病還將心自醫、心境靜時心亦靜、心生還是病生時。
貝原之養生訓、謂養生之道、先養心氣。遊齋之養生主論、養生之道、以平生持心爲第一緊要。其他之諸書、所見皆同。皆說心理的衛生者也。

以上所述和漢諸家防病之要法。既以安靜精神爲要、則和漢之醫法中、用心理療法、蓋瞭然無疑矣。茲引用壽養叢書之一節、以便參考。即如左。

臞仙曰、古者神聖之醫、能療人心。凡致斯病、皆原於心。調養失宜、風寒之所感、酒色之所傷也。七情六慾生於內、陰陽二氣攻於外、是病生於心、害攻體之謂也。今只以人之易知易見者論之。人心思火、久而體熱。人心思冰、久而體寒。悚、則髮立。驚、則汗出。懼、則肉戰。愧、則面赤。悲、則淚生。慌、則心跳。氣、則麻痺。言酸、則垂涎。言臭、則吐唾。言喜、則笑。言哀、則哭。笑、則貌妍。哭、則貌媸。又日之所見、夜則魂夢。心有所思、夜則譫語。是皆因心而生也。太白眞人曰、欲治其疾、先治其心。使盡去心中一切之思想、放下身心、以我之天、合於所事之天、則自然心君泰寧、性地和平、疾病安癒、藥未至口、而病已亡。

此論、即余之理療法之理由也。

第六　西洋醫法論

社友來稿彙錄

治白喉之特要新法

李雲年

白喉症。一名爛喉痧。又名喉風。最易傳染。乃極危極險之症也。與平常之風火喉症。迥然不同。切宜分別。一邇來杭垣此症甚多。死亡接踵。吾治病二十餘年矣。所遇喉症不少。古方單方。治平常之風火喉症常有效。若以之治最易傳染極危極險之爛喉痧症。每難奏功。不得已考之西醫。近得一法。用患喉痧者之毒涎。種於馬身。俟馬發喉症。取其血清以種人身。則喉毒潛消矣。其法與種牛痘相類。夫種牛痘以免天花之險。人知之矣。種喉苗以免喉阨。人固未盡知也。上海工部局集各西醫研究而得之法。用空心針射於皮內。西名恩鐵笛新。中名抵制喉痧苗。藏於玻璃管中。惜過四十日。即氣洩無用。願患斯症者之重視此法。及吾道之研究也。

抵制喉痧苗。本化學所畜馬二匹。專備製成抵制喉痧之苗。其法係採取派克司喉痧微生物。移種於馬之肢體。未幾生成是苗。有患喉痧之人。取以種治。即能抵禦。洵爲美善無疵。屈指化學所內製成抵制喉痧之苗。行用以來。已有五十四萬分矣。

王立才與夏昕葉書

東西各國之醫學。所以日進不已者。病理解剖一事。實為主要動機。蓋謂病理解剖。而後眞知臟腑之癥結。知前此所未知。而後能前此所未能也。唐容川中西滙通醫書謂我國古人實行解剖。今不必再解剖。此語誤人不淺。然則謂黃河長江流域。已由吾古人開闢。其他地方。毋庸再開闢可乎。吾國風俗。每遇病急時。則諸醫聚訟。事後卒不知何說為是。卽由無病理解剖之故。僕每遇親友作故。欲考其臨終狀況。則衆意交嗤。一若人已死了。何再為此迂事。可知吾國醫學之乏進步。未始無因。今觀　尊著病情日記。欲求剖析微茫。窮其眞相。此殆醫學之曙光乎。爰不辭固陋。聊獻片言。

據所述病情而揣。有兩病可疑。(一)為汎發性粟粒結核。(二)為產褥敗血症。(一)之原因。先有結核菌寄生於肺。日久不覺。乘體力衰弱。血管破裂。而病菌流布大血管及心臟。

兩症既成。法皆不治。最良療法。惟在豫防。(一)之豫防。在遵守肺病養生法。使身體强壯。(二)之豫防法。在用專門產科醫守生。用有教育婦女看護。勿使污穢之穩婆從事。

兩症之證狀。如惡寒、發熱、嘔吐、虛脫、爲共有之證狀。故不能但據證狀以定病名及病原。惟足痛、便秘、似於敗血症爲近。而產時快健、產後第八日在房中行動。前此有流產及慢性下痢。又與結核爲近。此所謂揣測、而未可下斷語者也。科學每有理論。必有證明。若無證明、則理論不得成立。東西各國所以重視病理解剖者。以此。

假如行病理解剖。而施顯微鏡之合法檢查。則指爲結核、指爲膿毒、皆可於試驗之下。而證明其說之誣否。若不然。眞理不顯。證說不破也。其操爲虛爲濕當攻當補之論者。亦未始非理論。然欲崇信之。則亦非有確實證明不可。

女友見悼詞彙錄。發一種感情。不在連篇累牘之輓詞。而在聊聊數行之日記。以爲有人如此注意病性。誠可謂雖死無憾。弟感於此。故敢貢其一知半解。是否有當。尚祈惠而敎之。不足爲外人道也。

按病情日記原文載於悼詞彙錄中如欲索閱可附郵票五分問松江清華女校帳房函取可也

食物衛生畧說

莫振魁

魁體質素弱。屢患胃疲消化不良。故於食物衛生。常三致意焉。玆略就管見所及。平生所嘗有害於胃者。粗說大概。以備同志之採擇。其有已紀前報者。概不重複。

(一)煎炒等物不可食。蓋煎炒必以猪油煉製而成。以軟物煎硬。(如煎雞蛋煎燒餅等類)咀嚼時甚難碎。且易傷齒。入胃後所需胃汁甚多。(以其乾燥故)胃液因之大爲消耗。致使口渴大作。食後恒以飲茶爲事。食者以其香碎不覺食之過量。故食煎炒一頓。往往有終日不思食之患。每爲胃弱之原因。

(二)粘膩物不可食。(如粉米團山芋米糕等類)凡物粘膩者必滯呆。胃液難以分解。徵之實驗上。食此等物者。較之食他項食物。甚難飢。其弱胃可知。

(三)食時不可飲茶及水。食時飲茶水。爲富貴人之慣習。不知食時雜以茶水。能稀釋胃液。致消化力不足。講求衛生者盍戒之。

(四)每日以呆食三餐爲主。一切雜食等不可食。(如花生各種餅餌糖糕等物)世人每於飯前午後臨臥時。將以上各物消閒。致胃終日無休息時。疲於奔命。久之久之。遂起消化不良胃症。

(五)食後宜漱口。蓋每食必有不潔物。堆積齒隙。爲生齲齒之原因。魁素有牙患。諸方治之皆不能愈。偶於去春從事於飯後漱口。一載以來。牙痛未曾復發。想亦漱口之功也。

重曹炭酸曹達之實驗談

金山劉自開

袁姓婦。年二十餘。產後傷於難消化之冷食物。胃中醱酵。胃酸過多。嘔吐頻頻。軀體頗消瘦。脈來不甚整。舌帶薄膩。結膜貧血。胃部起間歇性疼痛。症起蓋已年餘矣。所幸者大便如常。尿量亦無甚增減。余因斷之爲慢性胃加答兒。與以重曹二瓦。令二次分服之。間日復診。據云服藥粉後。吐即止。惟胃部尚疼痛耳。復與重曹三瓦。和以乳糖。令三次分服。間數日復診。則諸恙已大半告痊矣。遂以重曹四瓦。次硝蒼四瓦。混和與之。不數日竟奏全功。

楊姓養媳。年近二十。素有腹痛。去冬十二月間。臨經時。天癸頗少。便復秘結。因之腹痛益甚。嘔吐日必數次。胃酸過多。食物不能下咽者。已四日矣。診之脈來無力。舌尖微紅。根帶薄膩。口雖渴而不能引飲。余恐不先止其嘔。終屬無法。姑以重曹與之。乃藥甫入咽。嘔遂大止。於是處中方以投之。無何而病竟霍然。雖非全恃重曹之功。然亦未始非治標之要法也。

王姓某農人也。年近知命。今春二月初。來舍問症。該農人向本健康無恙。比來腹中時覺饑餓。而遇食復不克飽食。俗謂之火潮。郎中書所謂痰火是也。實則胃中酸液過多。余以重曹四瓦予之。令二日分服。居時復診。則已愈强半矣。仍以重曹六瓦予之。竟克全愈。其收效之速。令人幾不可思議已。

按重曹爲亞爾加里劑。以治胃中釀酸過多。嘈雜作嘔者。服之良有奇效。因重曹入胃。能中和腐敗之酸汁也。劉君所治三症。皆胃酸過多所致。故能應手奏效。可謂卓識。然使閱者不能深明藥理。過信重曹之有效。而謂一切胃症。均可以重曹施之。設遇胃酸過少之消化不良症。投以斯品。將使酸液愈少。而消化之不良。益形增進矣。且使當傳染病流行之際(如腸窒扶斯赤痢虎列剌等)無論何人。難保無此等黴菌之下咽。其所以無妨於健康者。以胃酸有殺菌之力也。若於此時。而濫用亞爾加酸劑。將使胃中失抵抗黴菌之力。而增加易染疾疫之素因矣。可不慎歟。夢甲記

徐靈胎軼事

賈端甫

以藥治病而病愈不如勿藥治病而病愈（東西醫所謂心理療法）我朝得其訣者首推徐靈胎焉嘗讀袁子才爲徐靈胎立傳云張雨村兒生無皮見者欲嘔將藥之先生命以糯米作粉糝其體裹以絹埋之土中出其頭飲以乳兩晝夜而皮生任氏婦患風痺兩股如鍼刺先生命作厚褥遣强有力老嫗抱持之戒曰任其顛撲叫號不許放鬆以汗出爲度如其言勿藥而愈商人汪令聞十年不御內忽氣喘頭汗徹夜不眠先生曰此亢陽也服蔘過多之故命與婦人一交而愈有拳師某與人角技當胸受傷氣絕口閉先生命覆臥之奮拳擊其尻三下遂吐黑血數升而愈凡此治法（暗合東西醫心理療法）與內經有病怒狂者治之奈何奪其食即已其意正相同獨怪晚近醫士往往議藥不議病靈樞素問甲乙難經無方之書全不考究而後來一切有方之書奉爲靈寶一若爲人治病舍藥別無他法甚則無病亦令服藥丸散膏丹無時間斷卒至以藥殺人而莫之知先生獨出冠時生平治病勿藥而愈者有之矣若令無病人以服藥則斷斷乎未有嘗許薛立齋爲千古庸醫第一張會卿爲千古庸醫第二蓋以兩人以藥爲補之作俑也如先生之學識倜乎遠矣是以乾隆二十五年

高宗純皇帝以文華殿大學士蔣文恪公有病
召入都乾隆四十五年
高宗純皇帝以中貴人有疾再
召入都嗚乎先生不過吳下一諸生耳而兩蒙
聖天子蒲輪之徵豈偶然哉豈偶然哉鎰抑又聞諸父老曰鄉前輩有王九峯其人者精於醫也有一少年新貴人歸而授室馬上揚揚得意忽遘疾就九峯診治九峯審得病情紿之曰病入膏肓攻之不可達之不及死應某日新貴人聞之戰栗不禁如其日而愈鎰默而識之竊謂此即內經喜傷心恐勝喜之道也（亦即東西醫心理療法）向使九峯爲之處方安見區區草木足與性情爭勝哉爰與先生治法類故附及之

論宜闢除沐浴傷氣之謬談（衛生忠告之一）

程國祥

南華經曰大言炎炎小言詹詹仁義道德羽翼經史言之大者也詩賦歌詞藝術稗官言之小者也此儒者著書之通論也惟我醫學亦有大言小言之別焉著述新學說發

明新理想言之大者也僅僅闢除舊說就尋常事而發明之言之小者也祥才疏識淺大言力有所不逮無已其爲小言以供諸君之採擇乎他不遑論請以沐浴之一端論之夫沐浴之說由來遠矣周禮天官宮人共王之沐浴禮儒行儒有澡身而浴德漢官儀五日一假洗沐其在古時科學未明生理未曉第未能詳言沐浴之利益耳近世歐化東漸學理日新咸謂皮膚常須清潔而沐浴之用溥矣沐浴之法以冷浴爲最善我國礙於習慣難以遽行降格相就其惟溫浴乎攷溫浴之功用能軟化皮面之死細胞及塵埃不潔等物上昇體溫亢進脉搏擴張皮膚之血管刷新血液之循環大有壯快神經之感沐浴最顯之功用如是其他利益更僕難數若人身不浴則皮膚面不潔之物終至滯留外體刺戟皮膚或汗物再入其內而發各種內臟病甚可懼也而中醫不察一則曰沐浴傷氣再則曰沐浴非病者所宜吁此言一倡醫道晦矣夫排泄之作用皮膚與肺腎二臟均有其責焉倘皮膚汚穢而不清潔則排泄作用顓賴肺腎二臟譬如三人所爲之事而責之二人欲其勝任也不亦難乎吾恐一旦排泄困難則是惟恐傷氣而愈傷其氣眞非病者所宜矣醫者不從生理上研究而恃其一孔之見信口雌黃誤人不已多乎雖然祥更有不能已於言者則浴池之改良是也溫浴之溫度以攝

氏三十六七度爲準我國之浴池其湯之溫度往往有至五六十度以上者開化誘導使浴業者改良亦醫者之責也詳本無學焉用絮聒不休亦不過小言詹詹如南華經所云安敢列於作者之林哉

世醫李君傳

李君諱能謙字光瑞一字啟贊號之三都人也兄弟五人行次居首先世名文意列邑志方技父壽昌名重六邑君承祖父學益自振拔弱冠發名存心正直在家孝友不僅以醫術見予僑居三都其子姓先後示予醫案屬爲傳謹掇舉大畧焉湘鄉曾文正師在祁門行營得病時方暮春或疑爲怔忡宿恙投以藥未效君診之曰脉弦數而濡兩顴紅乾嘔熱未退而肝風將作乃平素陰虛之質感疫也非大承氣湯不可衆難之君於本方中加入犀牛角羚羊角鮮石解生地丹皮元參生竹茹料豆綠豆衣銀花荷葉生黄土一劑知二劑可遂如厠結糞下乃瘳始以補心丹眞珠琥珀善其後於時疫氣流行所拼活以千百計惜遇兵燹案存留不多也祁門馮婓庵歛醫葉馨谷之姻家也積寒凝督脉玉枕疽發改服溫補瘡潰膿不化荐君治之君乃以意處方取猪脂膏塡

寒瘧口令滿以鐙心從而灼之再灼方知痛進以陽和湯瘧始歛後十餘年厥子永錄遇斐庵猶嘖嘖頌君神悟變灸法以延已之生也方張文毅公之治軍新安也因痰滯逆上衝頭作痛甚劇休醫醫至泛投養血疏風至頸硬喉梗牙緊肢涼痰聲漉漉起始迎君君至辟彿任堅挽之徐思厥逆極寒痰固結將閉矣疲藥忌再投以附桂大劑抉齒強灌之受再進以金鑑桐油箭法寒痰多嘔出病機乃轉然後以半夏白芥子逐其痰以麝香牙皂通其竅以升麻蠶桂達其陽遂下膠痰斗餘而向愈君乃歎曰養血之品多生痰疏風之藥損陽氣治病必識病丹溪成法未可泥也祁門汪某得單腹脹家素貧乏力延醫君豈意以桂附理中治之廿餘劑而危痾得瘥同邑漳川林氏子濕溫失治成骨蒸則又純以滋陰拯之干路汪氏子濕熱反胃呃甚將成痙厥與以鮮石斛金沸草黃芩木通澤瀉陳皮山查甘草代赭石加柿蒂蘋蒂而呃止熱淨發源詹太史之稚孫脾虛叶利變亂時俗所云慢驚風者百治不愈延醫滿座君至曰是當內外分治以甦脾陽調補至月餘而獲瘥徽郡守何家驄患三陰瘧以素嗜魚腥海味致邪深入診以脈寸關細尺微而滑是病邪深伏內有頑痰徒補無益以溫通兼桃枝柳枝爲煎方以草果白蔻二仁爲丸方以白胡椒雄黃精生半夏末爲丸和以葱薑蜜汁爲納

臍之方封以紅布膏三法並用而瘡悉退此外如休陽黃侍郎之淡陰太平崔贊善之痃癖浮梁石邑令之中風陳觀察之哮喘黟邑令劉之腸風田之懸癰王之肺痿均以大劑起之案逸未著錄君由徽防成績保六品銜卒年六十有九子五人永澤永洄永鐸永鉝永昆永鐸今猶世厥業孫雲川習醫濟世培源培芳均入學特以儒醫著稱

論曰吾人生稟陰陽二氣以成形莫大乎能生人能殺人用兵貴以殺止殺今兵事學堂林立而獨醫術無學堂生人何賴焉昔在中江與亡友袁公漸西縱言至於醫袁公新寧隋楊上舍太素成因言曰外邦軍營中以醫士爲第一等人敬禮畢至今天下行省取營醫備數而已瘡痍之不卹而欲兵氣揚能乎否乎予心韙其言黟之三都隨府甚其中多名醫李氏以醫傳家凡六世黟人通稱三都先生益信軍營上選當旁求而食舊德者之學之萬不可以輕視也

五品卿銜庚辰進士歙汪宗沂敬撰

名醫李聲遠先生別傳

予家世業商足衣食者百有餘年先大夫獨嗜醫術儲書孔多予年八九歲時侍親側

恒以醫案當小說讀之以是得知醫及長出就槐塘程先生學每假旋先妣許太宜人輒開方與食謂讀書苦當清心以免疾也比就碧陽學館居碧山聞碧山李氏以醫術遞衍至六世心慕之得與儒醫李子培芳相過從培芳年少有雋才一日出其父事狀屬爲文予既傳乃祖世醫矣誼不可以默顧厥祖之治案兵燹多所遺而聲遠先生際承平時方案具存培芳方將編定之今特述其大者謹案狀先生諱永沺字聲遠父能謙自有傳先生事父孝親沒思慕甚繪象堂上事如生朝斯夕斯無倦色兢兢以克承先業昌明所學爲義務終竟名噪一時所活及千人而先生之心亦少慰矣嘗訓培芳云醫之精誼盡在書不達書理而欲成名醫未之有也培芳由是發憤力學先生卒年六十猶及見培芳入鄉庠也

贊曰從古良醫終賅內外洞溪特起動中窾會於惟先生孝友型家著望三都蘇邇拯遐我來碧山公評在鄉僉云先生尤擅瘡瘍其於察脈貫有心得陽癰陰疽不差不忒休陽迤北金姓危疴曰葉曰唐施治或訛先生往視啃曰非也脈沈無力按兩尺下是名骨痿豈作腰疽肺葉焦枯肝腎陰虛捨外取內治參六味及虎潛圓腫消不潰眞知特見略著一斑允矣先生今歸道山人失所恃郎君繼起內外兼長令聞不已予孫孔

祁。鄉。校。同。遊。以。視。君。家。義。方。尅。傳。孝。德。仁。風。必。昌。永。世。下。筆。弗。慚。於。焉。詮。次。

特旨賞加五品卿銜庚辰進士世弟汪宗沂拜撰書

阿斯必林治療成績之報告

胡蓮伯

余近一二年性頗嗜醫書適去夏函授新醫學社招生。蒙丁老先生不棄。使余得隨諸先進之後。然品質呆笨。且事務紛繁故亦無甚心得大匠栽成我最庸實負敎者之美意也。偶於正月下旬忽自患感冒。熱候在攝氏三十七度二三分。喉內陣陣刺癢作咳。然不甚有痰。如是者一週有奇頗苦也。且余生平肺部稍狹窄。而岳丈之家近來患肺結核者已有五人。余緣是頗有戒心。(因於俗例有事不能不赴渠家耳)乃就邑中某某西醫生診治。均罔效。蓋鄉間求醫。固如是其難矣。遂擬往香港就醫。唯有事羈身未易即束裝就道而病魔擾我更甚因思及阿斯必林具療氣管炎之功。遂於二月初四日服〇、五。當時尚無影響。更於同夕臨臥頓服一、〇。詰朝咳已漸減下午熱亦降至三十七度一分。於是連二三天每日服〇、六而咳症果瘳。熱候亦復常溫。意者賤恙係氣管枝加答兒乎。余不學無術。未敢以一得自信。亦非敢自詡從此可以問世。不過見阿斯必林退熱之功確而且穩。聊作報告。欲就正有道耳。

癧瘰之原因及治法緒言

丁福保

遊子歲役舟車。歲暮還故里。獲旬日之暇。尋覓少時舊友。或散或死。留滯鄉里者。寥落若晨星。偶出酬酢。每至失歡。杜門惡居。益無聊賴。檢行篋中得三輪博士外科叢書第一編。手目讎溫。隨閱隨譯。銳不自休。以療醫癖。慥慥乎排纘而編戢之。莊莊乎正襟危坐而維誦之。施施焉以休以暇。坦坦焉於世不復有求。忘憂忘食。俛焉日有孳孳。至大除夕卒業。是時祀先已畢。家人圍爐而坐。小兒女牙牙學語。設椒盤。燃蠟炬。以餞殘年。越日將改歲矣。乃董理譯稿而謄之。以緒言。

有結核生於頸部。如大豆。如栗子。如櫻桃。纍纍然如貫珠狀。或延及耳根。或延及腋下。古來醫學家名之曰瘰癧。

瘰癧所生之處。大抵在頸部淋巴腺。其次則在腋下淋巴腺。故近世學者。不曰瘰癧而曰淋巴腺結核。

古人所謂瘰癧者、包肉腫、梅毒單純性淋巴腺腫、惡性淋巴腺腫、放線狀菌病等而言。因各病皆能令淋巴腺腫大之故。

此書之所言者。專論淋巴腺結核。卽肺癆病菌（卽結核菌）侵入於淋巴腺中結爲硬核之瘰癧也。此症在瘰癧中最占多數。潰爛後不易收功。因此而死者甚夥。是書爲日本醫學博士三輪德寛先生之原本。首述歷史。次原因。次症狀。次經過。次解剖。次診斷。次豫後。次療法。次後療法。次後貽症。次結論。次病歷。次統計。次附錄淋巴管結核。全書博大精詳。不但吾國論瘰癧書中無此鉅作。卽在日本外科書中亦爲不可多得之新著也。

原書名淋巴腺結核。吾國外科家。聞其名都不易解。故改今名。然書名雖改。而書中之淋巴腺淋巴管等名。一仍其舊。閱者仍不易解。非將各種專名詮解之不可。余曩時著醫學札記一書。歷數年尙未脫稿。內有論淋巴管。淋巴腺。及淋巴腺結核三篇。錄之以冠簡首。爲誘導篇。學者可觀焉。

實驗良方一夕談跋語

辛亥元旦。天甫破曉。爆竹之聲不絕。祀先畢。長幼咸以次相賀。欲出戶。天雨。道塗濘泥不可行。繭足戶內。無以破岑寂。乃賡續實驗良方一夕談。自四十六方起。盡一日之力而畢。爲時未及初更。因涉筆記之。福保自記。

日記之一斑

丁福保

辛亥二月初六日。刁君警華來余寓所。延余至奉賢之莊行鎮。爲莊君青畦診病。清華女學校校長夏昕蕖君所介紹也。時適有二人來診病。一爲蘇姓。係覆診者。一爲錢姓。初次來診。余診斷爲肺癆病之第三期。劇咳不已。方用吐根丁幾六瓦、安母尼亞茴香精六瓦、燐酸古垤乙涅一瓦之十分之二、杏仁水十瓦。溜水二百瓦、一日六次、二日分服。私謂伴病之人曰。此病已重篤。恐非藥物所能爲力。堅囑不使再來。余又對病人曰。此病一時雖不卽愈。靜養數月。必無恙也。贈以免癆神方一册。凡一切調理之法。囑渠均照此書實行。遂與刁君赴車站。乘頭等車赴松江。在明新書局小憩。乘小輪下船。二時開船。至莊行鎮已八時矣。病人患心跳、不寐、心悸、惡聞人聲。此係神經衰弱之症。猶女人之患歇私的里也。先是有咳病。幸不甚重。遂用臭素劑、專治神經病。其方爲臭剝十二瓦、臭曹六瓦、臭素化亞母紐謨六瓦、水四百瓦。一日三次。分四日服。來時所乘船過小。未遇風浪。安渡黃浦江。幸也。余囑別換大船。爲歸時夜半渡黃浦江。可以無他虞。十時下船。宿船中。倦極、酣睡甚適。醒時已過黃浦。水淺。船不能進。待潮漲乃行。

日記之一斑　二

初七日。抵松江明星橋。天甫破曉。晨雞角角鳴矣。乘早車回上海。抵寓。知有吳君仲甫欲延余往蕪湖。爲張靖選公樹聲之孫治病。已來寓三次矣。少頃。吳君又來。余以餘困未蘇。約明日行。午後至西門內。爲章君季剛之太夫人治病。閔瑞芝兄又以喉痛甚劇不能語言。飲食不下咽。使人來招。余擬不往。然閔君乃熟人。情不可却。卽進老北門至豐昌當內訪閔君。羣醫皆以爲白喉。余則以爲重症之喉頭加答兒也。內服藥爲沃剝○、五沃度丁幾○、三石炭酸二滴。倔利設林二、○。水三○、○。分三次一日服完。囑以服時須緩緩嚥下。共與二日之藥。漱口料鹽剝五、○。薄荷油二滴。單舍二○、○。水二○○、○。一日用三四次。亦配二瓶。歸來已黃昏矣。閱新內科全書。十時睡。

初八日。吳君來約同行。踐昨日之約也。適有怡德里徐少翁者。延余至其家診病。余却之。渠謂赴車棧時可順道過其門。余遂往。至則見一中年婦人。患大腿關節神經痛也。方用阿斯必林十瓦。分十二包。一日三包。四日分服。又用哥囉仿謨十五瓦、樟腦精十五瓦。爲外擦痛處之藥。遂往車站。乘快車至下午七時。抵南京。宿江邊一旅店。開窗遠睇。水天相接。浩渺無涯。岸燈火數點。隱約於煙波間。眞奇景也。倦臥睡甚適。天未明而逆旅主人已趣之起矣。出旅店門。道泥濘甚滑。天又黑。闇中摸索。上德和輪船。久之天甫大明閒坐無聊因口吟二詩如下。

蕪湖道中雜詩

萬事有明日。此生誰百年。路遙思歇脚。荷重欲停肩。（此來爲張宮保之孫治病故云）入世愧無術。歸耕薄有田。二泉清且洌。烹茶竹爐煙。早歲耆彈鋏。歸來已十年。心空涵水月。衲破帶山煙。有道還非悟。無言即是禪。願隨行脚伴。同到白雲邊。

初九日下午二時。抵蕪湖是時風雨甚大。余與吳君均未携傘。划子船又小。泊於各船之最外層雨中越過數船。始達划子船。乃傴僂而入僅得半坐。及到岸街上積水數寸行半里。始有人力車。坐之至鴻安棧。鞋襪已盡濕。乘轎買襪及緞靴換之。計洋三元二角。已濕之鞋襪給與轎夫。遂至洋橋河南合肥張公館診病。病人張君子壽年十六歲。人頗謹厚。余診視久之。乃作診斷書如下。

診斷書

既往症　去年四月間。時覺發熱。疲勞。輕咳。消化不良。以後時輕時重。以迄今日。

原因　有一種成癆病之微生物。從鼻孔吸入肺內。遂成此症。此種微生物。屬於下等植物。名曰結核菌。

病名　肺癆病。一名肺結核。

兼病　腸結核因結核菌侵入腸中之故。心臟及腎臟。亦俱有病。時發胃痛。胃內亦有潰瘍。

現症　時發微熱。脚腫。每日大便瀉二三次。胃痛。盜汗。面上時有紅色一塊。發無定處。咳嗽不甚劇。吐白痰。面蒼白色。肌肉消瘦。易怒易悲哀。飲食減少。脈搏細數。每分時一百二十至。肺尖有水泡音。聲音震顫亦强盛。輕度之呼吸困難。精神疲倦。

病理　結核菌侵入肺臟。故發咳嗽。吐白痰。細菌產生之毒。侵入血液。故發頑固之微熱。發熱時身內之蛋白質、消耗甚速。故肌肉日瘦。結核菌侵入腸內。腸粘膜被其侵害。故大便溏薄。日瀉二三次。因此食物之菁華。腸內亦不能全行吸收。故精神日益疲倦。心臟瓣膜有病。則血液之循環。不能如常。脚與心之距離最遠。脚部之血液循環益形遲緩。則脚部迴血管內之水分。滲出於外。故脚浮腫。胃內之胃酸過多。胃粘膜內有潰瘍。故胃痛。(此胃痛乃輕症)

治法　治法分五類。

(一)飲食療法　每日於常食之外。添服牛乳三次。每次冲入生雞蛋二個。此外參看肺癆病一夕談中之食單而酌用之。

(二)空氣療法　臥房中之空氣宜日夜新鮮。日間宜臥花園內。練習深呼吸。深呼吸者、將新空氣用力緩緩吸入使空氣直達丹田之謂也。此外詳肺癆病一夕談不贅述。

(三)精神療法　精神宜和平。宜強爲歡笑。外界一切事物。均不可動心。

(四)沐浴療法　宜時常沐浴。使皮膚清潔。皮膚亦能營呼吸之作用。苟不爲汗污閉塞微孔。亦可稍代肺之呼吸。每晚宜用熱水洗脚。

(五)藥物療法

別臘蜜童　一、〇

右分十包每日早晚各服一包。此藥爲退熱之妙藥。若熱已退。則不服。

次硝蒼　一二、〇

タンナルピン　四、〇

炭酸グワヤコール　二、〇

白配之一斑

日記之一斑　六

右分十二包。一日三包。食後服。此藥能止瀉、滅結核菌。

預後　預後者。預料以後之結果也。此症之預後。大抵不良。

預防法　此症之傳染力頗强。凡病人之痰。不可亂吐。均宜吐於痰盂內。用石炭酸水以滅其菌。他人與病者談話。宜在三尺之外。否則病人吐出之痰沫內含細菌。亦能傳染肺病。一夕談之附錄論預防法極詳。宜按法實行爲是。茲不贅。

夜膳於張公館。病家堅欲余多留一日。余未允。仍回鴻安棧。因便於明晨上輪船故也。張宮保諱靖達。曾爲江蘇巡撫及兩江總督。頗多善政。長公子號鐵青。四川川東道。辦理余蠻子教案。以長於外交著名。次公子號次青。湖北候補道。三公子號笠青。江蘇候補道。病人卽笠青子也。吳仲翁云。夜間風雨益大。布衾寒於鐵。兩足終夜無暖氣。

初十日。晨起。雪花大如掌。風尤猛烈。吳仲翁勸余緩一日行。余滬事雖冗。至是不得不允矣。余來時僅服綿袍。寒甚。幸余素耐寒冷。否則必受寒而病無疑。乘轎至張公館。爲張君繩靖卽子壽之堂兄也。人極開通。於醫學及衛生學已深有所得者。幷善詩詞。堅索余途中詩。余示以數首。內有飯輪船中。粗糲不能下咽。感賦一首云。勞役將何已。飢任驅所之。食艱寒士賤。道涅素衣緇。在客加餐强。思家下咽遲。何嘗厭粗糲。世味早深知。語類識刺。豈有道者之言歟。余本不善詩。愧恧久之。午後又爲張君診脉。慰藉備至。又與劉孝翁吳仲翁談極久。二君皆善詩者也。晚間備盛筵相欵。命酒歡飲。余戒酒肉已久。不能諧俗。余亦深自厭之。魏舜臣先生謂余曰。舍甥之病原病理。至今日始明白然已晚矣。魏爲江西候補道。病者之母舅也。九時散席。乘轎回旅館。順道過鞋舖買雨靴。計洋三元。晚閱集成藥物學。久之始睡。

十一日天未明即起。風色悽緊。薄寒中人。旅人殆難爲懷。道上泥深數寸。行一里許。始上划子船。乘大通輪船赴南京。補錄途中所作詩如下。

蕪湖道中見飢民感賦

野草都挑盡。瘦民不瘦官。風濤前路惡。雨雪薄裝寒。豺虎牙爭厲。瘡痍血未乾。飢號聲載道。吹不到長安。

蕪湖道中遇大雨雪僅服綿袍寒甚感賦

北轍南轅已十年。客中小住且隨緣。半肩敝篋關山路。一襲征袍雨雪天。溫飽由來非我志。飢寒不覺動人憐。風波本屬尋常事。磨鍊精神着祖鞭。

自歎

日記之一斑　八

卅八年華暗自傷。鄰家乳臭盡爲郎。交游倦後存眞率。文字年來愛老蒼。述作何付心力瘁。頭顱已覺鬢毛霜。男兒事業今何在。慘澹神州國恨長。

贈石芝先生

斷根生死上乘學。了世英雄大辯才。淨土一層能到得。他年方識不凡胎。

今日天氣已晴。見日光射入窗內。精神爲之一爽。登船頂遠眺。清暉所照。山翠如沐。溪雲炊煙。翁藍繚白。山外有山。濃淡相次。眞昔人所云不惟耳目怡暢。亦覺形神清朗者。十二時抵南京。船甫抵埠。而挑夫、小販、旅館之接客者、及趁船之客、皆蠭湧而上。船之開門處。擠成一團。余亦在其間。擠至幾不能呼吸。有數人、肋骨已受重傷。凡輪船到時。上下不可過於欲速。宜俟擠完後始可上下也。誌之以備遺忘。僱人力車。至下關火車站。買票上火車。一點二十分開車。先是。余擬歸時過鎭江。訪袁君桂生、陳君也愚。余以趱程急。不能如願。悵惘久之。在車中讀戴南山文集數首。四點九分抵無錫。乘轎回連元街新宅。夜雨甚大。次日晨起。雨不止。檢書。有糜姓僱轎來。欲延余至家治病。余不肯往。再三請乃去。病者亦係肺癆已達第二期。余用炭酸グヮヤコール以殺結核菌。用別臘蜜童以退其熱。用硫酸亞篤羅必涅以止其盜汗。用吐根、杏仁水、燐酸古垤乙涅、以化痰鎮咳。此外囑用營養療法、空氣療法、精神療法、沐浴療法等而歸。是時雨已止。乃乘轎至車站、乘五點九分特別快車來上海。七時四十分至文明書局。挈大兒永康回昌壽里寓所。途中遇刁君警華。謂奉賢莊君服余藥而大效。急欲延余至奉賢覆診。余以連日役舟車。不堪勞瘁。擬給以原方之藥。堅辭不往。警翁謂自初九來上海、先後已過訪四次。若僅携藥水歸。吾無以對莊君。堅約余明晨七時赴松江。余不得已。遂允之。警翁篤於友誼。可以愧薄俗矣。檢閱各處來函六十餘通。買書籍藥品者。事務所皆已寄去。問醫理及通問函件。幸朱君仲濂倪君丕揚已代為答覆。又緊要信數封。乃秉燭脩牘答之。出入簿籍。匆匆檢閱一過。倦極而臥。

十三日。天未明即起。急以冷水摩擦全身。蓋自赴蕪湖後。間斷斯事者已五日矣。盥漱畢。警翁已來。遂携藥箱同至車站、買頭等車票赴松江。車中晤張君聘齋。談甚久。張君深通教育學。清華女學校教務長也。即在車中早膳。寫明信片三紙。九點二十分抵明星橋。乘轎下船。即解纜順流而下。船行頗速。閱古今說、叢書第三集。衛玠盥面用化玉膏。故色愈明潤。終不枯脩。見下帷短牒、余擬製一種嫩面香水。即以嫩面化玉膏名之。用衛玠故實也。小隱書叙云。人生有志。貴乎自適。何為乃銜涙自苦也。余連日役役

日記之一斑

於舟車中。自傷勞瘁。誦此語益覺闇然。下午三時。抵奉賢縣之莊行鎮。為莊君青畦覆診。見其精神態度、比初六日康健多矣。青畦之太夫人亦喜形於色。青畦亦自覺日來頗能安睡。心亦不跳、驚悸與遺精均愈。精神亦覺安適。余仍用臭素劑。即以初六之方而加減之。其方為臭剝、臭曹、臭素化亞母紐謨各八瓦。水四百瓦。一日三次。分四日服。添服加斯加拉錠。每日早晚各一粒。以宣泄其大便。服藥之外。余堅囑用空氣療法、榮養療法、精神療法、沐浴療法等。是日也。莊氏之親戚及鄰人。就余診病者、約二十餘人。藥箱中之藥品。為之用罄。參觀淪智兩等小學堂。空氣與光線俱佳。此外一切稱是。總理此校者。即刁警翁。年少具辦事才。學界中之熱心人也。六時晚膳於莊君家。酒肴頗豐盛。飯畢。又乘轎至汪氏診病。病人已年老。患慢性氣管支加答兒。房中空氣濁甚。此症不能痊愈。服藥時、僅能減輕病狀而已。求余診病者。又有數人。診畢即回船解纜。時已七時半矣。水聲風聲。挾船而走。雲隙中時漏星光數點。淡月一輪。隱約於疏樹間。余獨立船頭。習深呼吸法。良久入艙中。檢閱病理學各書。凡細菌及內臟各圖畫。所以致病之處。皆粲然陳前。亦好事者之一適也。時夜已闌。殘鐙耿然。風益緊。船隨波上下。各圖畫栩栩欲動。恍然久之。遂寢。醒時風雨甚大。電光閃閃。如金蛇之吐舌。雷聲隱隱聯轔。如萬車之過雲端。詢諸榜人。幸已過黃浦江多時矣。泊荒灘。不知名。風雨撼窗。淜滂有聲。竟夕不成寐。

十四日。天未明。即開船。抵松江明星橋。天甫大明。夜雨雖止。重陰未開。北風刮面。冷氣砭人骨。宛似隆冬氣象。余平時喜薄着。雖僅穿綿袍。亦能耐此寒冷也。榜人送余至火車站。途中語余曰。請先生看病之莊姓汪姓。皆鎮中之巨室也。各有田數千畝。房屋之値鉅萬。家中皆讀書。有舉於鄉者。亦有留學日本者。乘頭等車。以九點半鐘抵滬。時大雨如注。僱人力車到寓所。衣裳鞋襪盡濕。自天明至此時。尚未朝食也。來寓待診者已有數人。爲之一一診畢。乃午餐。午後又診治二人。疲甚。即臥。臥不及一小時。陳君子鶴來。欲偕余立刻乘火車赴松江。爲吳君伯庚治病。余以連日奔走失睡。倦不能往。堅却之。數日前。吳君來延余治病。余適往蕪湖。李君振軒代余往診。至是李君適來。謂余曰。余診吳君之病。係腸窒扶斯。當時已不省人事。危在頃刻。神昏讝語。齒黑唇焦。四肢抽搐不止。脉搏細數而弱。（幸調節整齊）心音幽微。因細菌產出之毒素中神經細胞所致。當即處以强心興奮鎭痙滋養等劑。並令開窗、流通空氣。是晚服藥後。次早復往診見神志已清。抽搐讝語亦退。（如無腸出血穿孔性腹膜炎肺炎等則可脫險）翌二日。

吳君又邀余至松江復診。則見神志清朗、神經症狀全退。脉搏心音。亦復常態。能與余作閒談。問陳君子鶴相識否。並向余拱手。示感謝之意。余仍處以强心鎮痙滋養劑、去羯布羅改實芰荅利斯丁幾、爲ストロファンツス丁幾。以防副作用故也。李君旋滬後之報告如此。晚閱各處來函二十餘通、內有英國留學生監督錢文選一函云。英人無人不學。其立國之精神。皆在重視人民之自由。然無敢不守法律者。英人尤重私德其誠實。其忠信。其謙和。均爲吾國人所不能及。爲之感喟良久。錢君號士青。余在譯學館教生理學算學時之學生也。

十五日上午門診甚多。詳記於診病錄、茲不贅述。下午出診一家。爲女人之歇私的里。邇來終日爲人奔走。無暇讀書。黃氏庭堅曰。胸中久不用古事澆灌之。則俗塵生其間。照鏡覺面目可憎。對人亦語言無味也。每一念及。愧恧久之。洪氏都與友人書云。無處不可讀書。無刻不可讀書。若有等待。有揀擇。便不成事。陸放翁暮年猶好讀書。夜必以二鼓爲度。有詩云。白髮無情侵老境。青燈有味似兒時。眞警快句也。黃昏赴青年會交誼大會。順便在會中請客。歸寓後。得家中急信云。次兒憙康病赤痢甚劇。每日瀉七八十次。瀉出之物。有血膿頗多。余性頗焦急。夜不成寐。矇矓間似已抵無錫。急足還家。見余門外燒化草鞋一雙。似已死人者然。進門。聞家中人均大哭。余亦大哭而醒。乃噩夢也。

十六日。天未明即起。挈大兒永康。乘早車回無錫。抵家。見惠康病痢雖重。尚無恙。急服タンナルビン〇、八次硝蒼〇、五挖氏散〇、〇五為一包。一日連進五包。痢大減。飲牛乳及藕粉。前日已服甘汞及蓖麻油。腸內已瀉清。故可用收斂劑以止之。檢點舊書。東翻西閱。涉獵無所得。錄方正學讀書箴以自警。

讀書箴

聚談少。則工夫易成。戲謔少。則交道可久。出入有時。則心性不蕩。坐立有體。則人品端嚴。往來之人不交。匪類則牽引無因。爾汝之稱不掛齒頰。則輕薄自遠。吝色驕心。隨時猛省。則尤悔何愁不寡。躁情客氣。逐念克除。則睚眦誰得相加。陰私不許。容過失於同儕。則厚道自我而全。從諫如流。喜箴規於師友。則大益自我而獲。樂羣砥礪。發憤讀書。不惟功名可期。亦足變化氣質。

黃昏在雅宜園小酌。在坐者王君鑑如、俞君伯銘昆仲、楊君忍千、薛氏表兄遂安也。歸閱病理學十餘葉。十一點睡。睡時口占一律如下。

夜坐得句

浮生入夢種塵根。離合愁歡空斷魂。掌上劍花寒欲落。樓頭月影靜無言。事難了處惟生死。身不由吾況子孫。一枕黃粱炊未熟。幾人留得釣竿存。

十七日。惠駿仍服前方。飲食但用淡牛乳及藕粉。檢閱二十年前所錄之叢稿。不禁感慨係之。余十五六歲時。讀游俠傳、即欲輕生。讀屈原賈誼傳、即欲流涕。讀莊周魯仲連傳、即欲遺世。讀李廣傳、即欲立鬬。讀石建傳、即欲俯躬。讀信陵平原君傳、即欲好士。今則入世漸深。無論讀何種書籍。均不能使我奮發。豈幼年之一片天眞、斲喪已盡歟。抑性情日趨於浮薄。與古書不能融洽歟。余少時喜弄筆墨。貿然有著述之思。慕鄉先輩顧宛溪先生祖禹之爲人。迄今幾二十年。不能有所成就。撫躬悼歎。爲之不怡者良久。因述宛溪先生逸事於此。爲讀書用功之模範也。宛溪先生弱冠時。甚貧困。或薦爲里塾師。脩脯止六金。宛溪謂以此六金者悉付我。後赴塾乃可。或難之。曰吾既就塾。則終歲不歸矣。或以告主人。主人曰。果能爾。盡付亦可。宛溪得金。以三金與其婦。使就養婦翁家。以三金盡買紙筆鐙油。自題其館曰。夜眠人盡後。早起鳥啼先。其自勵如此。終身未嘗早眠晏起也。其著方輿紀要。嚴立課程。日必草就若干條。或遇親朋宴集。翌日必夜不寐。以補之。歲無廢日。其家藏日記可按也。晚閱病理學二十葉。

十八日。天明卽起。惠康痢已大愈。仍服前方。挈永康坐轎赴車站。乘早車來上海。午後至新鹿鳴旅館診病。是日中國公立醫院開會。有東來招及余赴會。見中西來賓甚多。招待員有四十餘人。余茶點未畢。忽聞顧紹衣之夫人在寓內候余診病。坐待已久。乃歸寓。又有王君雪琴。欲延余至丹陽。爲伊兄治病。余細問病情。已重篤不能爲力。况余累日勞頓。擬稍休息。乃堅辭不往。少頃。胡建藩兄與孫君友蘧來。約余至奉賢金滙橋診病。余與胡君老友也。情不能却。遂允之。肺癆病救護法。已印完。擬添入結核菌圖一紙。遂託文明書局代印。閱信件三十餘通。閱消化器病譯稿三十葉。

十九日。晨起。檢閱累日賬目。以本月醫報內之社員來稿付印。今日門診極多。自九時起至十二時診畢。卽雇人力車到南市春在樓。孫君友蘧已先在焉。稍坐。相與下輪船。二時抵閘港。乘轎至金滙橋孫宅。患者乃孫君惺叔之夫人。自去歲三月起。患咳嗽。今則新受風寒。聲啞。咳甚劇。痰不易出。余用吐根、杏仁水、燐酸古垤乙湼、安母尼亞茴香精。與以四日之藥。友蘧兄弟三人。長邢伯。爲名諸生。以知縣分發浙江。次惺叔。亦以名諸生肄業江蘇教育總會。爲法政優等畢業生。三郎友蘧。肄業於日本大坂高等工業學校。三君皆以孝弟著名。又捐貲創辦礦金學校。邢伯性喜花木。於住宅之西北隅。闢一花園。名曰遂園。豈劉歆孫綽賦遂初之義歟。園中桃李梅桂。次第間植。奇葩異卉。位置各得其宜。有洋楓兩株。其價百元。有濃針柏兩株。其價過於洋楓二倍有半。皆數百年物也。園中有一亭。顏曰延野。爲賓客流連燕息之所。亭前有一廳兩室。爲有容戾止宴飲言歡之所。顏曰棣鄂軒。篤友愛也。余流連久之。幾至樂而忘返。是晚寢甚早。次日天未明即起。乃作五言詩一首云。

宿遂園

斗室絕塵囂。靈草媚清妍。拂衣謝人事。招隱賦游仙。瀾言縱游覽。放曠學逃禪。主人亦過客。爲我烹松泉。清言雜道味。來尋物外緣。疏桐響夜雨。脩竹浮寒煙。入山心自定。丹經有眞詮。雞鳴將戒旦。曉色益悽然。躡躡載行邁。朝霞麗中天。

上午八時。乘轎赴閘港。趁小汽船。在船中背誦庾子山哀江南賦。閱戴南山集。抵寓。已午膳。編本月之函授新醫學講義。譯外科叢書。得工部衛生局史醫生書。極贊急性傳染病講義。謂有功社會之書。晚核算去年出欵。共支出一萬一千二百二十元。內印刷書籍費居五千元。印醫報費居七百五十元。

中西醫學研究會會員題名錄

惲毓鼎字薇孫號澄齋順天大興縣人祖籍江蘇冃講起居注官翰林院侍讀學士
奏辦京師中等醫學堂監督

孟洪字砥臣年三十五歲爲通州內科世醫現兼任通州新育嬰堂牛痘科力任義務
不取薪水其造福孩童實非淺鮮熱心公益尤堪欽佩

孫志堅字企參年二十二歲浙江紹興蕭山縣人浙江兩級師範體操專修科畢業生
現充德清官立高等小學堂教員研究醫學不遺餘力

陸若愚字陳書浙江嘉善人年三十七歲世習內科醫學具有淵源現充醫學研究會
會計員

楊濟時字西湖年四十六歲原籍福溪縣現僑居南洋和國屬地望加錫埠業內科醫
就診者無不應手而愈該邦人士咸稱道之

蔡錫蕃字廉清浙江海甯州人年二十四歲浙江鐵路學校畢業生現任浙江臨平
長中西醫籍靡不披覽

賈鎰字發祥一字瑞甫鎭江丹徒縣監生(光緒癸卯恩科江南鄉試房薦)年三十二歲精通中醫現爲揚州中西醫學研究會名譽贊成員熱心提倡醫學著有醫書數種待梓

錢士超字君儒年二十二歲浙江嘉興府嘉善縣人浙江蠶桑學堂畢業生生平酷嗜醫學而於衛生一端亦極研究

蔣錫琪字仲廉松江金山人研究醫學有年中西學說無不貫通

沈嘉樹字叔眉松江金山人年四十四歲養中兩等小學校長亦學界中之提倡醫學者也

侯榮字子然江蘇長洲縣人年四十七歲爲內科陳星華先生高足曾任蘇州醫學研究會會員精通醫術盡人皆知

胡文炳字嵩甫年四十七歲江蘇元和縣人專治內外兩科爲鮑竺生陳嘯梧兩先生高足兼習中西醫藥學曾爲蘇州醫學研究會會員醫界中之巨子也

周慶祺字介禧年三十二歲廣東南海縣人貢生候選州同由法政學堂監獄專科高等警察學堂自治研究所各處畢業充南海西樵公立開智兩等小學校長考選改

良監獄看守所委員派委南番兩縣習藝所委員發起創辦監所改良協會改良風俗會社改良食品衛生會循環公閱書報會憲政籌備會

錢祖繩字杏蓀江蘇婁縣人承襲雲騎尉世職提倡醫學甚力精內外科爲人治病輒應手而愈

徐乙藜字金丹三十二歲江蘇海門廳人世習婦科能造其極著有陳修園徐靈胎二氏醫學發明待梓

沈紹基字瑞孫年二十九歲江蘇上海縣人上海師範優等畢業生精通內科爲張衡山先生高足

黃瑞蓮字嘯伯安徽黟縣人年五十六歲精究內科已數十年發起九江中西醫學研究分會提倡醫學熱心公益爲晚近來所罕見

王受彤字石之江西湖口縣人年四十二歲專習內科深得其奧與黃君嘯伯發起九江中西醫學研究分會亦醫界中之熱心者

朱禮字德康江南溧水縣籍年三十七歲精通內科九江中西醫學研究分會發起人也熱心將事不可多得

程友升字龍喜安徽休甯縣人年四十九歲研究醫術有年發起九江中西醫學研究分會熱心任事可欽可佩

舒法甲字先庚安徽黟縣人年四十四歲四品銜光祿寺署正九江商會總理醫局總董發起九江中西醫學研究分會安徽同鄉會踴躍從公有譽必舉熱心罕有倫比

胡文輝字蘊山安徽黟縣人年四十四歲藍翎五品銜從九九江商會書記員尊生醫同董事公議社書記員發起潯陽閱書報社安徽同鄉會九江中西醫學研究分會憲法研究會等其熱心公益已可概見

湯伯欽字海曙江蘇丹徒縣人年四十八歲發起九江中西醫學研究分會精通醫理著手成春

韓瑞滋字頌臣安徽黟縣人年二十三歲發起九江中西醫學研究分會中西醫學無不通曉

吳炳字子增廣東香山縣人年三十四歲廬山商業公會會長潯陽閱書報社副幹事九江中西醫學研究分會發起人與同會諸君力求醫學進步熱忱可佩

何瑞昌浙江鄞縣人年三十一歲潯陽閱書報社庶務員發起九江中西醫學研究分

會精究醫學孟晉無已

夏景炘字光甫年二十五歲紹興蕭山縣人素喜醫學於岐黃諸籍無不研究近復從事於西醫學說頗得其秘亦好學深思一流人物

張楚珍字靑甫楊州甘泉縣人年三十六歲兩淮考取醫學五品頂戴候選從九品精通醫理深窺岐黃堂奧醫學界中不可多得者也

李宗陶字鶴訪年三十五歲浙江湖州府烏程縣附生前充湖北陸軍第八鎭馬隊第八標一營軍醫長現發起南潯醫學會並衛生宣講所著有醫書數種待梓乃醫界中之聲名鼎鼎者

張振德字厚卿年三十八歲直隸奉天東安縣人曾畢業於北京滙文大學堂得高等文憑現任奉天鐵路溝邦子車站工程處材料局科長品學既優又擅醫術蓋亦多材多藝者也

韓溥字圯艮年三十七歲浙江嘉興平湖縣籍寢饋於醫學已久近更勵志研究力求中西之會通爲人治病輒能應手而效其所造之不虛可以見矣

湯繼瑞字輯庭江蘇金壇歲貢生候選訓導光緒二十五年興辦團防帮匪蠢動時曾

帶勇平靖二十九年創立高等小學堂充堂長三十年發起商務分會兼任總董三十一年設立學務公所公推爲學務總董宣統元年充籌備自治所所長現舉爲議事會議長善詩古文辭精醫學又精內科研究中西均能造極著有時疫探源論一卷行世

黃善農字雨香年二十三歲江蘇武進籍五世家傳內外科於醫術已研究有素近更參酌中西頗能融會貫通洵難得之才也

林俊雄字仲雄福建侯官縣份生年三十一歲前充海軍兵艦文案兼任中醫現膺海軍學堂軍醫官並兼海軍部警衛隊中西醫務及任海軍練營中醫等之職高才績學軍醫界中不可多得

顏森字玉崑江蘇通州人年二十八歲習醫多年好學不倦現舉爲通州試驗醫會醫員頗受社會歡迎

丁坤泉字濬人江蘇通州人與顏君玉崑同舉爲通州試驗醫會醫員亦頗得地方信用

林念曾字賀彬年三十七歲嘉興嘉善縣人專種牛痘任嘉善育嬰堂官局西塘鎮官

局醫務者有年赤子之賴以保存者不可數計

謝子英年四十五歲浙江紹興餘姚縣籍博覽醫籍有年近復涉獵西醫書頗能舍短取長以貫通中西爲已任誠好學士也

周世德字筱亭年三十三歲湖北漢陽府黃陂縣人祖傳世醫前曾爲山東軍醫官得有五品職銜現在本鄉設立同仁堂送診所專醫內外科病家之就診者頗不乏人

袁以謙字子恭年二十七歲江蘇松江奉賢縣籍蘆漢鐵路學堂高等修業生宜昌美華書院最優等畢業員後復卒業於南陽簡字師範優等科近更從事中西醫學已有心得

金詠沂字學詩江蘇松江籍精眼科手術敏捷無比在平湖行道已十餘年大爲該處人士所信任云

孫蔚如字文楣性好學尤精理化前曾充甯波府中學堂理化教職近復從事西醫孜孜不倦遇藥物之有化學作用者必實驗之不遺餘力則他日於藥學上自當別有所得也

王愷第字雪琴江蘇鎮江丹陽縣人中西醫書靡不購閱而於衛生之術尤爲注重

薛國楨字艮九年二十歲江蘇泰興籍畢業本邑法政講習所肄業南通州師範本科頗有志學醫

劉慶雲年二十四歲奉天昌圖府八面城人自幼研究岐黃近復涉獵西醫書籍合中西爲一鑪其造就正未可限量

陳鶚厚名清鶚字臚先年三十九歲江蘇吳縣人世醫陳子雲先生之子名醫王吉安之門人廣東補用巡檢江蘇法政師範畢業生現充南洋江陰要塞工程營軍醫長精內科學

馮銘字箴若江蘇江陰籍年六十四歲內閣中書銜就職訓導副優歲貢生現任江陰醫學研究所正會長精內科兼工古文詞

函授新醫學講習社謹啟

一第九期講義內之實驗良方一夕談所選之藥品二十二種本社可以代售其價目如下

烏魯托羅並	一瓶	四角	硝剝	一瓶	三角
タカヂアスターゼ	一瓶	一元五角	含糖百布聖	一瓶	六角
苦丁	一瓶	四角	番木鼈丁幾	一瓶	四角
稀鹽酸	一瓶	三角	實芰答利斯丁幾	一瓶	三角
赤葡萄酒	一瓶	四角	阿列布油	一瓶	三角五分
還元鐵	一瓶	四角	規那皮	一瓶	三角

一

硫酸銅	一瓶	二角	硫酸亞鉛	一瓶	二角
明礬	一瓶	二角	過滿俺酸加里	一瓶	二角五分
沃度	一瓶	七角	沃剝	一瓶	五角
石炭酸	一瓶	三角	薄荷油	一瓶	三角
純酒精	一瓶	四角			

敬告用體溫器諸君⊙敝會爲備會員購置器具起見特寄售一種留點體溫器乃惠購諸君用不合法往往病水銀不能升降祇來掉換殊不知用此器時必須先將右手執定大端(卽體溫器之稍大一端)向下灑下使已升上之水銀落於下方之點處所以名謂留點體溫器(至量察體溫之法詳見初等診斷學教科書中)用者不知其法故有不能升降之說(量察體溫後仍須向下洒之否則仍留原處易致壞也)蓋敝

會自接到退還之體溫器後。一經試驗。並無窒礙。爲此奉告諸君。乞照法用之。當不有悞也。維諸君鑒之。

中西醫學研究會謹啟

謝捐書籍⊙崇明沈孫侯君捐贈陸桴亭先生全集一部經術公理學一部謹誌於此以答熱忱

謹謝特別贈書⊙李君培芳精於醫學且熱心公益現因本會有藏書之說特助贈江湖後集一部高情古誼甚爲可佩用誌於此以鳴謝悃

義務醫局之創舉⊙安徽黟縣三都自治研究所爲嘉惠貧病起見特創設一廣濟醫局不取醫資內科送診外科送藥公請李君鳴遠爲名譽監督李君培芳李君紹秋爲名譽醫員三君皆學有源淵頗負時望且能細心診治勞瘁不辭故開局以來深爲社會所歡迎云

敬告函授新醫學講習社社員

四　丁福保

一　人身各部位之名目。學者往往不解究在何處。如鼠蹊部、腓腸筋、及各種脉管之類。宜閱熟西洋按摩術講義之圖。(見第八期講義共四圖)共有一百七十餘個名目。宜閱之極熟。硬記於心。以後看書。自有左右逢源之樂。

一　治眞性赤痢。不能速愈。故赤痢實驗談之治法。其治愈日期。須在半月以外。若尋常之腹瀉。卽所謂腸加答兒者。雖糞內雜有血液。並非赤痢。此病可以速愈。如用赤痢實驗談之法治之。速者三四日愈。

一　治痢莫妙於次硝蒼。一日三次。每次服二瓦。一日服六瓦。多則一日服十瓦。而實驗良方一夕談所用之分量。一日爲三瓦。僅可以治輕症。

一　止咯血莫妙於麥角越幾斯。一日服一、二分四次服下。鹽化アドリナリン止咯血亦妙。輕症一日服二、○重症一日服四、○。近日中國公立醫院亦用此方。功效頗佳。與余之實驗同。此方可連服數日。

寶威大藥行製藥公司廣告

疾病者、爲人生無形勁敵、恒使人惴惴恐怖、與吾人性命相搏擊、欲抵禦之、當以良藥爲最利之器械、然天下良藥、無過寶威大藥行之所製、

自古以來、人之於疾病、專心研究、欲得醫治之藥、逮至今日、而醫學成精美專科、故藥物精奇、終不外乎醫學之發達、寶威大藥行製造各藥、均依科學最近發明妙用、寰球藥品、殆無出其右焉、

近來東西各國、其藥品輸入中華、不勝枚舉、然皆未有如寶威大藥行之良藥、名傳遐邇、亦無能如本行良藥、素蒙世上著名醫士、羣所稱揚樂用者也、

本公司製造藥物、品極純正、權量準確、携帶靈便、雖經寒帶赤道、其性質不稍改變、尤爲特色、非他家所能及也、又本公司良藥適口易服、或備家用、或水陸旅行、隨身携帶、均極利便、且每種藥品、均詳明服法用法、本公司所製品物、曾往近世最大博覽會陳賽、所得獎賞功牌、數逾二百二十餘事、均揄揚本公司所製良藥、有奇特之化學妙工、倘中外醫學界　諸君、欲索華文仿書、請函致上海四川路四十四號本藥行、當即郵奉、郵資不取、　(祈寫明因閱中西醫學報云云)

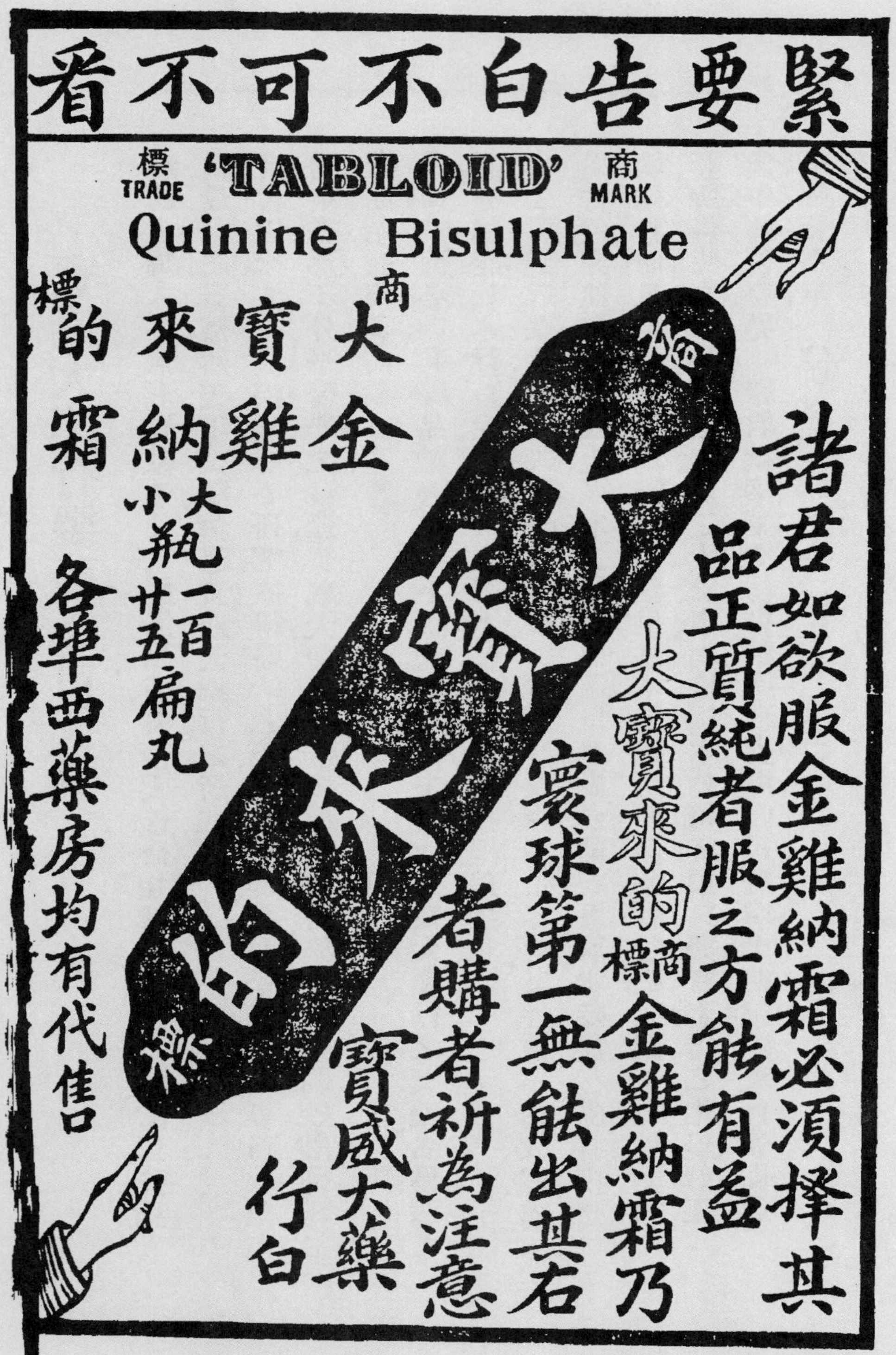
緊要告白不可不看
TRADE 標 'TABLOID' 商 MARK
Quinine Bisulphate
商標 大寶來的
金雞納霜
大瓶一百
小瓶廿五扁丸
各埠西藥房均有代售
商 大寶來的 標
諸君如欲服金雞納霜必須擇其
品正質純者服之方能有益
大寶來的商標金雞納霜乃
寰球第一無能出其右
者購者祈為注意
寶威大藥行白

（第十二期）

宣統三年三月中西醫學研究會出版

中西醫學報

總發行所上海新馬路昌壽里八十二號無錫丁廌

目錄 三月份

●價目●

本報全年十二冊本埠八角四分外埠九角六分

●醫說及續醫說共二十卷●

已將出書書價一元四角預約劵僅售七角外加郵費一角作一次收清詳見第十期報內預約劵以四月底爲滿期

新撰解剖學講義預約劵廣告

吾國解剖學。素不發達。靈素難經以及漢晉唐宋元明諸家所言臟腑經絡。類皆錯誤而不可究詰。道咸以來。英醫合信氏著全體新論、德貞氏著全體通攷。美醫柯爲艮氏著全體闡微、吾國始有西洋解剖生理學。然學術進步、靡有止境。自諸氏至今。幾及百年。向之所謂精且詳者。今且視爲卑不足道。而吾國上下尚未識解剖學之妙用。即有知者。亦但據東西洋唾棄之舊籍。而從事研究。甘爲牛後。吾國解剖學何從而發達乎。是書爲日本解剖學專家森田齊次氏所著。發行未及數年。在東洋亦爲最新之書。無錫丁仲祜先生。奉檄東渡。考察醫學。得而譯之。以貢諸吾國解剖學界。全書分爲八編。一編爲上肢之解剖。第二編爲下肢之解剖、凡上下肢之骨肉、靭帶、血管、神經。皆各隨其部位而縷述之。第三編爲背部之解剖、第四編爲頭頸部之解剖。第五編爲胸腹部之解剖。第六編爲外陰會陰部之解剖、皆隨其所在之各部。而詳論其骨肉、靭帶、內臟、脉管、神經。第七編爲感覺器及眼耳鼻舌皮膚之解剖、第八編爲脊髓腦髓脊髓膜及神經中血管之解剖。系統解剖局所解剖。合而爲一。牛毛繭絲。細入無間。圖畫數百幅。精緻絕倫。學者隨讀隨解。隨處可以

一

按圖參攷。誠空前絕後之大解剖書也。全書分訂四厚册。成本浩大。即以圖畫而論。鐫刻之費已及一千餘元。茲爲普及起見。先照本售預約劵百部。每劵四元。出書後定價八元（日本厚書實價九元）別無折扣。

藥物學大成預約劵廣告

是書爲日本伊勢錠五郎着。無錫丁福保譯。

共分總論各論二大部。總論又分爲二。一、處方學汎論。詳論一切用藥之法。二、處方學各論。詳論各種製藥之法。各論又分爲十一。一、預制藥。凡寄生物驅除藥、防腐藥、解毒藥、皆屬之。二、緩和藥。凡澱粉藥、甘味藥、粘漿藥、脂肪藥、膠質藥、皆屬之。三、機械的藥。凡海綿綿花等皆屬之。四、強壯藥。凡苦味藥、消化藥、鐵劑、皆屬之。五、收斂藥。凡有收斂作用之藥皆屬之。六、拔爾撒謨藥。凡樹脂類之藥物皆屬之。七、清涼藥。凡酸味類之藥皆屬之。八、解熱藥。凡能減退體溫之藥皆屬之。九、變質藥及解凝藥。凡鹼類鹽類、砒石水銀等能變質及解凝者皆屬之。十、刺戟藥。凡發泡、催吐、瀉下、利尿等藥物、皆屬之。十一、神經藥。凡興奮神經麻醉神經之藥物皆屬之。西洋藥品。無不搜羅備載。而吾國藥物經西洋化家學實驗而確認其有効者。亦收錄無遺。至其各種製藥器具之圖。精緻無比。猶餘事也。全書分訂兩厚册。先售預約劵百部。每劵二元。出書後定價四元。別無折扣。上海新馬路昌壽里八十二號無錫丁寓事務所謹啟。

國朝名人書札

此書乃搜集國朝名人百餘家通用手札編輯而成。共分十四類。一、通問類。二、復答類。三、請求類。四、復謝類。五、延請類。六、辭卻類。七、餽贈類。八、祝賀類。九、唁慰類。十、借助類。十一、頌讚類。十二、論述類。十三、規諫類。十四、家書類。每類又分子目數十門。指明其所爲何事所求何物。全書香札幾及千篇。分訂三巨册。世界文化日進。人事日繁。韶華轉眼。寸陰可貴。吾國各界。應酬尺牘。一紙臨文。不憚攻究。費時失事。莫此爲甚。何如撥一部成書。振筆直抄。以節下之時間。用於有爲之事業乎。此同人編輯此書之宗旨也。　每部大洋一元五角

張嘯山先生尺牘　二角

顧亭林先生尺牘　二角

朱鼎甫先生尺牘　二角

吳穀人先生尺牘　三角

陳其年先生 尤西堂先生 尺牘　二角

惲子居先生 張廉卿先生 尺牘　二角

洪稚存先生 楊蓉裳先生 尺牘　二角

管異之先生 梅伯言先生 尺牘　二角

芙蓉山館師友 王眉叔先生 尺牘　二角

劉芙初先生 李申耆先生 尺牘　二角

謹•謝•特•別•捐•款•⊙福建陸軍學堂軍醫林觀焯先生醫界中之大慈善家也鑒敝會辦事之苦衷今年又慨捐經費銀二十元熱腸沸血晚近罕睹同人感激無似用誌數語畧表謝悃

謹•謝•特•別•捐•欵•⊙會友吳中皋君介紹勞闍文先生慨助本會常年經費洋兩枚祗領之下莫名紉感特此鳴謝以誌高誼

謹•謝•特•別•捐•欵•⊙林君雨田熱心提倡醫學昨承捐助敝會經費洋兩元同人拜領之餘不勝感切敬誌於此以表謝悃

謹•謝•特•別•贈•書•⊙張君紹修喜醫學研求之不遺餘力因敝會有藏書之舉特將新醫書如女醫者等三册國粹醫書如俞氏醫門法律徐氏外科正宗等五册惠贈本會特此鳴謝

謹•謝•特•別•贈•書•⊙鄭陶齋觀察博學能文爲當代巨子又熱心國事前刊盛世危言一書語語皆驚心動魄足以爲政府之警鐘日前觀察贈本會中外衛生要旨及詩集各一部同人等拜領之餘爲贅數言以誌謝忱

惠•書•誌•謝•⊙順德胡蓮伯司馬捐贈本會歐氏內科學五册謹誌綴末以表謝忱

論吾國急宜講究防疫之法

日本愛知醫學專門學校學生　朱笏雲

今欲杜外患。必先脩內政。欲脩內政。必先實行地方自治。欲實行地方自治。必先講究地方公共之衛生。欲講究地方公共之衛生。必以防疫為入手辦法。吾觀於今日東三省之鼠疫。而歎其關係吾國前途非淺尠也。夫因防疫不善而死者。動以百計千計萬計。則國民之橫遭非命。可痛孰甚焉。因防疫不善。使外人得藉口而干預吾之內政。則主權之失。可痛又孰甚焉。匪特此也。東省因防疫。費已支數百萬。京奉火車因防疫停駛。所失亦數百萬。東省因防疫。故杜絕交通。而商民大受其影響。今魯省又因防疫。而杜絕交通矣。謂非東省發見鼠疫以來。其為害於吾國國計民生者。已至深且巨乎。夫疫癘之來。何國蔑有。去冬日本大阪亦有腸窒扶斯之流行。然死者不滿十人。即如近日東三省之報告。吾國死於疫者已萬餘。日本則僅二十餘人。俄則尚不滿十人。彼蒼者天。曷嘗厚於彼而薄於我哉。乃彼之防疫固勝於我耳。使數年前。吾國之地方官及紳董。能早見及此。於各省多開醫學校。多派學生赴歐美。日本習醫。多設衛生講習所多立病院務使吾國國民多具有普通之衛生智識吾國醫生咸具有普通之防疫智識則東省今日或可保無疫卽有亦奚至如是之烈乃平時則因循苟且不能先事圖維臨時則張皇失措事事仰給外人吾於此不得不愧吾國之官紳無地方上之衛生思想吾又不得不痛吾國之醫界平日陰陽五行高譚靈素迄今日而坐視疫勢之蔓延一籌莫展也雖然往事不足論今日東省之疫非明予各省以前車之鑒乎乃各省紳士日言地方自治而不及防疫者何哉豈以東省雖困於疫而他省固尚安然無恙歟抑防疫乃政府及地方長官之責與自治議員不相干涉歟不然則以今日東省雖被疫此後之中國可永保其無疫歟夫奉吉兩省疫勢今已大減然山東及京津一帶固已傳染矣由京津而豫而鄂交通甚便也由鄂而滬而蘇浙交通亦甚便也京津既傳染能保其不由京津而豫而鄂乎又能保其不由豫鄂而滬而蘇浙以及各省乎萬一疫勢猖獗延及各省試問各省自治議員爾時以何法處置之其將袖手旁觀聽外人之起而干涉乎抑再臨渴掘井如東省之縻費巨欵猶未撲滅疫氛乎夫天下事與其悔之於後孰若圖之於先今欲造就完全之醫生以供防疫之用固屬緩不濟急然爲治標之計亦有數端焉謹爲辦地方自治者述之如左

速開衛生講習所也此舉於中國今日最爲急務然欲每縣各設一所則苦於籌款之難今爲節費計可於各省會各設一所其房室宜寬敞大省以能容千人以上爲度小省以能容六百人以上爲度學生宜招普通學之已有根柢者教員宜聘日本之防疫專門家及傳染病專門家充之課程宜擇其最普通最簡要者例如重要傳染病之診斷法及治療法普通檢疫法淸潔消毒法種痘免疫法隔離法檢屍法火葬法等分類教授之限半年畢業畢業時由地方長官嚴加考試給予文憑按州縣之大小每縣酌派若干令擔任地方上之衛生事務

一　速辦衛生警察也考歐州各國地方上之衛生事務皆以衛生警察吏監督而實行之其警察均具有地方上之衛生智識例如飲料水空氣中之塵埃病者之排泄物（屎、尿、唾、痰）皆與地方衛生有直接之關係衛生警察吏則實行此等之檢查與傳染病（如百斯篤、虎列拉、赤痢、腸窒扶斯、痘瘡、發疹窒扶斯、猩紅熱、實扶的里、狂犬病、癩病等）之豫防者也吾國警察僅能彈壓土棍槪缺衛生智識此而欲辦地方自治難矣今欲實行地方自治非速辦衛生警察不爲功

一　速設傳染病院也今日別種病院尙可緩設惟傳染病院則刻不可緩蓋愚傳染

病。而不速赴傳染病院治之。則最易傳染他人。其爲害地方。實非淺鮮。今宜於內地諸州縣每縣各設一所。其通商口岸與交通便利之處。則宜酌量其地方上之情形及籌款之難易。或設二所。或一所之較大者。其醫生宜聘留學東西洋醫科畢業生充之。不敷。則暫聘外國專門醫生。用之副手。暫用衛生講習所之畢業者。

一速須地方之衛生禁令也。歐美各國地方之衛生禁令。最爲嚴密。試觀美國紐約衛生局之規則法律上定爲傳染病者。凡二十餘種。患傳染病而匿不報者。病家罰二十五元(合華幣五十元)、醫生罰五十元(合華幣百元)、病家之左右各十五家均須嚴行消毒。即此一端。其禁令之嚴密已可見一斑。吾國地方上素無衛生禁令。故疫病一發。死亡必多。今欲實行地方自治。宜請政府速頒關於地方上之衛生禁令。例如限制吐痰。取締賣肉娼妓之梅毒檢查。剃髮匠之衛生取締等。皆今日之刻不容緩者也。

以上數端。皆目前救急之策。若夫計深遠。謀長久。欲使吾國地方自治。軼日本而駕歐美。則非改良醫界。多開醫學專門學校。多派學生赴歐美日本學醫不可。此又地方議員所不可不知。且不可不順次舉辦者。難者曰。子言誠善。顧今日外患頻臨。邊境多事。

爲救亡計。宜先練兵。防疫。尚可稍緩者。曰外患之消長與自治之程度爲比例。地方衞生者。地方自治之本也。防疫又其本中之本也。故舍防疫而專事練兵。非計也。或又曰今者百廢具舉。羅掘一空。安得如此巨款。辦理防疫者曰。凡事謀之於始則費省而事舉。向使五六年前。以數百萬金。辦吾二十二行省之地方自治。則至今日吾國地方上之衞生行政。必已楚楚可觀矣。夫所用數百萬。較諸今日東三省因防疫而損失之費尚不及其半也。則爲節用計。尤不可不辦之於早也。所願地方議員不以吾說爲迂陋雷厲風行。切實舉行之。則地方幸甚。吾四萬萬同胞幸甚。

名醫殺人之罪甚於庸醫

張紹修

庸醫殺人。爲世間最可恨之事。余謂今日名醫殺人之可恨。較庸醫尤甚。蓋醫以庸名。必碌碌無所短長者。其出而殺人也。必患病之家。茫然絕不知醫理。而後甘以病人爲衆醫之矢的。任其凉熱雜投。胡亂嘗試。迨至禍生不測。猶有恍然於庸醫誤事之一日焉。若夫今世號稱爲名醫者。病家已先震其名而信仰於平日。其言又覺近似有理。以故患病之家。卽使稍知醫理。亦必惑於其說。雖至殺身而不悟者。每聞患病者言。得某名醫一診雖死亦瞑目患病者之子若孫亦謂不得某名醫一治其祖父之疾則不孝之罪上通於天其親戚故舊亦必責其惜小費而忍祖父之疾嗚呼可憐矣哉

或曰彼既稱名醫其學問閱歷不較愈於庸醫乎子何苛責之甚余曰不然余所責者一般幸乘時會毫無實學之名醫也德日諸國之醫學界雖醫學博士著名大醫學家其治病必檢査其身體攷察其病情詳細詢問其年歲起居飲食種種旁及於家屬之存亡與其有無疾病而後下藥即我國古時所稱爲名醫者亦必望聞問切四者兼用而後立方今日吾見之名醫則不然一望顏色而即知其病狀問兩三語而即知其病之全體手初切脈而口即念方病者苟多訴即厭其嘵嘵初尚漫應之繼則置之不聞矣夫病者不遠千里而來或不吝巨金舉其垂危一線之生命而委諸若輩之手此其負擔何等重大而彼乃漫不經心若是豈眞彼輩之學問閱歷遠勝於古之盧扁相緩而不必詳查細察哉抑亦自矜其技術之神奇而藉以驚駭世俗哉嗚呼生命至重而弁髦視之醫學至難而兒戲出之此爲可者一般時髦名醫尙其深省斯言

函授新醫學講義序

陳邦賢

仲尼沒而微言絕七十子喪而大義乖春秋以降歷東漢迄南宋至有明之季講學之風絡繹不絕猗歟休哉何莫非此數君子有以提倡之而負荷之耳

雖然主持壇坫者我固知其觥觥巨子匪庸人任矣顧從遊之士或宋衛齊陳負笈千里或濂洛關閩萃處一堂其學術發達之速非獨宗敎懋也蓋亦以疑問相長之助力焉嗟夫嗟夫是人也夫豈我等所可望其項背哉

然此猶儒學家言也一命之士拳拳服膺雖皆聽命於古人之心思耳目而伊古迄今尚未絕響故詩書雖缺虞夏之文可知也獨至醫林醉生夢死莽莽千載血腥模糊適與儒學家成正反比例嗚呼黃帝神明之胄甯遂終夭札於黑闇地獄而竟無個人一援手耶上睇古人下矚來者念天地之悠悠獨愴然而涕下

今何幸哉丁君誕降大聲疾呼山谷爲響著書盈篋風靡一時固已剗割毒根自樹新幟矣而肫誠披露尤能運全體之精神以爲團結上帝臨汝神明鑒茲世有興言保種者乎吾願與之一讀函授新醫學講義

函授新醫學講義者丁君仲祜所撰述仿李平書沈信卿兩先生函授實業學校之意義因賢之有請而剏造者也是書之內容大凡以解剖生理病理藥物內科眼科衛生

外科婦人科爲範圍而剖析毫芒學理新穎有爲喉舌所難達而獨能傳之於楮墨者此天下所共見共聞無待賢之阿私而稱譽之也

嗟夫仲尼集大成而齊魯之學興程朱闡性理而關閩之學盛文翁振墜化而蜀學明胡瑗倡分齋而湖學啓異日輶軒採訪倘或列先生於鵝湖鹿洞間乎是亦近世史醫學界上之教宗也所自慚自赧者不能如游夏之倫執贄門下而顧請函授以倖便利則信道不篤如賢者又何以自解於史家哉

雖然蔀屋艱難生計支絀有志之士或困於持籌握算而仰屋呼飢或阻於迢遞關山而望塵莫及或自知錮習而痛莫能湔或甘願私淑而末由上達往往有名驥低頭老死溝壑魯魚亥豕終其身以傳訛者矣或者得賢之請拾級而登門牆可窺習尙可洗嗷嗷民物從此又安他日者賢也執梃爲諸門人長又焉知罪我者不轉而宥我也耶賢於是歎先生之學高尙優美宜若登天乃能枉已徇人使可幾及此其功德之關係於生民者豈張朱劉李之倫所可得哉夫道之高者其睥睨不可一世之概往往不屑與庸流相往來是以聖益聖而愚益愚縱復有所著述藏之名山然不得其人有歷千百年而不能續其統者先知後覺之謂何賢益歎先生之教育爲愈難能矣

雖然世之讀是講義者其歡欣鼓舞如入日本東京帝國大學也其智識理想或竟能出乎其類固賢之甚願也否則觸類旁通或僅收診斷上之效用亦賢之所敬信也至於葫蘆依樣据爲談資指鳥爲鸞道聽塗說是旣負先生作述之苦衷抑亦非賢請願之之本意也而賢之自勵更何如哉

函授新醫學講義序

江祖韓

仲祜丁先生之䂓著函授新醫學講義也其因陳君也愚之請願而成之耶吾不得而知也抑仿諸李平書沈信卿兩先生之函授實業學校而作之乎吾亦不得而知也其或者丁君久蓄是意而適與實業學校之成立相先後哉吾不得而知也抑陳君預知先生之熱心必有可以成其志者而毅然直請之歟吾更不得而知也要之先生力行其實不居其名以䂓始美實業以成立推陳君使天下之受其益者咸相忘其力其斯爲宗教家之善於誘掖獎勸者與夫伊古以來講學者衆矣竊其所以不能普及之原因大率以尊德樂道坐擁皋比訑訑音容拒人千里直若以道統自任非生徒如顏曾幾不可與有爲者是故中材以下裹足不前往往有終老空山自甘肥遯而徒擲百年

精爽於虛牝者嗟夫嗟夫斯人也何不使彼爲可幾及而日孳孳也況乎儒學則爲陶鑄國民之本原醫學乃爲保護種族之基址舉天下懸壺售術者流謬種相傳艸菅人命問幾人能負笈千里造廬請業者乎泄泄沓沓歲復一歲衛生不講弱國之媒有心人對此茫茫而謂遂能頽然已乎先生於是奮臂滬上大聲疾呼啟人之智諒人之苦因陳君之請而著茲函授講義綜貫中西萬里郵遞析深邃之理出淺顯之辭萃廿餘種之學科振二萬里之聾聵舟車所至聞風而靡我輩亦何幸而寄生於是時得親炙其甄陶之化也乎不然者蕞爾遐陬尠無聞見漢學尚氊何西之云若奄奄不振如韓者尚何復有改良醫學之進步哉烏乎談法律者推孟德斯鳩矣談哲學者數勃若來矣談計學者舉亞丹斯密矣然要皆西方美人視中國歷史上不無減色繼自今以後倘有載筆紀中國醫學界之宗教家者或以昌壽里比漢汝南唐東都宋洛陽士大夫講學之區直或可駕淩東西國上未始非吾輩讀是書者之責任也凡我同學羌無自薄生死關頭乾坤筦鑰傳而不習厥罪伊何何辜今之人以斯民有限之氣血試無知妄作之鴆毒至沒世而不知悔也欲救其弊胥在讀是書者之善讀耳吾願與吾同學之志士一商榷之

宣統庚戌七月既望泰州豫侯江祖韓謹序

說腎

陳援菴

語曰心肝脾肺賢日日聽幾錢是腎也胡至誤爲賢意者古醫學說於心肝脾肺皆不至大謬而獨至於腎則其謬有似於誤腎爲賢者耶嗚呼誤腎爲賢猶是字義之謬耳未足爲奇也

腎濾尿器也世人乃以爲精窟其可笑又豈祗以腎爲賢耶

自有精窟之說出而腎虧補腎滋腎等名詞遍市矣精神不足則以爲腎虧夜不安睡又以爲腎虧記性不好又以爲腎虧雖至眼矇耳聾腰痠脚軟無不以爲腎虧其內腎耶其外腎耶以言內腎則所謂濾尿器也非世人所謂腎虧之意也以言外腎則俗所謂卵子金鑑所謂睪丸也睪丸誠所以生精而古書所謂腎大抵指內腎爲多未有指睪丸者世人之所謂腎虧亦未有指睪丸者也

如世人言內腎生精矣內腎生精精如何而出世人能一一指明其路乎不能一一指明其路而妄爲是人云亦云之言妄爲是憑空想像之言夫醫實學也非哲學也世人

不宗師岐黃則已宗師岐黃則不可不從事於解剖學解剖學固發明於岐黃者也（靈樞經水）解剖學未明不足以言醫理也

然則以內腎爲濾尿器其根據於解剖學乎古人之說有合者乎古書云腎有兩枚非皆腎也左爲腎右爲命門男以藏精女以繫胞（難經說）未有以爲濾尿器者也古書言膀胱爲化尿器則有之素問曰膀胱者津液藏焉氣化則能出矣是也（靈蘭秘典論）

然膀胱雖能出尿尿何由而入膀胱亦有路焉不由氣化也氣化云者古人解剖屍體時尋尿入膀胱之路不得故以爲氣化其實腎有一管通入膀胱此管日人名爲輸尿管在吾國近譯之書（體功學）名爲腎胱管以其管由腎至胱也是故東西各國統名腎、及腎胱管、膀胱等爲泌尿器未有以腎爲藏精者此蓋實驗諸解剖學者也

腎胱管爲何如形乎世人未見腎胱管則其形十足蓮梗之有蓮蓬也特其徑約如鵝翎未有蓮梗之大耳其蓮蓬形者有似漏斗在腎內接尿入管者也

腎胱管長有十五六英寸古人解剖時胡獨不見之曰是不足奇人身雖小機器甚多岐黃去今四千年不過爲解剖學之導師其不能有今日解剖學之精確者勢也況解

剖時血迹模糊則有所不見亦常也豈獨腎胱脂人身機器古人所未言而經近百年始考出者甚多也不然則何以謂世界日進文明乎

且也古人亦未嘗不見有腎胱脂特不識此脂之功用耳銅人經云腎有系二條（醫貫作各有帶二條）上條系於心包下條過屏翳穴（即會陰穴）後趨脊骨所謂上條系於心包者即總脈管之入腎者也所謂下條過屏翳穴後趨脊骨者即腎胱脂之由腎至膀胱者也然腎系實三條不祇二條蓋血由總脈脂入腎濾尿復其尿由腎胱脂至膀胱其血復由腎迴脂出至總迴脂銅人經所見不盡謬也

證諸醫學入門所說亦同日心系通脊著腎自腎而至於膀胱與膀胱絡膜並行而至溲尿處乃極下部分也所謂心系通脊著腎者即總脉脂之分支入腎者也所謂自腎而至膀胱與膀胱絡膜並行而至溲尿處者則指腎胱脂更無疑義矣是數書均於腎胱脂見之甚明徒以知有是物而不知其物之用遂竟不能於舊說之外有所發明也古人之所見如此今人之實驗又如此世人信腎為濾尿之器乎抑猶以為生精之具乎信腎為濾尿之器矣未知其濾尿之理也

嘗攷血由心左下房出總脉管由總脉脂下截分支於臟腑及足所謂臟腑則腎占其

說腎

一份矣血既入腎則濾爲尿取譬於沙溜可乎未隔之水猶腎脈也既隔之水猶腎廻血也水中之汚物猶尿也雖然沙溜之汚物不出沙溜而留於沙溜中尿則不留於腎而輸於腎外故沙溜有一入口只有一出口而腎則入脂有一出管有二是沙溜之譬未爲當也

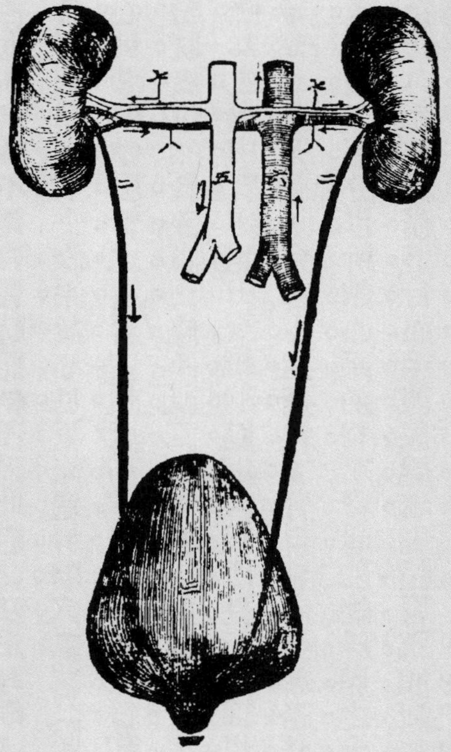

一左右腎臟
二腎胱脂卽輸尿脂
三膀胱後面
四總尿脂
五總脉脂
六總廻血管
七腎脉脂
八腎廻血管

必欲於世人習見之物求一近似之器以爲比方其爲櫃穀之風櫃乎風櫃所謂入口一而出口二者也是故血之入腎猶米與糠之入風櫃也米糠既入風櫃則糠由一路

出。米。又。由。一。路。出。其。米。猶。之。廻。血。其。糠。則。尿。也。此。譬。似。較。沙。溜。爲。近。似。未。識。閱。者。能。於。文。字。中。一。一。明。白。否。也。非圖不可。（圖見上）

觀。此。則。世。人。當。無。不。明。也。如。是。尙。有。腎。虧。滋。腎。補。腎。之。說。乎。以。言。滋。腎。則。猶。之。利。小。水。耳。以。尿。爲。精。誠。天。下。之。奇。事。哉。甚。矣。人。之。不。可。不。有。普。通。生。理。知。識。也。

抑腎。之。有。腎。胱。脂。銅人。經。醫。學。入。門。能。言。之。腎。之。濾。尿。古。人。何。獨。不。能。言。之。曰。亦。有。倖。中。者。腎。藏。精。一。語。內。經。文。也。然。內。經。又。云。腎。者。水。藏。既。言。藏。精。又。言。水。藏。故。世。人。滋。水。補。水。及。腎。水。不。足。等。語。與。滋。腎。補。腎。腎。虧。諸。說。相。混。不。知。其。是。二。是。一。也。水。藏。者。內。經。談。言。之。微。中。者。也。不。得。以。此。爲。能。知。腎。濾。尿。之。理。亦。猶。靈。樞。本。輸。篇。有。腎。合。膀。胱。之。說。不。能。以。是。爲。知。有。腎。胱。脂。也。唯。王。勳。臣。能。知。腎。不。藏。精。其。言。曰。腎。體。堅。實。內。無。孔。竅。絕。不。能。藏。精。勳。臣。此。言。識。力。實。在。古。人。上。然。所。謂。腎。無。孔。竅。者。人。眼。然。耳。示。以。顯。微。鏡。則。腎。之。孔。竅。多。矣。睪。丸。生。精。世。人。公。認。苟。以。睪。丸。示。王。勳。臣。勳。臣。不。亦。以。爲。絕。無。孔。竅。耶。

夫。腎。之。濾。尿。乃。由。無。數。微。脂。而。滙。入。一。集。合。脂。由。無。數。集。合。脂。而。滙。入。一。小。漏。斗。由。無。數。小。漏。斗。而。滙。入。一。大。漏。斗。乃。入。腎。胱。脂。以。至。膀。胱。此。漏。斗。或。譯。爲。腎。盞。或。譯。爲。腎。盂。或。譯。爲。腎。漏。無。非。漏。斗。之。意。卽。吾。前。文。所。謂。如。蓮。梗。之。有。蓮。蓬。者。是。也。是。焉。得。謂。絕。無。

孔竅哉然則勳臣胥不藏精一言未嘗不是而以爲胥無孔竅則其陋不足諱也此亦所謂談言微中而非眞知灼見者歟凡百學問皆古疎今密豈獨醫學哉

說汗

丁福保

人之皮膚無處不有汗腺汗腺之形爲絲狀塊包以緻密如網之毛細管汗即由此毛細管滲出傳於汗腺而分泌於體外汗腺之直徑不過一吋之三百分之一末端絲狀塊之部分在皮下蜂窠織中其細胞爲一層薄平及圓柱狀之上皮汗腺通過眞皮表皮而開口於皮面其長平均爲一吋之四分一廣布於全皮膚面大人汗腺之總數凡二百五十餘萬面積合一千八百十平方適當若接連而延長之殆達於十哩云

人體汗腺最多之處爲手掌一平方吋中平約二千八百餘次之則爲足蹠是以吾人因足蹠發汗過度往往有致表皮柔軟或糜爛或放惡臭者然汗自汗腺涌出於表皮面通常即成爲水蒸氣而蒸發故運動非常劇急或不遇高度之溫則汗之分泌吾人目不能見夏日炎暑之時則見流汗之滴至於冬季則不覺發汗職是故也雖然吾人無論於如何寒天未有不發少許之汗排泄體內無用之水及食鹽及尿素等之成分

以補肺臟及泌尿器之機能者。若以漆塗抹於全皮面。而妨害其作用。則必自促其死。發汗之量。與肺臟及泌尿器大有關係。天雨之時。因空氣寒冷。泌尿之量加多。而發汗之量減少。外界溫熱之時。發汗之量加多。而泌尿之量減少。亦此理也。罹於感冒之時。發汗有解散體熱之効者。蓋停滯於體內之廢物。因此而得以排泄故也。

述重要之症狀及其病名爲醫學生臨症之一助

禁衛軍訓練處軍醫科科員 陳輝光甫

(一)發痙攣及搐搦者

一、小兒急癇。二、妊婦及產婦急癇。三、癲癇。四、破傷風。五、腦膜炎。六、腦出血。七、腦貧血。八、腦腫瘍。九、歇私埡里。十、尿毒症。

(二)發呼吸困難之劇症者

一、食道異物。二、聲門浮腫。三、氣道之異物。四、咽頭後膿瘍。五、聲門痙攣。六、喉頭軟骨膜炎。七、喉頭腫瘍。八、喉頭梅毒。九、喘息。十、實布埡里。十一、氣管支加答兒。十二、肋膜炎。十三、肺充血及浮腫。十四、氣胸。

（三）發胸部之劇痛者

一、肋膜炎。二、肋間神經痛。三、氣胸。四、絞心症。

（四）發腹部之劇痛者

一、胃痙。二、急性胃加答兒。三、胃潰瘍。四、胃癌。五、中毒性胃炎。六、神經性胃痛。七、疝痛。八、胆石疝。九、腹膜炎。十、盲腸炎。十一、腎石疝。十二、蟲樣突起穿孔症。十三、子宮腹膜炎。

（五）發尿蓄積者

一、尿道狹窄。二、尿道內異物。三、尿道閉鎖。四、輸尿管壓迫。五、輸尿管閉塞。六、攝護腺肥大。七、攝護腺癌。八、攝護腺炎。九、膀胱炎。十、膀胱結石。十一、膀胱新生物。十二、膀胱痲痺。十三、膀胱痙攣。十四、化膿性腎炎。十五、慢性非化膿性腎膜炎。十六、包莖。十七、妊娠子宮後屈症。

（六）發下痢之劇症者

一、腸加答兒。二、亞細亞虎列剌。三、霍亂。四、赤痢。

（七）發便秘嘔吐吃逆吐糞者

一、嵌頓小腸疝。二、腸管之狹窄及閉塞。三、妊娠子宮后屈症。

（八）發人事不省者

一、失氣。二、大醉。三、卒中。四、腦栓塞。五、腦震盪。六、腦壓迫。七、日射病。八、歇私埡里。九、尿毒病。

（九）發假死者

一、初生兒假死。二、沈溺假死。三、絞縊假死。四、有害瓦斯吸入。

睾丸之生理及衛生

李仁軒

欲强國。必先强種。欲强種。必先。從人種所自出之器。有所研究。人種所自出之器。卽睾丸。睾丸之衛生。誠人種强弱。絕要之一大關鍵也。今以吾華。論因青年縱慾而致絕種者。幾何人。因荒淫無度。而促其生命者。又幾何人。此何以故。以吾國青年。不知睾丸之生理衛生所由致也。當此種族競爭之世。而無保種之準備。豈可得乎。惜中國醫道晦盲。生理衛生之不講求數千年。於此人種之孱弱。理實原之。茲先將睾丸之生理略書於後。以忠告我國青年之研究强種者。

睪丸者。俗云卵子。其物雖小。實爲人種存亡之所繫。除腦髓外。未有如此貴重者。其色黃紅。解剖之見其中分三四百葉。大小不定。每葉由微絲精管纏積而成。此精管排列二百餘條。只成一寸。約共八百四十管。每管長約二尺。積管之中間。有脉管迴管吸管腦筋之屬。此衆微管合成二十餘管。名曰精索。其中皆微妙之機械。由睪丸以至精囊其管甚長。若以二卵八百餘管而續之。長幾百丈。其行出卵外者。又合爲十餘管。而再合爲一管。行過交骨。拱入尻骨盆。附膀胱外。至膀胱底。而入溺管。底則共長百餘丈。故排精一次。僅數分之一耳。凡知節制者。其精稠而厚。凡不知節制者。其精稀而薄。此人身强弱之原也。

至於精之構造法。緣赤血行至睪丸。即由微絲管攝入衆精管。而成精。以藏於精囊內。然人當排精時。每覺由腦而下。而脊。而總溺管者。何也。一則睪丸藏精。其司用則由腦而來。方其排泄時。腦氣皆下注於總溺管。二則腦氣下注。周身之血。亦隨以下行。而腦中之血較少。故排泄後。人必略倦。不便運用思慮。三則卵精外泄。其微絲管必更攝取新精。以補其缺。蓋新時血皆下注攝取新精。莫便於此時也。故雖日日排泄而不虞其不給。

惟是知節制與不知節制其相異之點全在於精之稀與稠蓋新精入無不稀者必積貯於精管精囊之時久而後能變為稠故知節制者有數效焉一精不屢動則安居而變稠也二精不屢動則無事更攝血中之新精以補其隙也三則卵之所攝皆血中精汁血之精汁不為卵攝則存於全身之血內而人之氣體於以强矣四則以精稠之故而外腎亦隨之變態蓋知節制則微絲管之攝取新精事簡而逸其力亦足精稠則體質較小於是卵中層疊之葉皆成皺襞紋故卵小而囊亦歛此知節制之效也

然知節制誠效矣然亦有能禁制與不能禁制之別蓋精中有三物一曰精液其色空明初薄後稠中有膠質二曰精珠計四千粒共長一寸三曰生元形如蝌蚪計五百條共長一寸而三者之中以生元為重要其頭部作扁桃形其尾部作細絲形其在精液中顫掉迴轉無一瞬之休息其動先尾後頭蠕蠕而進方情動時則陰囊及總溺管之空隙無處不充以血液而生元為熱血所蒸蒸亦蠕動而不能息由陰囊至總溺管皆為生元所遨游棲息之地必眞能禁制者其血內精液始不為陰囊所吸取而生元亦靜而不動伏而不出體質乃强若情欲屢動則有數患血中精液屢經吸取而不出則有精滿之患而夢寐中之醜態作矣生元屢動而密佈於精道則白濁白淫之患作矣

故不能禁制者無寧交通之爲愈此各國名醫公認之言也

若放縱不已者則與禁制者有反比例精入精道不久而卽出則其質薄譬之取精液而煎以火則立稠可知精稠之故必居陰囊久爲人身熱度所蒸蒸而後能稠但人身平均之熱度不如火之熱度故必藏之多日而後能稠若新精早出其弊一新精屢泄則囊內之微絲管亦屢屢吸取血內之精液以補之於是周身血內之能力減而有倦怠昏瞀之虞其弊二血爲食物之精汁精爲血中之精汁而生元則尤爲精中之精汁精稠者其生元壯而健精稀者其生元幼而弱既幼且弱則其蠕動迴轉之能力不足於是有陰痿之患其弊三陰囊器械屢屢用之如機器之易壞如器皿之易敝而百病於以叢生矣其弊四故不知節制者其全身必虛弱其顏色必蒼白心神必不鎭靜而外界之物易觸其怒耐之不能耐也抗之又無力也亦有全體震慄四肢瘦削每一動作則汗出津津及陰痿等事者皆濫用生殖器之結果也我國人士無普通生理之知識而色情教育又爲父兄師長所諱言坐令全國青年陷溺於不覺諱之適以禍之矣强種云乎哉

生理一斑　神經淺說

金山倜奴稿

神經爲動作之基凡百器官無一不受命令於神經如筋肉之伸縮思想之起伏苦樂之報告以及耳目口鼻等種種之感覺悉係神經作用而然故神經者爲吾人生活上最要之關鍵也

神經系統之中樞器爲腦與脊髓如中央政府節制各部頒布號令傳道器爲神經纖維傳刺戟於中樞達命令於末梢猶電局之作用也末梢器則如地方官廳感受諸部之刺戟經神經而達於中樞也

神經之組織爲細胞與纖維細胞形圓其色灰白纖維形長其色純白腦髓則外爲細胞內爲纖維脊髓則內爲細胞外爲纖維二者之作用互異即細胞爲中樞纖維爲傳達線也

神經共分十二對各有相屬日間作事宜使各神經勞逸相等方合衛生之道否則勞者貪眠逸者易覺有必然者也即如夢之起也亦由於日間勞逸不等遂於睡眠後將醒未醒之時而矇矓爲夢古語云至人無夢非無夢也乃作事有規飲食有節衛生得其道也

腦髓分大腦小腦延髓三部大腦充塡於頭腔之前部上部殆占腦髓全量八分之七

分作左右兩葉如兩半球狀兩半球之下部復有白質纖維左右互相結合

大腦之質係一大塊之白質纖維而灰白質之細胞則散布於外部或爲神經節散在白質中腦髓之表面有無數縐紋初生兒之腦髓縐紋甚少至成年則大發達故智識增進如此部或受傷或罹病則知覺精神全然消失矣

小腦在大腦之下位於頭腔之後部形如小拳其構造頗類大腦惟表面無皺紋但有無數平行隆起線而灰白質即自小隆起線深入內部之白質中其狀宛如生動之樹枝故名枝部如此部或受傷或罹病則必如瘋癲之人不能爲整理之動作矣

延髓者脊髓之膨大者也在大腦最下部連接脊髓外部白質內部灰白質其形若蒜外有瓣分左右四對至大腦之後小腦前下有寸厚之腦核曰中腦大腦官能爲意思之起點精神之寄府小腦官能爲人生立志之源延髓官能主宰官呼吸

脊髓在神經中樞上部連延髓下部達第二腰椎作捧狀體貫脊柱內與延髓無甚差別兩端肥大上部出分布上肢之神經下部出分布下肢之神經而脊柱之前後有縱裂左右各半橫切視之殆若橢圓形內部灰白質外部白質狀若丑分派無數脊髓神經出前面者無神經球曰前根出後面者有神經球曰後根前後根合一後始出脊柱

孔再分大小二枝蔓布全身而前根司運動故又名運動根如此根截斷則失運動後根司知覺故又名知覺根如此根截斷則失知覺前根向外傳刺戟故又名遠心神經後根向內傳刺戟故又名求心神經總之神經者受腦之命令而傳達諸部受諸部之刺戟而傳達於腦即後根者受諸部之刺戟而達腦前根者受腦之命而達諸部衆此二作用始得完全一身之運動與感覺矣

神經作用不外連絡全體互知狀況而得其協助故神經分布全體消息靈通身使臂臂使指凡百器官互相補助皆神經為媒介也

神經交感與心情有密切之關係如偶受驚恐心跳頓速由胸部神經司其起伏而將周心之血液阻滯餘血積於心心不欲其積急為噴出驚跳頓速由是面色青白而血不上行矣又如情動而羞紅發於頰乃神經被傷血見於面故愈赤而愈熱累息片時隱而不見矣

神經又興反射作用反射作用者神經反射激動各筋使營其作用與腦中毫無關係也例如觸熱體而退手遇閃光而閉目雨點滴頭而扞衛以手食物入口而分泌唾液刺擊物感觸鼻內而發噴嚏圓形物吸入氣管而起咳嗽此皆非頭中感覺所及由於

異常變態遂起此反射作用否則一呼吸一動作腦皆須用意腦亦更無他暇矣。

精神病者之竊盜行爲

丁福保

第一、精神病者之有竊盜行爲。統占八%。詳言之。男九%。女六%也。

第二、占竊盜行爲之主位者。係白痴者。其次爲末期癡狂者及痲痺狂者。

第三、所掠奪之財物。以飲食品爲最多。其次爲金錢。痲痺狂者。大抵掠奪飲食物。臟躁狂者。大抵掠奪金元。

第四、犯竊盜行爲之動機。以飲食慾爲最多。忘想及色慾次之。白癡者以飲食慾爲多。偏執狂者以妄想爲多。躁狂者以色慾爲多。

第五、掠奪之方法。公然掠奪他人之財物者最多。竊盜次之。强盜及詐欺。非常稀少。末期之癡狂者。以公盜爲多。白癡者以竊盜及詐欺爲多。痲痺狂者。以强盜爲多。

第六、所爲之結果。遂其掠奪者最多。未遂者次之。拘留及處罰者。非常稀少。既遂者以臟躁狂者爲多。未遂者以末期～狂者爲多。拘留者以老耄狂者爲多。處罰者以白癡者爲多。

中藥新處方雜錄

盧謙 頎甫

余於數年前。譯有中外新方會通。近擬登之醫報以廣流傳。奈厚稿甚爲繁蕪。一時不能謄清茲先將關於中藥之新處方。（余每仿其法而變通之、以之施治往往有效）、摘錄於左。以備有志改良中藥抵制西藥者。知所問津焉。至其中之病名、藥性及製劑。另詳他書。（參考內科學綱要、藥物學綱要、化學實驗新本草）茲不贅。

鼻感冒

麻黃越　一、〇—二、〇　甘草末　適宜

爲丸一回頓服（一、〇即二分六釐—乃至也）

薄荷油　四、〇　澱粉　二、〇

混和嗅入少量

衄血

粗製明礬末　二〇、〇　水　五〇、〇

爲嗅入料（屢罹本症者有效）

皓礬　一、〇　明礬　二、〇　水　五〇、〇

混和噏入料

急性喉實炎

安息香酸　四、〇　桔梗末　二、〇　樟腦　〇、二

爲散分三包一日三回分服

半夏末　〇、一五　乾薑末　〇、八

爲散分三包一日三回分服

慢性喉發炎

半夏末　一、〇　遠志末　二、〇　樟腦　〇、二　乾薑末　一、〇

右爲散分三包一日三回分服

(一%明礬水　二〇〇、〇

爲吸入料(一%卽百分之一)

〇、五%食鹽水　二〇〇、〇

爲吸入料(〇、五%卽二百分之一)

急性氣管支炎

麻黃膏　一、五　甘草末　適宜

為丸一包頓服

遠志浸　(四、〇)一〇〇、〇　杏仁水　三、〇

一日六回分服

半夏　二、〇　遠志　四、〇　杏仁　三、〇

為散分三包一日三回分服

百部煎　(二、〇—五、〇)一八〇、〇　單舍　一〇、〇

一日三回分服

喉發格魯布

胆礬　〇、五　乳糖　一、〇

分五包每十分時一包得吐即止

麝香　〇、二　乳糖　一、五

分五包每二時一包(將欲窒息不能用吐劑時服之)

二%石灰水　二〇〇、〇

吸入料

一%明礬水　二〇〇、〇

吸入料

百日咳

莨菪葉末　〇、〇一五　白糖　〇、五

蜜和分爲二包朝夕一包內服（六歲量）

遠志末　四、〇　半夏末　二、〇　杏仁末　〇、八　白糖　四、〇

右爲散分十包一日四回每回一包

氣管支喘息

決明子煎　（二、〇—六、〇）一八〇、〇　單舍　一〇、〇

一日三回至六回分服

硝石紙（取硝石一分溶解於蒸餾水五分以白色之濾紙浸潤俟其微溫乾燥而製之）喘息發作前投紙片於磁器焚燒而吸入之

曼陀羅華葉　三〇、〇　硝石　三〇、〇

右爲細末取一茶匙燃於一磅皿上而吸入其烟

格魯布性肺炎

精製樟腦　〇、一－〇、二　乳糖　〇、五－一、〇

右爲一包量每二時至三時內服一包（心臟衰弱時用之）

樟腦　〇、〇三　安息香酸　〇、一五　乳糖　一、〇

爲三包每二時一包

芍藥末　三、〇　安息香酸　〇、一　乳糖　三、〇

分三包一日三回分服

加答兒性肺炎小兒（老人多罹本病）

遠志浸　（二、〇）一〇〇、〇　杏仁水　一、〇－二、〇

每二時一小兒匙

甘汞（輕粉）　〇、〇三　乳糖　〇、三

爲一包量一日數回每回一包（二歲前后之小兒量）

樟腦 安息香酸 各〇、〇一—〇、〇五 白糖 〇、三

右為一包每二時一包（但陷虛脫時用之）

側余蕊花浸 （二、〇）一二〇、〇 單舍 一五、〇

每二時一食匙

心臟瓣膜病

福壽草浸 （二、〇—三、〇）一五〇、〇 苦丁 二、〇 單舍 一、〇

一日三回至四回分服

毛地黃浸 （一、〇）一五〇、〇 單舍 一〇、〇

每二時一食匙

毛地黃末 一、五 鬧羊花膏 二、五

如二十五丸以石松子為衣一日二回每回一丸（但用於慢性症）

心囊炎

福壽草浸 毛地黃黃浸 均同前

毛地黃酒 一、〇 杏仁水 五、〇

一日二回每回十滴（心悸亢進劇甚時用之）

吳茱萸丁幾　心臟部塗布

神經性心悸亢進

莨菪膏　〇、一二　乳糖　一、五

分四包一日四回每回一包

口腔炎

枯礬　五、〇　設藥丁幾　三〇〇、〇　水　三〇〇、〇

含嗽料

潰瘍性口內炎

一％明礬水　二〇〇、〇

含嗽料

五倍子丁　一〇、〇

齒齦塗布料

沒藥丁　一〇、〇

塗布齒齦之潰瘍

鵝口瘡

硼砂　五、〇　水　一〇〇、〇

口內洗滌料

硼砂　五、〇　薔薇水　二〇、〇　玫瑰蜜　四〇、〇

沒藥丁幾　二〇、〇

口內塗布

急性胃炎

當藥煎　（二、〇）一〇〇、〇　橙皮舍　五、〇

一日三回分服

龍胆膏　二、〇　薄荷油糖　五、〇　水　一〇〇、〇

一日三回每回二食匙

大黃膏　一、〇

爲丸劑頓服

半夏浸　（七、〇）一五〇、〇　生薑舍　二〇、〇

一日三回分服（嘔吐甚時用之）

慢性胃炎

番木鼈丁　五、〇　龍胆丁　五、〇

每食前十滴至十五滴

當藥末　〇、三　良薑末　一、〇

分三包一日三回分服

薄荷葉浸　（二、〇）一五〇、〇　大黃舍　一五、〇

每三時一食匙

半夏煎　（一、五）一五〇、〇　生薑舍　一五、〇

一日三回分服（嘔吐之時）

消化不良

大黃根浸　（二、〇）一五〇、〇　龍胆丁　五、〇　薑根舍　二〇、〇

一日三回分服

水製大黃丁幾 二五、〇 橙皮舍 二五、〇

一日四回每回一茶匙

桂皮 五、〇 橙皮 七、五 大黃 一五、〇 葡萄酒 一瓶

右浸置二十四時間一日二回每回一酒盞

急性腸炎

蓖麻子油 一五、〇—三〇、〇

頓服(腸內有刺戟性內容物時)

甘汞 〇、五

頓服(同上)

鴉片末 〇、〇三—〇、〇五 薄荷油糖 〇、五

右爲一包量一日三回乃至六回每回一包(强痛或劇痢之時)

黃柏煎 (四、〇)一〇〇、〇 單舍 一〇、〇

每二時一食匙

黃柏煎 (四、〇)一〇〇、〇 阿片丁幾 二、〇 單舍 二、〇

一日三回分服

桂皮浸 (五、〇)一五〇、〇 單舍 八、〇

一日三回分服(用於本病末期)

慢性腸炎

黃柏煎(四、〇)一〇〇、〇 阿片丁 二、〇 橙皮舍 一〇、〇

一日三回分服

水製大黃丁幾 一五、〇 單舍 七、〇 水 一〇〇、〇

一日三回分服(便秘時用之)

常習便秘

白桃花浸 (四、〇—八、〇)一〇〇、〇 橙舍 二〇、〇

一日三回分服(有峻下之效適於頑固之便秘)

大黃末 〇、五 甘汞 〇、〇五

分四包每時一包下利爲止

絛蟲

檳榔子末　六、〇—八、〇　乳糖　二、〇
分爲三包一日三回每回一包
使君子末　二、〇　乳糖　一、〇
分三包一日二回內服(小兒)
使君子煎　(四、〇)一〇〇、〇　單舍　八、〇
一日三回分服
石榴根皮　五〇、〇　水　四〇〇、〇
冷浸二十四時后煑沸爲二〇〇、〇加生姜舍三〇、〇分爲三分早朝一
半內三回分服
檳榔子煎　(八、〇)一〇〇、〇　橙皮舍　一〇、〇
一日三回分服
甘汞　〇、五　乳糖　〇、五
爲一包量頓服
蓖麻子油　一五、〇

頓服

蟯蟲

水銀軟膏　一、〇　常用石鹼末　三、〇

混和爲十個坐藥

使君子末　二、〇—四、〇　乳糖　二、〇

分三包一日三回

纈草浸　(二、〇)一五〇、〇　阿魏　一〇、〇

灌腸料

急性腹膜炎

阿片膏　〇、〇三—〇、〇五　乳糖　〇、五

爲一包每一時至三時內服一包痛止休服

吳茱萸丁幾　一五、〇

塗布腹部

五倍子丁幾　一五、〇

塗布腹部

水銀軟膏 一〇、〇

同上

腹水

商陸越幾斯 〇、八 乳糖 二、〇

分三包一日三回分服

地膚子煎 (三、〇—六、〇) 一五〇、〇 單舍 八、〇

一日三回分服

甘汞 〇、二 白糖 〇、五

分十包一日三包

麻黃越 一、五 甘草末 適宜

爲丸一包頓服

黃疸

茵蔯蒿煎 (五、〇—一〇、〇) 一五〇、〇 單舍 一〇、〇

一日三回分服

茵蔯蒿末　五、〇　大黃末　一、〇　乳糖　一、〇

分三包一日三回内服

番木鼈膏　〇、〇二　大黃末　二、〇　白糖　三、〇

爲散分十包一日三包

腎臟炎

麻黃越　一、〇－二、〇　甘草末　適宜

爲丸頓服

牛乳　一〇〇〇、〇－二〇〇〇、〇

一日中分服

尿毒症

麝香　〇、三

每二時一包

安息香酸　〇、三　樟腦　〇、〇三　白糖　〇、三

爲一包每二時一包

急性膀胱炎

水蛭　十條—二十條

男會陰女大陰脣貼用

車前子煎（八、〇）一五〇、〇　阿片丁　〇、五　橙皮舍　八、〇

一日三回

慢性膀胱炎

車前子煎　（六、〇）一〇〇、〇　單舍　七、〇

一日三回分服

蓽澄茄膏　〇、五—二、〇

入膠囊內一日三回分服

淋疾

甘汞　〇、五　乳糖　〇、五

頓服（初期刺戟最旺盛之際）

○、二一○、五%皓礬水　一○○、○一三○○、○
尿道注射料(一日三回或四回)
蓽澄茄越　○、五一一、○
入膠囊內一日三回分服
蓽澄茄末　三○、○
分爲二十包一日三包
車前子煎(四、○一八、○)一八○、○　罌粟舍　八、○
每二時一食匙
阿膠　滑石　大黃　甘草末　各三、○
分三包一日三回分服(慢性淋)

遺精

琥珀　二、○　葛粉　四、○
爲散分十五包每日三回服用

陰萎

酒製番木鼈越幾斯　四、〇　甘草膏　八、〇　甘草末　適宜

右爲百丸初服一丸自第二日至第五日增服一丸

樟腦　〇、三　甘草末　適宜

分六包一日三回每回一包

月經閉止

芦薈　沒藥　鐵粉　各五、〇　纈草膏　適宜

爲百二十丸一日三回每回五丸

子宮出血

粗製明礬　五、〇　水　二〇〇、〇

膣炎

注入料

二%明礬水　二〇〇、〇

洗滌

一%皓礬水　二〇〇、〇

注入

白帶下

治法同上

陰門痒瘙

明礬　三、〇　皓礬　三、〇　水　三〇〇、〇

膣內洗滌料

萎黃病

鐵粉　五、〇　姜根末　一、〇　龍胆膏　適宜

爲五十丸一日三回每回三丸

白血病

鐵粉　泥菖根末　桂皮末　各五、〇

爲十五包一日三回每回一包

鐵粉　大黃末　各、五〇　龍胆膏　適宜

爲六十丸一日三回每回二三丸

糖尿病

阿片丁 一、〇 莨菪膏 二、〇 甘草膏及末 適宜

爲三十丸一日三丸

痛風(尿酸性關節炎)

阿片丁 二、〇 草烏實丁 〇、二

一日三回每回二十滴

莨菪越 二、〇 豚脂 二〇、〇

混和爲軟膏塗布患部

歇私的里

纈草浸 (一〇、〇)一〇〇、〇 阿魏 二、〇

一日三回分服

白芷浸 (一、〇—三、〇)一五〇、〇 纈草丁 二、〇

一日三回分服

腸窒扶斯

甘汞　〇、三—〇、五　乳糖　〇、五
為一包一日一回至數回（本病初期一週間用之）
毛地黃浸（一、〇）一〇〇、〇　單舍　一〇、〇
每二時一食匙
阿片末　〇、一　明礬　〇、五　樟腦　〇、三　白糖　二、〇
分五包每二時一包（便中混血液而痢時用之）
麝香　〇、五　白糖　二、〇
分五包每二時一包（衰弱之時）

赤痢

甘汞　〇、五　乳糖　〇、五
頓服
蓖麻子油　一五、〇—二〇、〇
頓服
阿片末　〇、〇三　明礬末　〇、一　乳糖　〇、五

爲一包量一日六回每回一包

虎列拉

阿片丁　二、〇　纈草丁　一〇、〇　薄荷油　五滴

每二時二十滴

阿片丁　一、五　橙皮舍　三〇、〇　水　一二〇、〇

每半時一食匙

阿片　〇、二　樟腦　〇、三　乳糖　三、〇

分爲十包每時一包

黃連末　一、〇　水製阿片膏　〇、二　白糖　五、〇

分十包朝夕一包

間歇熱

常山煎（八、〇－一〇、〇）二〇〇、〇　檳榔子流動膏　二、〇

橙皮舍　一〇、〇

一日三回至六回

常山 一五、〇 檳榔子末 四、〇

爲丸臨臥一回至二回用之

急性關節僂麻質斯

草烏實丁幾 二、五 單舍 八、〇 水 二〇〇、〇

一日三回每回一茶匙

麻黃越幾斯 一、五

爲丸頓服

吳茱萸丁幾 二〇、〇

外用塗布

決明子煎 （二、〇—六、〇）一五〇、〇 橙皮舍 二〇、〇

一日三回至六回分服

實扶垤里亞性咽喉炎

五%石灰水 三〇〇、〇

吸入料

芍藥煎　(八、〇)一五〇、〇　薄荷水　四〇、〇　橙皮舍　一〇、〇

每一時一食匙

匐行疹

阿片膏　一、〇　豚脂　一〇、〇

爲軟膏外用

大黃末　烏賊末　各等分

患部外用

蓖麻子　黃連　胡椒　各等分

爲末和醋外用

溼疹

紫根　二十兩　當歸　二十兩　可貞鹿　四兩

黃蠟　八十兩　胡麻油　四合

右五味先煑香油次煑當歸方貞鹿后入紫根見泡沫消時去火且暖時濾之

名曰紫膏貼用於患部

小麥澱粉　五〇、〇

作細末爲撒布料（對急性溼疹用之）

米澱粉　四〇、〇　明礬末　一〇、〇　泥菖末　二、〇

研和撒布料

膿疱疹

連錢草煎（四、〇ー一八、〇）六〇、〇ー一八〇、〇　單舍　適宜

一日三回二日分服

紫膏　適宜

外用

火傷

紫膏　適宜

外用

五倍子　葛粉　黃柏末　各等分　豚脂　適宜

爲軟膏外用

一　凍傷

紫膏　適宜

外用（於表在性潰瘍之部分有效）

五倍子丁幾　適宜

塗布（凍傷潰瘍）

潰瘍

木炭末　四五、〇　芦薈　四、〇　兒茶　四、〇

混和一日二回撒布（痴鈍性潰瘍）

狼瘡

砒霜　〇、一　甘汞　三、〇　豚脂　八、〇

爲軟膏

疣贅

薏苡仁末　二、〇　澱粉　一〇、〇　豚脂　適宜

爲軟膏外用

薏苡仁末　八、〇　白糖　四、〇

分三包一日三回每回一包

疥癬

百部煎　(四、〇—二〇、〇)三二、〇—一六〇、〇

患部洗滌又治頭虱陰虱

生石灰　二五、〇　硫黃　五〇、〇　水　五〇〇、〇

煮沸爲三〇〇、〇塗擦料

腋臭

枯礬　二、〇　滑石　二、〇

撒布料

嘔吐

半夏　(一五、〇)三〇〇、〇　生姜舍　二〇、〇

一日三回分服

鼠毒

番木鼈子片　〇、二　烏頭片　四、〇　桔梗　七、〇
防風　四、〇　甘草　適宜　水　五〇〇、〇
右爲煎劑煎出二〇〇、〇一日一回乃至二回內服（或減番木鼈子片爲〇、二烏頭片爲三、〇其他同量一日三四分服亦可）

頭痛

阿魏　一〇、〇　茴香油　六、〇　酒精　適宜
為百丸一日三回二丸至十丸

關節內挫

吳茱萸　六〇、〇　五倍子　二〇、〇　黃柏　八、〇　酒精　二〇〇、〇
右時時振盪經一週乃至十日濾過以濾液塗布患部（閃挫及打撲症）

眩暈症

纈草丁幾　八、〇　薄荷油　一滴
每服十五滴一日三回

痙攣搐搦

莨菪越　○、二五　杏仁水　一五、○
每回二—三十滴（咳嗽痙攣）
纈草根末　五○、○　桂皮末　五、○
一日四回每回一茶匙（歇私的里性痙攣）
樟腦　○、三　麝香　○、三　纈草末　一、○
爲一包每二時一包

下痢

阿片末　○、○三　明礬末　○、○六
爲一包每三時至四時服一包（赤痢樣下痢）
阿片酒　二、○　桂皮酒　五○、○
每半時至一時一茶匙
兒茶　○、五　阿片　○、○一　白糖　○、三
爲一包一日二回至三回（慢性下痢）

虛脫

樟腦　〇、〇三　麝香　〇、〇三　白糖　〇、三

分十包每二時一包

麝香　〇、二　乳糖　〇、四

爲一包每至三時一包

吃逆

纈草丁　二〇、〇　薄荷油　二滴　以五至十滴和白糖用之

以上所錄之處方、皆出自日本新醫書。日本於近十數年間、由和漢藥析出有效成分者、不不百餘種。遂仿西法、製爲丸劑、散劑、浸劑、煎劑、丁幾劑、越幾斯劑等。其處方亦仿西法、至多不過三四味。故曾經廢棄之草根木皮、多有用之而奏效者。我國之操丸藥業者、似宜仿而行之。惟日本之和漢藥、皆取其純潔、而去其渣滓。故用量少而奏效確。我國之藥物、則泥沙雜糅、糟粕猶存、一切製法、尚未精密。不得已而思其次、則宜先用散劑、浸劑、煎劑、而增其藥量。其餘製法、再行研究、亦無不可。（但治病雖用中藥而診病則不可用中法以中法理論多虛西法實驗可憑也）有志改良中藥抵制西藥者、亟起而圖之、是亦挽回利權之一道也。

利碧氏倡人生營養說。

一八四三年道光二十三年

克林格氏依接種試驗發明結核症之傳染性。

一八四九年道光二十九年

羅耶里、布靈第爾、諸氏。於病牛血液中檢出脾脫疽桿狀菌。

一八五九年咸豐九年

生物學家達爾文之種源論出世

費周氏提倡細胞病理學。

一八六〇年咸豐十年

馬廉斯丹氏發見腸顫毛滴蟲屬。

多華尼氏內臟蟲論出世。

一八六二年同治元年

巴斯刁爾氏於醱酵作用。檢索傳染病之理。次年。起微生體生活之論證。

一八六六年同治五年

華甚利爾氏於人類中發見人血絲狀蟲。

一八七二年同治十一年

塞爾美氏發見死體毒。

一八七三年同治十二年

奥北迷爾氏於再歸熱患者之血液中發見。。。。。螺旋狀菌。

一八七五年光緒元年

可翰氏立分裂菌之統系。

一八七六年光緒二年

古弗氏發見脾脫疽菌。

一八七七年光緒三年

波靈格爾氏於病牛體中發見放線狀菌。

可翰氏考述連鎖族毛蟲。

一八七八年光緒四年

古弗氏研究創傷傳染病之原因。

巴斯刁爾氏於考驗腐敗水中發見所謂敗血性的螺旋菌。
一八七九年光緒五年
尼塞耳氏於淋毒性患者之膿汁中發見淋病雙球菌。（淋即白濁）
潘弗克氏考證人類與動物之放線狀菌病爲同一之病原。
一八八〇年光緒六年
渥士頓氏發見釀膿菌體。
亞理穆爾翰曾氏於癩病患者結節中發見桿狀癩病菌。（癩即麻瘋）
伊伯特氏、及古弗氏發見腸窒扶斯患者之脾臟、幷腸腺中之一種病原菌。
一八八一年光緒七年
古弗氏發見丹毒病原連鎖菌。又於土中發見敗血性螺旋菌名爲惡性水腫菌。
斯丁北氏由敗血症唾液中發見肺炎雙球菌。
一八八二年光緒八年
古弗氏、發見結核菌。
羅福魯氏、士超昔氏發見驢馬及人體之馬鼻疽菌。

福勒斯氏於鼻腫硬患者之肉芽性組織內發見一種病原菌。

羅偉蘭氏發見麻剌利亞胞子蟲。(麻剌利亞即瘧疾)

一八八三年光緒九年

古弗氏考察印度虎列拉病。(即霍亂)發見一種虎列拉螺旋菌，

福勒蘭多氏於肺氣胞內滲出液發見一種肺炎菌，

一八八四年光緒十年

卡爾辣多尼氏、及尼古來爾氏、於破傷風傳染病發見破傷風有頭菌。

羅福魯氏於實布垤里患者義膜中。發見病原菌。

羅森巴昔氏發見化膿性之黃金色葡萄球狀菌。又發見釀膿性連鎖球菌。

古弗氏於肺結患者之空洞壁中。發見四聯球菌。

一八八五年光緒十一年

魯斯特嘉爾典氏於梅毒性潰瘍膿汁中。發見桿狀梅毒菌。

一八八七年光緒十三年

威悉爾般氏發見腦脊髓膜炎雙球菌。

布黑爾氏、及倍辟爾氏、以注射法。發明腸窒扶斯之免病法。

一八八八年光緒十四年

巴比士氏發見尿血性牛疫之寄生蟲。

一八八九年光緒十五年

亞理可翰氏於飲料水中發見運動性球菌。

一八九〇年光緒十六年

古弗氏於柏靈萬國醫學會第十回開會演解原生蟲與細菌之分別。同是年又發明結核菌之毒質。

馬福錫氏發見異種之鳥結核菌。

一八九一年光緒十七年

帕錫圭爾氏於埃及馬薩兩地方由井水及糞溺中發見虎列拉同狀菌。

一八九二年光緒十八年

柏弗科爾氏於同患者之咯痰及小氣管枝管內。發見流行性感冒菌。

是年於奧國境之多瑙河。於德國境之易北河、及濾水池發見虎列拉同狀菌。

一八九三年光緒十九年

敦伯爾氏於易北河水。鄺塞爾氏於下痢患者糞溺中。發見燐光性螺旋菌。

日本北里氏於新瀉縣流行病。發見一種恙蟲微生物。

一八九四年光緒二十年

耶阿先氏及北里氏考察香港百斯篤疫。於腫脹腺內。發見兩種桿狀菌。

一八九六年光緒二十二年

日本緒方氏於台灣檢驗百斯篤病菌。定耶阿先氏所發見者爲該疫之病原菌。北里氏所發見者、爲該疫末期敗血症之變異菌。

一八九七年光緒二十三年

日本志賀氏於東京赤痢流行病。發見赤痢桿狀菌。

古弗氏發明新結核菌毒質。

細菌大會

汪滌如

某年。月。日。桿菌、球菌、原蟲。等。大會。於。某地。

既坐。腸窒扶斯桿菌。避席擇言曰。吾細菌類。自有生。以來。數千年。於。茲。矣。殲滅人種不知凡幾降至今日子孫益繁部落愈衆勢力所加陸讋水慄然各長其長各子其子師無犄角國無統率非所以壯聲威而一治理也謂宜擇長而雄武者共立爲王吾曹咸聽其命他日苟有戰爭王命他部落率師援之戰無不勝攻無不克則人類靡有孑遺也衆曰善

居有頃再歸熱螺旋菌曰痲疹病毒國大民衆名在方策內而血液淚液鼻腔喉頭氣管枝之分泌液外而皮膚之水疱胥爲其根據地千八百八十四五年間大舉攻日人克之千八百九十六年春又伐之日人望風披靡其駿烈如此當王

赤痢大腸阿米巴曰痲疹病毒之出師也必在冬春之交且所向不過一處不能蹂躪其全土所至不過一時不能老師以相持不如虎列剌桿菌在昔建國印度虎據中亞洎千八百三十年桿菌親率大軍海陸並進遠征歐洲陸軍繞南俄之駱駝隊商道海軍則踰蘇士海峽而相會於中央歐羅巴歐洲既下更率兵艦至西半球之亞美利加二年之間威震全球千九百三年四月移兵至日本與日人戰於九州四國拔之遂陷岡山破神戶大阪下西京日人死者無算誠足以執細菌之牛耳而爲盟主也吾曹宜王之

丹毒球菌曰。不然。吾聞之。王者之教民也。當令其耳濡目染。潛移默化。桿菌用兵神速。使敵人死而無知。勇則勇矣。如暴厲何。吾聞肺結核菌。以智濟勇。以柔克剛。雖漢高不若也。宜王之。

百斯篤菌曰。肺結核菌。能使健強之軀體。一變而爲癆瘵之質。生不能生。死不遽死。殺人之智。出於尋常萬萬。雖然。亦人類誤認爲傳染病。因循自誤。遂得一任細菌之蔓延耳。今歐洲已開萬國結核病豫防會。日籌抵制之方。是其國祚。且恐不永矣。奚王焉。

然則實扶的里桿菌何如。

百斯篤菌曰。不可。君不見實扶的里血清乎。一針注射。毒於綠氣之鎗。蟲沙盡化。無一生還。近日文明諸國。皆廣製血清。以爲利器。神州大陸之華醫。雖仍以氣化競勝。不知有所謂血清。其上焉者。亦僅知用法。而不知製法。然近則有上海之工部局。遠則有日本東京之血清藥院。青蚨飛去。毒具郵來。不及十稔。桿菌將漸滅矣。奚王焉。

然則癩菌、破傷風菌、馬鼻疽菌、放線菌、重球菌、脾脫疽菌、流行性感冒桿菌、麻拉里亞原蟲、釀膿性鏈鎖狀球菌、釀膿性葡萄狀球菌、皆何如。

曰。公等碌碌耳。不足以君臨萬國哉。

嘉善醫學研究會暫定簡章

第一章　名稱

第一條　本會仿照嘉郡公立醫學研究會推廣辦法故名曰嘉善醫學研究會

第二章　目的

第二條　本會謹遵　奏定醫學堂章程根據醫理互相研究以促醫學之進行爲目的

第三章　組織

第三條　本會聯合闔邑醫界公共組織俾得集思廣益所有職員如左

(甲)會長（正副會長各一員正會長主管會中一切事務及籌募經費等事如正會長有事故時由副會長兼理）

(乙)評議員（額設四人司會中一切評議之件及會外醫家病家爭執等事）

（丙）調查員（額設十二人司糾正會規及稽查藥肆僞造品等事）

（丁）書記員（額設四人司會中公牘函件及編訂規則修改章程等事）

（戊）會計員（額設二人司會中收支經費等事）

（己）庶務員（額設二人司會中購辦應用物件及一切雜事）

以上甲項開會投票選舉乙丙丁戊己五項由會員公推

第四章 入會

第四條 本會爲聯合醫界互相討論起見應以才學資望四者爲本會會員所定之程度如下所列乃爲合格才品（品行端方醫有經驗者）

學問（通曉醫理勤於討論者）

資格（業醫已歷三年以外年届二十五歲以上者）

名望（其人爲醫界推許者）

第五條 入會時須立志願書必經會中公認後方爲入會至外來醫士願入本會者須先四星期報名由本會派員調查如確有本章第四條之四項程度者方

允入會

第六條　凡入會時先繳半年會費洋一元其願捐特別費者請隨時補助如有違犯會章發生事情自行退出其已繳會費等欵概不付還

第五章　規約

第七條　入會者年齒有長幼學術有淺深均宜虛心謙抑不得各存意見致碍進行每星期日午後到會研究以四小時爲率倘因事不到當預先聲明或託會中人代表如無故不到踰五星期者請自行辭退

第八條　本會所有一切陳設及圖畫書籍診病治病器具皆集衆力購置應爲公共之用品倘會中人欲携借者不得過兩星期如有損壞照價賠償

第九條　本會職員以一年爲任期如熱心辦事爲全體所公認者得可連舉連任以資熟手

第六章　經費

第十條　本會經費分開辦經常特別三種

開辦經費（由本會發起人公認）

經常經費（由在會者分任每半年各繳會費洋一元）

特別經費（由在會者量力樂輸以補助經常費之不足及添置應用各件等用）

第十一條　會中出納各欵每年終由會計員滙總列表刊刻徵信錄藉供衆覽

第七章　會期

第十二條　本會除每星期常會一次外每年大會兩次選舉會一次由會長擇定日期臨時佈告如遇有特別要費無論會外會內苟與本會確有關係者經會長查明原因後得可開臨時會提議

第八章　會務

十三條　本會研究之科學以中醫爲本東西洋新法爲標取其所長而研究之以期中外貫通苟入會者有筆記論說或臨症治驗得可互相傳示如確有心得者即代登醫學報

第十四條　本會成立後先行試辦施醫由會中給劵至醫家診治餘如施藥醫報以及醫學堂醫院病院等應俟經費充裕後次第擇要舉辦

第十五條　巫覡本在禁例託言神佛附體妄治人病無識愚民迷信崇拜至死不悟不僅為醫界之蟊賊且為地方之大害如查有其人當稟請地方官查究以重生命

第九章　權利

第十六條　外來及未入會諸醫家本會可調查其優劣如業有未精誤人生命經本會一再勸導而罔恤人言本會有將其荒謬事實宣佈社會之權

第十七條　諸醫家須詳審病症不可妄用珍貴之品見好於藥肆違者察出本會有議罰之權如江湖術士託名秘方包醫包愈誑取人財以偽亂眞者亦在罰例

第十章　義務

第十八條　本境或遇時疫必先召集會員妥商治法如得有經驗良方本會即為刊

布至病家延醫診治所開之方如不敢嘗試可逕送本會公議他如仙方乩方巫覡所擬之方本會不負公議之義務

第十九條　治病雖在醫家而尤以藥品爲重藥品不精良方無效其在上等藥肆自重斷不屑以僞藥欺人而下等藥肆恐所不免本會聯合藥肆在會研究以盡維持藥性爲義務

第二十條　本會聯合上海嘉郡各醫會凡有新奇重大病症業經治愈必當將治驗方法彼此報告以期廣益見聞各求進步

第十一章　會所

第二十一條　暫假本城藥業公所爲會所俟籌有的欵購地建造

第十二章　附則

第二十二條　醫學堂未立之先各會員之受業弟子未經卒業者可於星期日隨同師長來會研究不需會費以廣本會作育人才之意

第二十三條　此係暫定簡章如有未甚合宜之處得可隨時修改

漢魏六朝名家集一百十種目錄

漢十一家

後漢二十家

三國八家

晉二十三家

漢魏六朝名家集 目錄 四

寶威大藥行製藥公司廣告

疾病者、爲人生無形勁敵、恒使人惴惴恐怖、與吾人性命相搏擊、欲抵禦之、當以良藥爲最利之器械、然天下良藥、無過寶威大藥行之所製、

自古以來、人之於疾病、專心研究、欲得醫治之藥、逮至今日、而醫學成精美專科、故藥物精奇、終不外乎醫學之發達、寶威大藥行製造各藥、均依科學最近發明妙用、寰球藥品、殆無出其右焉、

近來東西各國、其藥品輸入中華、不勝枚舉、然皆未有如寶威大藥行之良藥、名傳遐邇、亦無能如本行良藥、素蒙世上著名醫士、羣所稱揚樂用者也、

本公司製造藥物、品極純正、權量準確、携帶靈便、雖經寒帶赤道、其性質不稍改變、尤爲特色、非他家所能及也、又本公司良藥、適口易服、或備家用、或水陸旅行、隨身携帶、均極利便、且每種藥品、均詳明服法用法、本公司所製品物、曾往近世最大博覽會陳賽、所得奬賞功牌、數逾二百二十餘事、均揄揚本公司所製良藥、有奇特之化學妙工、倫中外醫學界　諸君、欲索華文仿書、請函致上海四川路四十四號本藥行、當即郵奉、郵資不取、　(祈寫明因閱中西醫學報云云)

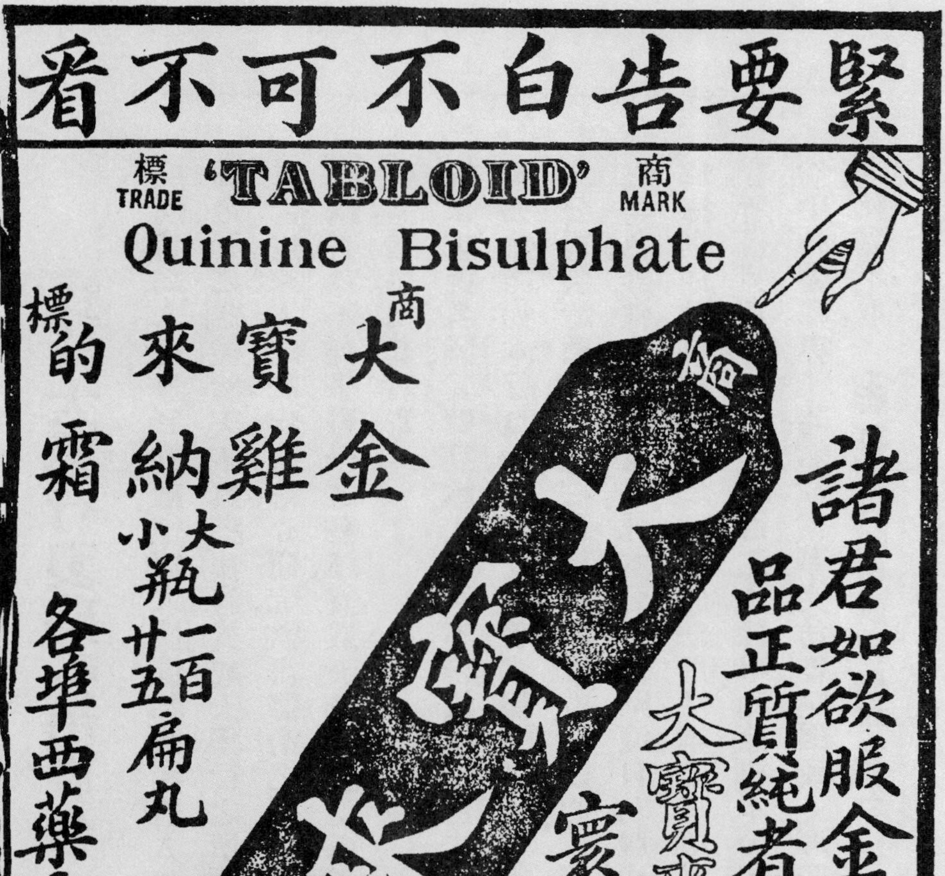
緊要告白不可不看
商標 'TABLOID' TRADE MARK
Quinine Bisulphate
大寶來的商標
金雞納霜
大瓶一百
小瓶廿五扁丸
各埠西藥房均有代售
大寶來的商標
諸君如欲服金雞納霜必須擇其品正質純者服之方能有益
大寶來的商標金雞納霜乃寰球第一無能出其右者購者祈為注意
寶威大藥行白

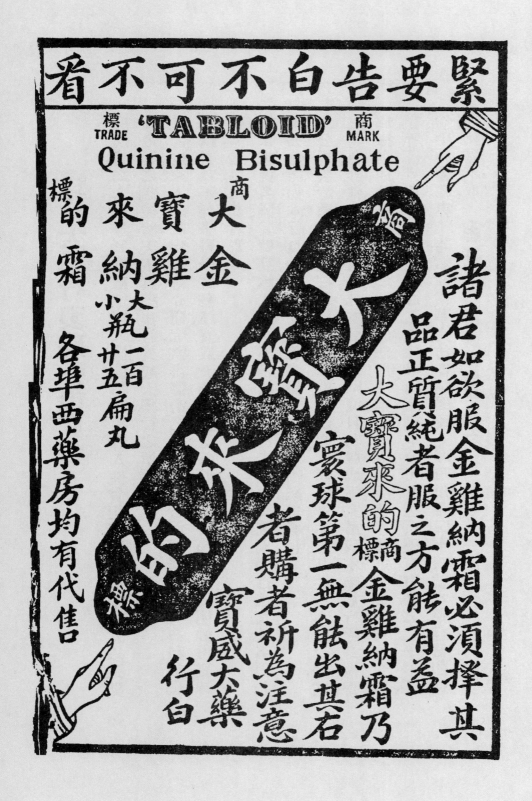

（第十三期）

宣統三年四月中西醫學研究會出版

中西醫學報

總發行所上海新馬路昌壽里八十二號無錫丁庽

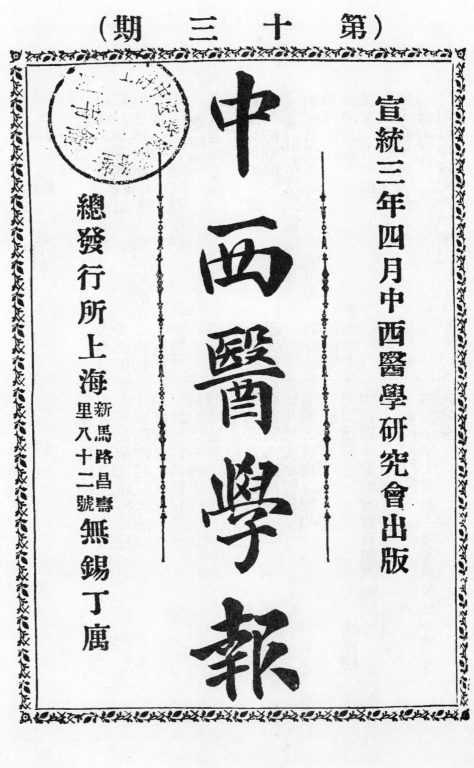

目錄 四月份

●價目●

本報全年十二册本埠八角四分外埠九角六分

肺癆病救護法序

日本愛知醫學專門學校學生 無錫朱笏雲

丁先生仲祜。與予相識有年矣。歲丙申。龍公濈霖奉 命督學江蘇。予與先生赴試。均補博士弟子員。是爲予與先生相識之始。是歲也吾邑之舉秀才者以予年爲最少。予舉秀才後。猶朝夕從事功令文。不輟。先生頗不以爲然。力勸予舍舊學治新學。言之再三而不憚煩。先生之勗我者如此。其至也。予平日有求於先生。事無大小。苟爲先生力之所及。則必盡力爲之。至達其目的而後已。先生之爲予謀者又如此。其忠也。予讀先生之東文典。始通東文之門徑。讀先生之衛生學問答。及生理學講義。始知生理衛生之大要。讀先生之醫學叢書。始知漢醫不足恃。欲學醫者。不可不舍漢醫而治西醫。則先生之新學智識。隨時隨地足爲予先路之導。有如此者。予之留學日本也。痛吾國醫學腐敗。又無完全之醫學校。故欲造就完全之醫學。不得不借徑於日本。方予留學江西醫學堂時。王先生宜卿及厚卿、顧丈石仲。皆勸余赴日本甚力。且曰學費如有不敷務當量力而助。三君子之爲予計者至深且厚。予以三君子所言。質諸先生。而先生之勸余尤力。予感先生之熱心。毅然東渡。迄今已數年矣。予體素弱。每冬春之交。常患盜汗。月多痰。先生恐予之不講衛生。將成肺病也。常告予曰。毋過用功。毋過節儉。宜時時注意衛生。去年汪君贊卿畢業回國。途徑滬上。晤先生。先生詢知予稍有不適。再以注意衛生四字專函言之者三。噫。先生之愛我至矣盡矣蔑以加矣。顧予知先生之言之善。而未克見諸實行也。今歲春季。校中舉行學年試驗。連日預備功課。過於勞瘁。因之盜汗大發。痰亦增加。試驗畢。延醫診之。則曰肺尖加答兒。肺尖加答兒者。肺病之初期也。予頗引以爲憂。因思先生爲吾國肺病學大家。乃專函告急於先生。先生告我曰。宜實行空氣療法。營養療法。精神療法。又曰。校中考試。勿以得失爲重。當以性命爲重。又以肺病救護法一冊示予。蓋肺病之種種療法。備載於此書也。嗚呼。予以不聽先生之言。致有此病。悔之已晚。使過此以往。予之衛生。果悉合乎先生之書所言而持之以恆則予病尚淺。度不至遽入危境。如其不然。則病勢將日益增劇。永無就痊之望矣。則先生此書。謂爲予之續命湯可也。謂爲當世之奪命丹亦罔不可也。予因之有感焉。天下之足以戕賊吾人生命。而致之死地者。莫如病。病之中。又以傳染病爲最可懼。傳染病中。又以肺病爲最可懼。蓋肺病之於人也。其傳染最易。其治愈亦最難。而其殺人之多斷非洪水猛獸所可同日語。歐洲各國。知其然也。故其防之也最嚴。而治之也最力。若吐痰之限制若肺病患者之住室之衣服之器用什物非經消毒嚴禁他人使用若民間患肺病而匿不報者則病家與醫生均有罰金（美國紐約衛生局之規則、凡患傳染病而匿不報者、則病家罰美金二十五元、醫生罰五十元、）若學校、病院、船埠、劇場、旅館、製造所等、痰盂之配置不適當或個數太少則警察官署有干涉之權皆所以防肺病於未然者也若肺結核療養所、及肺結核施藥院之設備若藥餌療法之精益求精若高山海濱等處適於肺病之療養者則置有病院及旅館以便肺病患者之療養皆所以救肺病於已然者也歐洲各國其處置肺病也如此其周故近數年來患肺病者日益少由是而有期於五十年內掃除肺結核病毒之盛舉也以言乎吾國則上而官紳既缺地方上之衛生智識下而士庶其講體育重衛生者復百不獲一閉窗塞戶吾國社會之惡習也彎腰曲背吾國學者之常態也同此五官百骸同此飲食、衣服、居住而外人之詆吾中國也必曰病夫病夫非以吾國國民類皆昧於衛生之法致令吾國之患肺病者獨多於各國乎而起視吾國醫界方且陰陽五行死守不變高譚靈素沉溺於故紙堆中而自詡精通醫理及叩以肺病之原因若何治療若何則瞠目撟舌而不能對其黠者則穿鑿附會摭拾一二影響之譚以欺人而於此病之的確症狀及根本上之療法殆未能道其隻字故吾國醫界一遇肺病患者則不問其病勢如何罔不公認爲必死之症殊不知肺病二字乃統肺病之始終而渾言之也分言之依肺病之輕重可分爲三期其第一期類皆可救者也第二期則介乎可救不可救之間第三期則必死今之爲醫生者不識第一第二期之正當療法概以背謬之法治之是吾國之眞死於肺病者尚少因庸醫之不知治法遂令明明可以不死之肺病而亦歸於死者比比皆是也嗚呼昔之患肺病者何不幸而誤殺於庸醫之手今之患肺病者何幸而得先生此書讀之可以施其挽救之術乎先生此書於肺病之原因傳染症候等無不畢載而於各種療法言之尤詳如能按法實行不特初患肺病者可以速痊即患肺病稍久者亦必能變重症爲輕症此書之出也吾知吾國人口生齒死亡表必歲有所減焉則是書也殆吾國國民之壽劵乎吾於是不禁大聲疾呼爲吾四萬萬同胞正告之曰凡未患肺病而欲保其健康使永不罹肺病者則不可不讀此書既患肺病而欲求其病之痊癒或雖不痊癒而欲遏其進行者尤不可不讀此書余臥病愛知病院中忝此書爲自療之指南邇來肺病已愈行將退院乃書其簡端以告世之研究肺病學者

解剖學講義雜議

丁福保

昔徐光啓譯幾何原本畢。作幾何原本雜議。余譯解剖學講義畢。作解剖學講義雜議。

解剖學之爲益。能令學理者祛其浮氣。練其精心。實習者資其定法。發其巧思。故內外科無一人不當學。

能精此書者。無一書不可精。好學此書者。無一事不可學。

人具上資而意理疎莽。即上資無用。人具中材而心思縝密。即中材有用。能通解剖之學。縝密甚矣。故率醫林中人而歸於實用者。是或其所由之道也。

有初覽此書者。疑其奧深難通。謂余當顯其文句。余謂解剖之理。本無隱奧。至於文句。則爾日推敲再四。顯明極矣。倘未及留意。望之似奧深焉。譬行重山中。四望無路。及行到彼蹊徑歷然。請假旬日之功。一究其旨。即知諸篇自首迄尾。悉皆顯明文句。

以上皆徐光啓幾何原本雜議之語也。余爲之節改數語。以雜議解剖學。然徐氏之言畢。而余意尚未盡也。

今試執司機者而問之曰。是機也。其內容之件。有若干名目。其位置若何。而司機者必能將機內各件。一一背誦。幷能知某件在上。某件在下。某某件在前後。某某件在左右。而歷歷不爽焉。今試執縉紳先生而問之曰。爾體內之骨肉臟腑有若干名目。其位置若何。而縉紳先生必瞠目直視。既不知體內機關之名目。又烏能知各機關之位置耶。嗚呼。吾身之價値無限。機器之價値有限。以價値有限之機器。尚不肯使無知識之拙匠管理。奈何以價値無限之身體。而令不學無術之腦髓管理。貴賤失倫。輕重倒置。莫此為甚。

不但此也。今之為家督者。凡一家之房屋幾何。田產幾何。儲金幾何。以及子弟之賢愚高下。必瞭然如數掌上紋。若叩以一己之骨肉內臟。既誤其數目。又誤其位置。復不解其性質。豈非以自身為輕。身外之物為重也。

又有研究動物植物礦物者。凡禽獸昆蟲草木金石。辨析精微。牛毛繭絲。細入無間。獨於人體內外之各種名目。各內臟之位置。茫然一無所知。豈人體之貴重。不如動植礦物耶。抑舍其近而圖其遠耶。盍將人體解剖學一研究之。然吾所望者。不但研究解剖之理論。併宜施諸實行焉。

病人有遺囑。俟死後將病屍解剖。欲明病原之所在者。歐美日本往往有之。吾國古時。

亦有此舉。沈約宋書曰。沛郡相縣唐賜。往北村飲酒還。因得病。吐蠱蟲十枚。臨死。語妻張曰。死後刳腹中病。張手破之。藏（內臟也）悉糜碎。吾願今之患疑難症者。遠法古人。近師各國。囑醫生將病屍解剖之。

東西洋各國之囚犯。凡刑死及病死者。苟無親屬故舊。領其遺骸。則付醫生供實習解剖之用。吾國古時。亦有解剖囚屍之例。漢王莽誅翟義之黨。使太醫巧屠刳剝。度量五臟。以竹筳導其脉。知所終始。宋崇甯五年。梁少保知大同府。有羣盜起。內一強寇楊宗以計禽之。臨刑。命醫官幷畫工畫之。適徐州歐希範作惡。當刑三十人。亦命畫工於法場。割開諸人胸腹。詳視畫之。此皆吾國解剖囚屍之濫觴也。惟此事有刑法上之關係。吾國刑律。既分大辟及凌遲。而誅惡之差等。又有死後戮屍等特別刑律。今欲以死囚供解剖之用。恐無知罔識者。又創爲死後繼刑。罪上加罪之說。以橫生阻撓。是非法部專案奏准。以後凡囚屍無家族請收者。一律聽候地方官立醫學堂醫院請領解剖。不可。吾曹且馨香禱祝之。拭目以竢之。

論徒恃診脉的確不足以知病

梁慎餘

論徒恃診脈的確不足以知病

醫之有診斷學，所以研究病情之疑似，定其爲某處某病也。尋常診斷學，有訊問、檢查二法。訊問者，訊問其既往、現在一切之疾苦，及年齡、職業、血族之屬；檢查者，檢查其器官一切之現狀，則有聽診、觸診、打診、視診諸法。諸般診法中，又有多數器械，如聽診器、檢溫器、打診板、檢尿表、耳鏡、喉鏡、鼻鏡、顯微鏡之屬，以助檢查之不足。診法如是其周詳也。切脈者，特觸診中之一事，苟切脈可以知病，則胡爲爲此不憚煩也。吾國舊日之診斷學，亦有所謂望、聞、問者，以與切並行，雖先民簡質，未遑大備乎，然其不徒恃切脉可知也。素問徵四失篇曰：診病不問其始，憂患飲食之失節，起居之過度，或傷於毒，不先言此，卒持氣口，妄言作名，爲粗爲窮，何以能中。今乃以切脈爲的確，的確可以知病，則不獨不知新世界之診斷學，並未知吾國舊日之診斷學也。豈獨診斷學不知，並未知脉之生理學也。

王勳臣曰：論病不知臟腑，如癡人說夢；治病不知臟腑，如盲子夜行。言診脈而不知脈之生理，何異於癡人盲子乎。脉之生理且不知，又焉望其能診脉乎。

既明脉之生理，則脉者不過全體中之一血運器。全體器官可畧分爲九，謂一器官可以知全體之病，無是理也。則又以吾所言者，生理學而非診脈學乎，姑與言吾國之診

脉學而以平日聞於師友之說證明之

吾國舊醫書之論脈紛紛不一其說也通行之說謂二十七種而脈經則僅有二十四種脈經無長短脈訣則增長短而去散數也診脉之法必分左右手部位而部位之說又各不同在內經曰左心膻中肝胆腎右肺胸中脾胃腎無大小腸二脉王叔和則以小腸配左寸大腸配右寸李時珍則以小腸配左尺大腸配右尺張景岳則將小腸配右尺大腸配左尺王宗正戴起宗則以兩寸診心肺兩關診脾胃兩尺診肝腎褚澄則創陰陽順逆之說倒易尺寸以診男女難經五難又不以部位分配而以輕重深淺言之曰初持脉如三菽之重與皮毛相得者肺部也如六菽之重與血脉相得者心部也如九菽之重與肌肉相得者脾部也如十二菽之重與筋相得者肝部也按之至骨者腎部也

凡此諸說錯雜脊亂莫知其歸試思經絡臟腑本有一定不易之位置男女除生殖器外亦無有不同果病由診病而知則部位分配當一定不移何以各家立說有如是之岐出也豈臟腑之應脉遇人而變耶無是理也

且盈寸之脉徑分之管直中無所分隔橫內無所旁出深淺上下無所層疊而謂血脉

之行至尺即呈尺部如許之變至關即呈關部如許之變至寸即呈寸部如許之變必有左右深淺層見疊出即眞有部位之分亦何能若此診脉不能知病固無待智者而後知者也

或曰古人論脉如是不同何亦能治病無誤乎曰臟腑有病各有病狀可見古人以其聰明於望聞問三者已知得其病再切脉以察之見如是情形用如是方藥則屢試屢效此由經歷故無誤也非信脉之能知病也

善哉吾友某君之言曰吾國古時有良醫藥有良醫法有良醫生而獨無醫學理醫書中之陰陽五行即數學之甲乙丙丁之代記符號如見發熱頭痛項強惡寒脈數等狀服蔴黃及桂枝湯得汗而愈則以其狀爲太陽病其藥爲太陽藥是太陽之名即數學中之甲乙等耳非由病理而名之者也夫病必有病之原因人之器官亦必有所變常按病理而定病名者必本乎病之原因及器官之如何變常而定即如肺體變壞則名以肺癆而不能名以陰虛之類是也若徒以脉數頭痛惡寒等狀爲太陽病則徵諸近日世界醫學凡各種細菌傳染之病及各經積血發炎之病其初起無不有此狀又豈能盡目爲太陽病耶

寇宗奭曰醫人止據脉供藥其可得乎如此言之焉能盡其術也此醫家之公患王海藏曰病人拱默惟令切派試醫知否夫熱則脉數弱則脉遲實則有力虛則無力可以脉知也若得病之由及所傷之物豈能以脉知乎

診家正眼曰近世醫者旣自附於知脉而病家亦欲試其本領遂絕口不言惟伸手就診而醫者遂强爲揣摩揣摩偶合則信爲神奇揣摩不合則薄爲愚昧噫嘻此內經所謂妄言作名爲蠱所竊也如是而欲拯危起殆何異欲入室而反閉門耶

徐靈胎曰診脉可知何病及生死無不能先知者非也蓋脉之變遷無定不可執一時之脉而定其是非又曰人之患病其輕重死生之別醫者何由知之皆必問其症切其脉而後知之然證脈各有不同今人不按其症而徒講乎脉則講之愈密失之愈遠一症可見數十脈一脉可現數百症若泥脈以治病必至全無把握由是觀之則脈之不足以知病古人無不知之無不言之其不知者庸而無學者耳知而不肯言者狡滑之徒耳

抑吾尤有一顯淺之據可見時醫亦以爲脈不足據者夫醫之診病其專業也衣於斯食於斯名於斯利於斯者也果其以脈爲知病則所謂寸關尺之部位應如何認眞而

論徒恃診脈的確不足以知病

不能稍有所移易致將寸作關或將關作寸乎然余少多病赴醫診脈亦多曾留心於各醫手指按脈之部位而默認之矣則見各醫生不同也不獨各醫生不同即同是此醫前後亦不同也此可爲醫生不信切脈知病之據故其手甫按脈即能口說病情也若猶內時醫之有純恃切脈而能言病狀無差者以是信脈之能知病則未知此非醫士乃江湖之術士耳江湖術士不獨診脈可以知病即人生之壽夭禍福某年得貴某年得財皆可於脈求之如世所謂太素脈者是也脈與禍福富貴有何關係三尺之童亦莫不嗤之然其言亦有時倖中者無他蓋別有偵探之術非醫術也嘗見上海某報有名醫談一則其言曰輿服鋪設均須華麗其於病家也應酬貴圓到惟醫學則不宜輕談或確知其人不識醫者則不妨縱橫古今信口懸河自炫其技然亦可祇多言病理如肺氣不降腎水不足肝木不舒肝陽上亢等語以此等影響之言言之亦無把鼻也若病狀則少說爲妙其不問斷難切合或有不能不問者則先問病人之必答以爲然者引之自述如第一問曰近來食量必不佳次則曰人覺倦怠否氣抑鬱否病人多連聲稱是後即自言病狀而應之曰此等症脈內悉見此因何處受病所致也則病者必訝其神矣於略危之症則必故甚言之蓋言其甚實有數譬其病而即愈可詡吾治

法之神其病而不愈亦可謝吾之先見今之醫動言人爲時症即是故也然亦有等危症恐干病家之忌諱而不便言者則必有以博病家之喜固言無害惟於方按中加危險等字自可爲後來卸責之地矣又况吾國人信醫不專當病至危重之時必延數醫診視倘有不測亦可謂其服錯某藥某藥也凡世所稱爲名醫所稱爲深明脉理者皆於此三折肱者也

然其何以能愈病病之因醫而愈者又何其衆則又有一理夫世界之病能自愈十常八九也其不能自愈而必須藥力之補助者十之一二耳人生有病何止十次而死者不過一次則病之能愈者成數甚高故古人有不服藥爲中醫之說此豈符神水亦所以能於半開世界占巨勢力也豈符水果足愈病哉貪天之功以爲已有耳是以其方多用淮山、茯苓、杏仁、甘草、桔梗、枳殼、半夏、陳皮、等幾可作食品之劑而大黃、芒硝、之稍有藥力者亦視爲禁劑目爲霸道矣其病愈重其方愈輕不求有功但求無過粵俗之所謂清補凉亦可塞責也

顧亭林有言曰古之醫者能生人能死人今之醫者不能生人亦不能死人惟置人於不生不死之間而卒至於死痛哉雖其弊由於吾國醫學之不振然未始非因病家之

之愚昧有以養成之也吾非好爲不急之辯特以世人迷信脈能知病之說甚有害於醫術之進步與生人之健康故願凡求醫者必先將自覺之症候詳告醫生其不問病原輒然按脈之醫則避之於病家醫家均未嘗無益也焦氏筆乘述東坡曰士大夫多秘所患以驗醫能否使索病於冥漠之中吾平生求醫必盡告以所患然診後之故雖中醫治吾疾常愈吾求疾愈而已豈以困醫爲事哉東坡得之矣

原疫（錄中外日本報）

近日鼠疫漸次南下京津各埠風聲鶴唳幾至一夕數驚中外使署無不下令戒嚴各租界甚至擬於交界處禁止中國勞動社會通過雖未免近於太苛然亦未始非吾國人不講衛生汚穢太甚有以致之也雖然吾國窮民終日勤劬所得或不足供妻孥之一飽安有餘力以圖居處衣履之整潔西人每好詆吾國民之不好整潔出於天性今試與之履腹賈之庭扣名宦之第亭臺樓榭聳翼而紆迴異卉名花葱蔚而穠郁較彼西人之萬家叢居遠望若鴿閣之巢非身遊公園不能一吸新鮮空氣者何如其蒙不潔之譏者只以限於力有不逮耳

耗矣哀哉吾民之憔悴於生計也今使官署以厲行防疫之故比戶搜查豫防先事而以吾國通都大邑而論大率商業愈盛人口愈多租價愈昂居室愈隘各埠除少數富貴家不計外其能自營一宅或獨賃一院者不過僅十分之一其十分之九則叢數家而僦居一院其所謂院者亦不過稍通行人而止時當卓午猶不獲陽光之一臨其室終其身如坐黑獄占地既窄因之偪廁庖廚相去不能以尺及瞰其室中則十年前之布被敗絮暴露蟣蝨遍滿若午夜之星宿壁上爲蚊蟲之血所染通體皆作赤色范叔之綈袍韓侯之敝褌經年累月不加浣濯無在不足以爲黴菌之窟是即無外界之侵襲已自足發生疫症而有餘實足令行者過而掩鼻望而思嘔竊以爲政府而不實行防疫則已耳苟實行防疫必將此等窮民之所有悉投之一炬舊金山防疫之慘劇吾國重演一次方可望收尺寸之效然此數千萬喪家之犬又將安歸安得有博施濟衆萬能之政黨拔之地獄而登諸樂國哉故無論租界內外苟少加取締即不免怨聲載道豈盡由吾民之無良哉亦爲生計問題金錢主義所限制無可如何也而彼疫神者亦竟具能諂能驕之劣根性專媚富人而虐煢獨染疫而死者日食斗粟之壯丁反多於不能縛雞之孱軀常有一家八口恃一人以爲生一日身遭不幸其因以爲活之老

弱亦不免終塡溝壑者豈不大可哀哉

嗟乎衢巷之中惡土山積汲飲之河汚穢競投官廁之內異臭衝天尿池之旁波及百步無在不可以干天和而釀厲疫卽天性好汚之識亦未始非官家不講公共衛生有以致外人之非笑寖致天災果應召而至乃始爲急抱佛脚之謀不知禍機釀於平日非杯水車薪所能挽救端倪一露頃刻而瀰漫全部遂如經霜黃葉陡遇狂風有不簌而隕者乎人亦不而幸爲中國之人且爲中國城市巨埠之人哉

中國急宜改良醫學說

朱笏雲

今之最可痛最可惡不能生人而適能殺人者非吾中國之醫乎吾中國之醫不知解剖不辨物性不諳生理及病理肝居右而以爲居左肺五葉而以爲六葉心運血而以爲主知覺腎製溺而以爲藏精此古書中所論之內臟每誤其位置誤其形狀且誤其功用者至精囊與膵臟則幷其名目而不知矣黃連能助消化而以爲苦寒敗胃石膏不堪入藥而以爲能治傷寒中風牙痛等症人參但能平胃而以爲有治虛勞內傷中暍中風通血脈蓋肺氣等種種利益此古書中所述之藥性說多不確者也至謂色青

味酸入肝色赤味苦入心色黃味甘入脾色白味辛入肺色黑味鹹入腎則以色味强配五臟尤屬臆斷矣中風、腦出血也而或以爲風或以爲火或以爲氣虛或以爲濕盛喉痧、實扶的里菌生於咽喉頭等部也而以爲因痰火所致瘧疾、麻拉利亞菌入於血液也而以爲由風暑之邪客於營衛此古書中所言之病原多似是而非者也他如瘋癲爲腦髓病而以爲痰迷心驚風爲腦膜炎而以爲驚邪入心、入肝、入肺、入脾、入腎則立說尤爲荒誕矣綜觀古書中所論之內臟及藥性及病原類多附會而一孔之儒方且拘守陳編罔知變通其爲害蒼生豈淺尠哉嗚呼今日而欲强種强國舉吾二十行省之衆一切登諸壽域則改良醫學誠爲當務之急矣改良醫學之策最要者有六分列如左

一開辦醫學速成科也漢醫既不足恃而游學生在外國學醫畢業回國者尚少則爲今之計可開辦醫學速成科擇漢醫之文理清通天資穎悟者入其中授以西洋醫學之最簡要者限二年畢業畢業時由地方長官嚴加考核分別等第給予文憑嗣後有文憑者準其行醫無文憑者概不準行醫

一推廣醫院也吾國游學生有向在外國學醫今已畢業回國而無力開設醫院者地

方官及紳董宜爲之集資開設醫院以圖公益之擴張其外國人在吾國所開醫院有成效卓著而款項竭蹶者亦宜設法爲之補助

一多派中學畢業生赴外國習醫也查其國學生在東洋者已達萬餘在西洋者亦數百人然習法政路礦者居多習醫者十不獲一爲今欲振興醫學則宜多派學生專赴歐美日本習醫

一各省宜開辦醫學專門學堂也吾國學堂如法政師範實業高等之類各省均已開辦而醫學一科則開辦者尚尠今欲謀醫學之進步則各省宜一律開辦醫學堂

一古醫書中有可採用者宜一一採用也我國古醫書所載謬誤頗多然亦有極效之方足補西醫所不逮者日本草所載藥品可以代西藥者亦復不少是宜薈萃中西學說求其滙通凡古方之可用者存之西藥之可以中藥代者以中藥代之

一刊行醫學白話報使下流社會亦畧具普通醫學智識也今之醫學中絀西優爲有識者所公認而下流社會猶狃於習慣薄西醫而崇中醫者不知西醫之利中醫之弊也今欲以最淺近最切要之醫學知識普及齊民則莫如刊行醫學白話報

右之一二兩條所以救今日醫生之缺三四兩條所以爲醫界造就完全之人才使十

年。後。之。業。醫。者。咸。具。有。文。明。國。醫。生。之。資。格。第。五。條。所。以。存。國。粹。而。塞。漏。卮。第。六。條。所。以。破。除。鄉。愚。之。謬。見。使。不。爲。改。良。醫。學。之。阻。力。故。右。述。之。六。條。皆。改。良。醫。學。之。要。策。也。嗚。呼。吾。國。醫。學。之。壞。至。今。日。已。達。極。點。故。改。良。醫。學。於。今。日。尤。爲。急。務。當。軸。者。如。不。以。我。說。爲。迂。而。一。一。實。行。之。則。非。特。我。一。人。之。幸。抑。亦。四。萬。萬。同。胞。之。幸。也。已。

患痘須知九條

凌頌和

一痘發五六日後。痘當出齊。看是否出齊。以脚心爲驗。脚心有痘。則出齊矣。然痘稀少者。亦不拘此。總以邪熱退而痘爲出齊矣。若一發便出齊者。勢必重也。

一先發驚而後發痘者多安。先發痘而後發驚者多危。名曰驚痘。

一用手揩摩面頰。如紅隨手轉白。白隨轉紅。謂之血活。可治。如揩之不白。舉之不紅。謂之血枯。雖疏難治。

一痘未開盤。而頭面先腫。此元氣大虛。名爲虛腫。非起脹也。其痘不能起脹。宜大補元氣。腫自消而脹自起。若痘已回。而腫不消。是元氣大虛。不能攝毒盡化爲漿。餘毒留於胆廓之間所致。

患痘須知九條

一痘從正額兩顴先見者多順。人中口鼻先見險多者。或口唇目胞先浮腫者。此係脾胃受毒。尤險。太陽頤腮耳先見者。多逆。其不能先見於上部。而反見於下部者。亦元氣不振耳。其起漿收痂亦同。

一諸處痘不起。惟面部及臂上痘有漿起綻者。可治。有面部痘好。惟身上無痘。或有痘不起綻行漿者。皆難治。四肢有漿。惟身面無漿者。難治。全身痘漿灌足。惟面上不行漿者死。全身痘色紅活。惟面部焦枯者難治。周身痘好。惟兩足膝下全無者兇。若面半以上稠密灰滯。而面半以下。勻明綻澤者。名雲掩天庭。難治。抑諸處出齊。勻朗紅潤。而腰間稠密灰滯作痛者。名纏腰。此毒滯於陰。不能成漿。九日危。遲則不過十一日也。

一痘色紫。中帶黑焦枯者。乃純陽無陰之証。其人必口乾畏寒。小便短。大便結。宜清火解毒。但得灌漿。猶望生活。

一顆粒疏綻。根盤紅潤。精神爽健。二便如常。吉痘也。勿藥有喜。

一痘中有紫黑乾硬。暴脹獨大。脚無紅暈。或疼或不疼者。即痘疔也。痘疔能閉諸毒。未齊有疔。則諸痘不能出。既齊有疔。則諸痘不能起脹。行漿時有疔。則諸痘必致倒陷。

故初出時見有紫黑獨大之點。恐其成疔。卽宜以銀鍼挑破。吸盡毒血。然後以拔疔散敷之。次日復看若再硬脹。仍然刺破以前藥敷之。必轉紅活。方可已也。若鍼挑不動。手捻有核。則成疔矣。須用鍼從四邊剜開。以小鉗鉗出。其形如釘。有半寸許長。拔去其疔，仍以前藥敷瘡口。乃可無虞。又四肢有痘。慘暗堅硬而甚痛。或外無痘而內有核作痛者。亦痘疔也宜以艾火燒之卽愈。或以燈火焠之亦效。若不急治。則此粒痘深陷穿筋透髓而爛見骨。甚可畏也。又天庭有黑點。心窩舌上必有疔。地角有黑點。陰囊陰戶必有疔。兩顴有黑點。兩腋必有疔。準頭有黑點。四肢必有疔。此觀顯可知其隱，又不可不詳也。又痘大色黃如金者。名賊痘。大而黑者爲痘疔。當以銀鍼挑破。吸盡毒血。拔疔散敷之。

氣質譚

丁福保

氣質者吾人身體及精神所具之特異之傾向也與身體之狀態及其境遇有密接之關係，爲身體之狀態及於氣質之影響甚大如因氣候營養等之良否年齡之增加疾病等之事，故貧富交際等之變化而致氣質起變化者實世所常覩者也雖然各人類

氣質譚

十八

之氣質。其變化之間。亦稍有類似統一者在焉。不獨男女各有共通之氣質。卽在同一人種同一國度之間。亦互有之。此等氣質綜合之。可分爲四種。四種維何。卽多血質、膽汁質、黑膽質、(貧血質又作神經質)粘液質是也。

多血質之人。大都快活。生平輕佻躁忽。心意活潑。然雜駁不定。富於好奇心。其體格則細骨輕身。紅頰秀眸。動作常爲敏捷。處置多血質之兒童。不可專用嚴格。蓋彼之快活輕佻者。非敢有惡意也。故宜恩威並用。而保其中庸。除去誘惑物。而整其外部之秩序。

膽汁質之人。大都敢爲豪放。易陷於剛愎粗暴。有惟我獨尊之概。多逞筋骨。體格偉大。處置膽汁質之兒童。宜用威嚴。不如處置多血質之兒童。可以恩威並用也。故臨之者。必備足以維持尊嚴之智德。與堅固之意志。最忌饒舌多言。然過於嚴緊。則又激其反抗。或至執拗。或至全然萎縮。失其天然之毅力。

黑膽質之人。與多血質之人。適相反對。偏於嚴肅憂鬱。好沉思默想。悲觀萬事。疑人而切於自衛。且往往流於偏狹頑固。然尙有克己堅忍之風。其體質概不健全。瘠肉細身。皮膚蒼白。神經銳敏。處置黑膽質之兒童。最佳者以巧妙之方法。與實習親切之態度。而使其感我至誠之情。若動以彼等之偏癖。而使彼等誤認爲出於故意。則其害頗大。

粘液質之人冷情無感生平好安靜缺進取有為之氣性動輒為襟度宏量態度雖有偉大之風實則平凡無味行動遲鈍而少感覺常附於人後體質富於脂肪及其他漿液筋肉脹大而常不強健故教育粘液質之兒童每無適當之法然苟十分注意非不呈其効驗而大宜顧慮者不可有過度之要求不然必至盡喪其元氣宜使循序漸進反覆練習令其自覺己之進步發達以起其快感

以上四種之氣質教養上最切要者為運動於清潔空氣中及注意於營養

食鹽與人生之關係

陳衍芬

生老病死。人莫能免。以人身之體質與生力二者計之。固應有窮盡之一日。然自古迄今。未有不故之人。以天然之理證之。世代愈古。生活愈簡易。而人壽愈長。世運愈新。生活愈繁苦。而人壽愈促。昔者有名醫曾以世界人之壽數均計。每人僅得三十三齡。是則顏子之享壽三十二。固非不幸短命之人。無如好生惡死。人之天性。或得富貴而留戀虛華。或歷世深而世味淡薄。每起長生不死之幻想。張良之辟穀。秦始皇之求不死術。殆人情歟。近代衛生家多有研究長生之術。有以飲食撙節起居有常而享高壽者。有戒絕肉食而專賴蔬果穀食以攝生者。各執一說。咸有理在。前駐美欽使伍廷芳。素講衛生。聞於飲食起居調攝之外。復不食鹽。又未知其何所見乎。因據人體生理學。剖論食鹽之關係人身與世之研究衛生者一談。

夫彼持不食鹽之說者。聞因食鹽屬土質。食之將積於體內。令體質變硬。失其柔軟之性。爲老弱之原故。惡之。孰不思每日所用食鹽。僅小數耳。猶以植物之品。爲最多。而植物中含土質又不少。若因忌土質。致不食鹽。而又食五穀蔬果者。祇計其小端。而忘其大端者耳。仍計有未全。試思粵省每年鹽餉以千百萬計。則所食去之鹽之數可知。使鹽而果可免食也。每年節省甚鉅。何樂而不爲。所以不能免者。却有故。人但知食鹽之用。能調味。爲飲食不可少之物。而不知食鹽於人身大有相助。果有不可少之道在焉。查食肉之獸。與全賴肉食之蠻族。間不食鹽。惟於一切食植物類之生物。食鹽實爲食品中之一。若所食之植物。含有鉀質多者。則更然。故食草之獸。常跋涉遠方而尋鹽井者有之。食植物之蠻族。爲爭鹽井而戰鬬者有之。蓋食鹽與人體相依。不食鹽則體力爲之衰弱。而血薄水腫等病狀亦隨之。法國當未除免鹽稅之前。缺乏食鹽之種種病狀。在所常見者。

究其原理食鹽者。即化學名所謂鈉綠也。血質內多含之。血中所含金質強礬類。以鈉綠爲最多。居其百分之六十至九十之間。故其味。鹹。鹽在血中。有激動血輪之力有助體質消長之功。苟欲驗血輪之如何運動變形。應刺指取血一點。與淡鹽水少許相和。則運動之勢更顯。即此故也。或者謂食鹽固於血有益。惟血中既有食鹽在。奚假多食爲。然而昔者賓治氏曾釋此理。謂血中固多含鈉綠。而植物食品又多含鉀質強礬。此質一入至血之時。即取血內鈉綠之綠。而成鉀綠。鈉綠既失其綠。又奪鉀強礬所原有之強酸而別成一質。二者俱隨溺由內腎排洩而出。而血於是失去其鈉綠。有不能不望得食品中之食鹽而彌補之。此人之所以有食鹽之切想而不自覺者也。不第此食鹽舍有益於血與能補每日之所失者外。更能助消化。緣胃之所以消化者。在有胃液也。胃液所以有消化力者。輕綠酸之功居其一。爲輕綠酸何以生。生於食鹽。當人飲食之時。血多聚於胃。於是胃上端之生液核腺。能擇取血與津中之鈉綠等強礬變化而成輕綠酸。流歸核穴。由管而導出於胃。爲其變化之法。學說甚多。以馬利氏之說爲最確。謂由於鈉綠與鈉雙輕燐強礬相化合。而成雙輕燐強礬與輕綠酸。其方程即（鈉輕＝燐養四十鈉綠＝鈉＝輕燐養四十輕綠）是也。據上諸理。食鹽於人身生理之關係有如此。其不宜戒食也亦顯矣。然而食鹽更有治病之功。又請兼詳之。治病之功。最大而最顯者爲注射鹽水入血法凡人因失血或神傷而眩暈將死或因嘔吐瀉洩過甚而至血之流質減少。可以食鹽九十西釐或二地廉。開經沸之水廿安士。較至法倫表一百度熱注射入迴管。或皮下。或肛內。約射二十安士或四十安士之多。厥功甚偉較勝於多等提壯之藥品。近日人多用之。更有用此法以治糖尿症之昏迷不醒者。取其能和淡血中之毒質而甦醒片時也。且鹽入胃腸。能由胃腸之泗膜吸取流液。故服至一湯匙許或更多。可作吐劑與瀉劑。若以之化水節入直腸。能殺直腸內之線蟲。又鹹海水浴法。能行血氣健皮膚。却退傷風舊病。人多知之。固由於冷水之觸發力。亦由於鹽質提壯之功也以濃厚而熱之鹽水浴法。而治風濕舊病。與尻大腿筋痛者亦有之。凡此皆食鹽治病之功也。由是觀之。食鹽固爲人生之要物歟。有不能因其賤與習見習用而忽之。

學生衛生譚

謝洪賚

緒言

宇內萬事。無不有所倚。凡立者必有址。凡萌者必有根。凡轉者必有樞。雖其所倚者由全部而觀之不必定居最要之位。然固全部所憑藉。而不可缺者也。如屋宇之基址。無獨立之性質。輪奐既成。且自隱於不可見之處。然固全屋所憑以植立者也。去基則屋無不圮。智之於體。腦力之於全身。其關係亦猶是也。故學者求智。必以保養軀殼爲第一事。然學人通病。往往視保身爲細事。學愈勤者。其不惜身體愈甚。奮進不已。恍如馳無信號之輪車。直奔危崖之畔。而後始覺己之危險。故凡爲學者。先當確知一切安靜之執業。俱有妨於攝生。而讀書一事。少運動而多用腦。尤損精神。苟體氣薄弱。而努力誦讀不輟。不久則心力日衰。元氣又虧。悔之已晚。學者既知此義。而猶不決定心志。時時加意衞生。則疾病死亡。皆自取之咎。於人無責。工欲善事。必利其器。軍欲致果、必銳其兵。學者徒務目前。而昧爲學之要。所喪多矣。僕亦老學生也。敢以半生閱歷所得。畧舉數端。以爲忠告。當亦青年所樂聽焉。

一　運動

身之諸體。所以能長大而活潑者。必由於運動。推之宇內生物。無不皆然、用力營作。斯有生命。求完全之靜息。祗在寤寐。人身生活力之程度。以其營作爲衡。蓋健康者。百體之官能和諧無阻也。壯武者。健康而又富有元力也。健不壯武者。蓋有之矣。然健康固有力之儔也。疾病。則眞荏弱也。觀草俱遏康而木之茁長。無不由其生命力之運動。如有阻之者。無論爲暴風，爲寒霜。試其生機。使無所成。是故智者當知學生日日伏案靜坐。注目書籍。非使身體茁長之道也。必運動而後血液流通。肌絡舒暢。苟違之者。物理之定律不可欺也。青年學生。早宜決定心志。每日以二小時運動於戶外淨氣之中。否則久違天然之定律。必受刑譴。無可逭遁。或足寒。或腑痺。胃弱。腦昏。一一呈露。是則故違定例之效果也。然學生又何必久坐以成此宴安害身之惡習耶。運用思想。獨不可立以得之乎。讀詩歌小說。則持卷步行室中。詎不愈於倦坐椅中乎。坐者。惰習也。毋過度。卽坐矣。亦當挺胸直背，光自後至。以求不損肺與目爲要。讀外國文及詩歌，貴高聲朗誦，是有二益。肺體健壯，一也，耳習字音。二也。學者讀書。非在學堂課時內。又不必一定枯坐室中。蓋手書一卷。席草地。戴松蔭。對山色，矚水影。亦書生快事也。習外國文。時時需參攷字典。似有不便。然初徧讀過。一一查注書內。此後卽可不用。又何礙戶外讀書乎。讀書子弟爲求身體壯健。免人惹厭起見。切毋身帶書氣。恍如吸藥者之身有藥氣。免之之法。莫如投入義勇隊。習練兵式體操。可除枯靜氣象。樹植豪傑精神。德國之制。強迫國民受軍隊教育。蓋深得此中消息。何嘗獨爲固國計哉。學人固不廢誦讀。然書冊亦非必不可少之物。讀地質動植理化等學。俱當戶外實驗。而養活潑之氣。讀歷史地理。更當探古跡。游名勝。以助興致。士處今日。豈徒坐對一卷。永錮斗室之中。咿哦不輟。即可爲盡讀書之能事哉。

二　飲食

飲與食。人生最尋常之事。然未必人人合法爲之也。昔英國名醫阿伯訥嘗曰。世間殺人。莫過於二物。即食料與憂鬱是也。夫爲人必需飲食。所飲所食。又必足資補養。此二理者。人人所公認也。其詳則必詢諸醫家矣。然余有不能已於言者。則飲食必貴清淡。尋常麥餅米飯。足助神清智爽。蓋已久試而不爽者也。飲食之料。既足用矣。而所以飲之食之之法。又多偏失之處。如或以急速爲貴者。其作事宛如賽場上之奔馬。風馳電迅。故其於飲食也。狠吞虎㗖。惟求速竣了事。此非善法。亦不合理。既失飲食之趣。又傷消化之機。巨埠大市之間。爲商賈者。每犯此病。而勤讀攻苦之學生。亦易蹈此失。其甚者。當授餐之際。展卷當前。且食且誦。是使胃與腦兩大經同時齊用力也。其效果則二經俱受病。蓋一日三餐、固重要之事、當以全副精神注之。苟以合宜之談笑。快心之音樂調劑之。庶爲妙法。決不可以煩重之問題。擾其腦際焉。故學生獨食、不如齋舍中會餐之易得樂趣也。

食料原不可遠求精富。然亦不當株守數種。宜時時酌爲更換。以變化則希奇易於引起食慾。加增胃口也。且恒餐三數種食物。久而安之。則胃不啻爲是數食物之奴隸。食物之產處不一。易地則食料不能一式。習食一種者。於此不免多所不便。夫天之產物。極變極富。原所以供人享用。吾何必囿於一二種哉。飲料除茶水之外。酒以不沾唇爲佳。誠以酒之爲物、提精神。壯元氣。原有醫藥之功。尋常則不宜飲嘗。以免酩醉之害。且學生囊中。如有餘貲。其應用之處正多。不暇消磨於煙酒等物也。青年而求免橫眠道途之羞。囊空金錢之耻。首宜戒酒。

三　換氣

學者極宜留意緊閉窗戶不善換氣之害。而痛戒之。不潔之空氣。萬不能成清潔之血。

不潔之血。損人全體。尤可畏者。空氣略有沾汚。人所不易覺察。尋常之徒。罕不蟬聯處於其中。不加之意。烏知其爲害於身體精神。亦正不可限。蓋天下害人之事。每乘人不覺之時而中之。吁可懼哉。是故爲學生者。久坐斗室之中。每居出外。當大開其戶牖。臥室之窗。如方向合宜。風不徑撲臥者之體。則無問冬夏。俱宜洞開爲要。如瘴癘之鄉。夜氣更惡。則不當開耳。

四　休息

日出而作。日入而息。爲人事之自然。固不待繁言而始解也。顧人果順天以行事。斯甚善矣。無如人事日繁。而背天則之端遂羣起。寢息亦其一也。誦讀攻苦之子。干犯當息不息之條爲尤甚。彼徒逞一時之興。篝燈苦讀。深夜不眠。更或用濃茶毒煙。提觸精神。强用腦力過度。後日貽害。殆不可測。善保生者。決宜深戒。凡用腦力多之事。俱不宜於休息之前爲之。惟輕易不激神經之功課。乃可操之。如能步行一小時。或同窗友暢譚。則就枕之後。入夢更易矣。臥時之多寡。不能一例。六小時至八小時。可爲中數。過或不及。皆非常也。爲學生者。每日至少步行二小時。用腦八九小時。則自易定寢息之時。當得若干日。不以人爲之強醒。疲一已之精神矣。早起一說。已成老生常談。一披古來名人傳記。舉此爲成德助者。指不勝屈。予獨不能躬自爲之。慙惶實甚。此無他。想體氣有別故也。後生小子。苟能早起者。必當有益不淺。且彼事務殷繁之徒。日中晚間。罕得餘晷。自不得不乘平旦之際。以作爲自修之圖。治研究之功也。

五 澡沐

余嘗游水療法之醫院。不禁深有感焉。蓋此法治療。豈僅藉水之力哉。實合飲食、游戲、運動、休息、交誼、沐浴、種種方法。以激起皮膚發汗之功用而已。其有益於衛生。烏待學人而後見之耶。然此精美之病院。高明之醫士。非人人力所能致。而其握要之一點。乃無一人不可日行之。以得大益者也。其法維何。則每日清晨澡身一次是也。中人之體。行之必有奮興之效。如因不便。則取濕巾徧擦周身。而後以乾巾擦抹。使全體血脈流暢。壯膚拒寒之方。蓋無有勝於是者矣。青年體氣壯實。運動按時。則冷水浴身之後。必能反應。若夫血分過衰之人。則不宜遽用冷水浴。固不待言矣。

六 治心

衛生之說畧具前數節。更有進者。則屬德育範圍之事矣。夫百體雖調和無缺。而能奉心君之指揮。但心苟失其平均。則其毀損身軀至易也。譬之於汽機。身者。外部之器械也。心者。內容之水汽也。汽力橫行。則器械雖精良。亦必四分五裂。不可收拾。少年講養身而不重治心。心志橫決。其體不如汽機之炸裂者。蓋幾希矣。人身百體之膂力。苟無心君以持之。則皆可決衝而爲患。是故講衛生者。無不以宅心和平。情意勻稱爲要著也。少年學生求身之健康。則必求立行之善良。則必求智意之清朗。則必存敬畏上帝之心。蓋敬畏上帝。乃智之源也。明乎此。則下篇德育之旨。可得而言矣。

以上爲白樂基先生自脩三篇之一。先生英之蘇格蘭人。生於一八〇九年。卒於一八九五年。少年讀律。長則從事文學。主蘇京哀典堡大學希拉文講席三十年。歐美學界無不聞名。生平著作甚富。自脩三篇。成於一八七七年。爲先生勉勵從學之作。分智育體育德育三目。體育篇最簡短。即右所譯者也。是書一出。青年界頗傳誦。北美洲小子益賽會。列爲脩養讀課之一。日本亦久已翻刻作學校課本誠以其言淸雋有味也。余陸續譯述。以作青年衛生之指針。讀者能身體而力行之。延壽之道。莫有加矣。

山陰謝洪賚跋

社友來稿彙錄

函授新醫學講習社成績報告　葉祖章

王氏兒年七歲腹痛陣作。粒米不能下咽。數月一作。正月下旬來醫。見其肌肉瘦削。瞳孔散大。遂用珊篤甯〇、〇六甘汞〇、一乳糖一、〇分三包。一日三次分服。明晨便下蛔蟲十六條。午後復下蛔蟲十五條。腹痛大緩。漸思飲食。晚間復診。再用前方三分之一。作一次服下。至翌晨復下蛔蟲二十餘條。腹痛頓止。又朱氏兒年十歲。時作腹痛。痛甚則嘔。已三日矣。至是來診。見其瞳孔散大。時作噁心。亦用珊篤甯〇、〇一甘汞〇、一五。乳糖一、〇分三包。一日三次分服。翌晨隨下蛔蟲七條。而腹痛全愈。

章按珊篤甯。爲治小兒患蛔蟲之特効藥。(惟多服則傷腦中病宜即止)較之中藥中之使君子榧子雷丸鶴虱等遠矣。無如窮鄉僻壤。見聞自陋。仇視西藥者多矣。療法中往往有特効之西藥。而不敢服食者。比比然也。噫西人野蠻之識。有由來矣

驅蠅藥　張紹修

蠅爲傳染之媒介。最宜注意。驅蠅方劑頗多。今研究得最確實者。摘錄一二。以供同志之採擇。

一無砒驅蠅劑　取鹽化鈷溶化於熱湯五百克蘭中。混入砂糖三十克蘭。將此混液塗於無膠之帋上。置放日光中令乾。惟用時須侵入水中令濕爲要。

二捕蠅劑　取白瀝青或淡色樹脂五百分。投入豚油六百分。令其溶化。以火加熱。內加松根油百分。以捧攪之。令冷。

三捕蠅膠　取樹脂三十分。黃臘一分。以火熱之。以捧攪之。令其溶和。加亞麻仁油十九分。乘其熱時用帋濾之。卽結成膠。惟捕蠅膠有三種製法。

格洛甫紐謨六〇〇、〇亞麻仁油三五〇、〇　黃臘二〇、〇。將上三種混和令勻。以火熱之。令熔。用帋濾之。加以紫檀木末一〇、〇。研和成末。

長胡椒末二五、〇括矢亞木末二五、〇砂糖末五〇、〇。將上三品和以酒精二、〇。研和均勻。以火烘之。令乾。研成粉末。藏於器中。用時以散布各處。蠅卽絕足。

括矢亞舍利別二〇〇、〇酒精（九〇、〇%）二〇〇、〇水四六〇〇、〇。以上三品混和均勻。吸取於紙片。或浸於血內亦可。

四巴里綠劑　亞砒酸六八、八二酸化銅三〇、五四水〇、九四。右研末混合。
五石灰硫黃合劑　生石灰一二〇、〇硫黃一二〇、〇硫酸銅四、六。右混和研末。

齒之衛生

金山樵夫述

吾人用之以嚼食物者曰齒。齒之功用大矣哉。穀食肉食皆賴之細嚼。而助腸胃之消化。所以全體之血液滋長。肌肉豐肥。若無齒之咀嚼食物。悉賴腸胃之力而消化。不但全體之血液不能滋長。肌肉不能豐肥。幷恐失齒之作用也。不特此也。齒之完全者。發音明亮。彼前齒脫落之人。發語時音聲必齟齬不清。由是以觀。齒之健全與否。影響於吾人者實大。故齒之衛生。不可不注意也。爰錄數條。以供參考焉。

(一)凡朝夕及食後。必以微溫湯含嗽。以柔軟之牙刷洗滌。使齒清潔。不致食物之殘渣留於齒牙間。而致腐蝕齒部也。

(二)不可嚼硬物。不可用粗牙粉。不可用金類之物剔齒。蓋三者皆能使琺瑯質生璺。

(三)飲食之物。不可過冷過熱。蓋溫度劇變。則琺瑯質有開裂之處。若烟捲亦不可吃。

(四)齒之大部分由石灰鹽類而成。遇酸類易爲其腐蝕。故當節減飲用强性之酸液。

(五)琺瑯質生蝕時。其內部亦漸腐蝕。宜速使牙醫用金銀橡皮水門汀等填補其空隙。否則其腐蝕漸漸廣大。且發生牙痛。馴至脫落。或惹起齒齦膜炎等。

(六)齒痛多由腐蝕而起。亦有時不然。故不宜輕於拔去。

(七)永久齒之將發生時。乳齒宜從速拔去。否則齒列不齊。不惟外觀不雅。且有損傷琺瑯之虞。不可不慎。

潘誦翮君來稿

一竊維道家養生。重言精氣神。謂之三元。合諸醫理。惟缺血字。而精亦足以賅血。尙可視爲得當。不過彼之所說。矯揉造作。大悖天然宗旨。今 尊著衛生各解。純循正軌。而崇注於血脉神經。尤極名貴。此下走之欽佩者在此。未識然否。

一天時地氣節候。均與醫學攸關。客風淫氣。悉關病因。古書妄論司天在泉。誠不足據。然亦未可厚非。使與天文臺常通報告。將逐日氣候燥濕。隨摘便冊。以備稽攷。於病家得病日期。互作攷鏡。似臨診時不無裨助。謬見妄陳。幸毋哂怪。

一四時地產各物。於病症天氣各有精意。譬如瓜生於盛暑。柿熟於秋燥。調和氣體。屬有至理。瓜之袪熱。易一時則全無價。植柿之滑潤。失其候則大謂毒害。妄謂食用新鮮時物。毋過不及。必有良效。瓜果蔬菜筍菌之類。莫不皆然。下走狂瞽。敢以進質於高明。

一化學理奧。最於疾病有關。酸化甘和。感應如響。若能先用試法。攷得病情。然後用藥。視同研究理化。妄謂必有奇效。不知西書中曾否有此一解。

一中西藥餌。本無十分歧異。祗因各稱名別。遂使墨守舊法之人。危駭而不敢嘗試。近日風氣稍開。然非病入膏肓。尚不能舍中求西。其在鄉愚。尤復拘墟難化。竊謂新本草。廣搜中藥。演列成方。菩薩心腸。慈航普渡。導吾國民。日躋壽域。莫非此編之功。如果更出新製。將尋常各症。應需藥品。脩合丸散。使與中藥相侔。而必零星發兌。俾窮人咸易購置。俟見靈驗。卽不脛而走。庶幾奪趙幟而樹漢幟。定能一新耳目。譬如尊製各藥。信用者雖亦不少。但購必成瓶成匣。價目較昂。非有力者不易購服。不免難於推廣。倘有善士集欵製送。改用小包零服。四處寄銷。挽回風氣。保全生命。陰德耳鳴。必操左劵。

一東西藥品。吾國並無製賣。無論一硝酸一汞養。均須售自外洋。以致化學製造。悉難發達。即如醫學亦寥落晨星。不僅耗失財貨絕大漏巵。萬一邊釁偶開。人守局外。物不我予。在電學各件、概同廢物。而於醫界亦受掣肘、何如鳩合同志。開一煉廠、需用原料。攷求地產。想吾國摶摶大陸。當無欠缺。此而創成局面。藥物之價必廉。醫學固可昌盛、即化學亦庶乎有多。

金山中西醫學研究會緣起

金山 蔣可均擬
徐偶奴錄登

粤自吾祖誕生。百昌獻昧。中和酸鹹。壽我蒸民。五千年來。哲人代作。和緩扁倉。集成仲聖。自茲以降。百家騰躍、同入環中。王氏脈經。金元派別。其幟志也。埃及肇興。雜以神語。歐學權輿、水火氣土。返觀神州。五行六氣。糾結支離。醫學進化不可逃之階級也、自細胞生理學之發明。繼以鵠藿氏細菌學之實驗。巵言冗語。摧陷廓清。百餘年間。彼中醫術。一日千里矣。竊嘗謂醫學之於人國。如衣食空氣之不可離。醫學無進步。則國民夭扎瘥昏。而國權亦因以被奪。東三省之核疫。吾民可不痛定思痛耶。歲庚戌。無錫丁仲祜先生設中西醫學研究會於上海。海內承學之士。風起水湧。思以保存國粹。導起新知。鄰省熱心之士。各自籌設分會。先後成立。我邑接近申江。風氣號稱棣通。而設研究會者。闃然無聞。詎非吾黨之恥乎。爰與同志諸君。發起此會。用以交換知識。研究學理。邦人君子其鑒此嚶鳴求友之苦心。而跫然來貢乎。不禁馨香禱祝之矣。是爲序。

金山醫學研究會試辦簡章

偶奴擬

(一)定名　本會爲醫界同人組織而成。故名醫學研究會。

(二)宗旨　本會以改良醫學。研究衛生。并喚醒藥業家爲宗旨。

(三)會員　不限區域。不限名額。凡人品謹端有志醫學者。皆得入會爲會員。

(四)職員　本會會員。一律平等。不設會長等各職員。惟設幹事員一人以掌會務。

(五)經費　本會暫不收取會費。所有開辦各費。由同志量力捐助。

(六)責任　本會會員。均有改良醫學。扶持會務之責任。

(七)要領　凡會員平日研究醫學。確有心得。務須逐類開明。具爲論說。交事務所存載以備將來發行雜誌。

(八)會所　暫借金山呂巷鎭西高經包宅爲事務所。如有願表同情而賜教者。直接寄交事務所可也。

　以上章程。方在草創。難免疏漏。倘祈　高明指示。俾得隨時改良。

發起人及贊成員

何錫琛 憲人　唐斯盛　陳　鑋 振飛

丁福保 仲祜　蔣廷碩 可均　侯光緝 敬之

錢祖繩 杏蓀　俞本立 道生　徐　防 偶奴

楊羲禎 殿臣　侯誠孚 潤之　倪寅亮 莘農

萬國鼠疫研究會始末記

奉天萬國鼠疫研究會。於三月初五日早十點行開會禮。一時中外人士。到會參觀者甚衆。茲撮紀其情形如左。

會塲之布置　會塲爲惠工公司之陳列室。別爲會議實驗接待食堂諸室。室內陳設。悉仿歐風。門首用五色電燈。綴成萬國鼠疫研究會七字。龍旗交叉。間以萬國旗。各處粧飾。均極輝煌燦爛之致。　實驗室中。陳列罹百斯篤人之心肺臟腑。及鼠類解剖之屍體。他如病者之血痰。及培養於玻璃試管中之百斯篤菌。亦一一備儲。此外如旱獺鼠。及供參考之兎類。亦均搜羅陳列。　兩旁游廊所陳列者。爲哈爾濱長春奉天諸埠死亡救護。及預防設施之報告。並關於防護之一切寫眞。他若醫生消毒隊埋葬隊之自衛服裝。亦製成模型。以備考鏡。

出席會員及參列者　主席者。爲東三省總督錫清帥。及外務部右丞施植之丞堂。出席醫官。爲本國及英美俄德法奥義荷日印諸國特派三十四員。又奉天各司道。及從事防疫諸官紳。與各國駐奉領事。均參列會席。

開會之順序　一錫制軍恭讀監國攝政王電諭。二錫制軍演說。三施丞堂演說。四俄醫官薩寶維尼君總代各國醫官宣讀答詞。五立食。六攝影紀念。

監國攝政王電諭　奉天開辦鼠疫研究會。現屆開會之日。各國政府。各派專員莅奉。共襄會務。欣慰良深。本監國攝政王於此次疫事。極爲注意。現經各醫學專家到會研究學理。暨一切防禦之法。必能多所發明。爲將來滅除疫患。實世界仁慈之事。本民生無量之幸福也。不勝厚望。

東督演說詞　東三省疫病流行。我大皇帝軫念民生。敦請各友邦共舉名醫。在奉設會研究。乃承各友邦盛意。重勞諸君子遠道賁臨。本大臣得以親炙道範。曷勝慶幸。以諸君子宿學碩望。又重以熱心研究。此數星期內。必能卓著成效。發明新理。將來以研究之心得。爲實地之措施。固不僅中國人民之福。亦環球各國人民之福也。

施丞堂演說詞　此次開會。所應研究者。頭緒不免紛繁。未便逐細開列。其關於醫理格致者。諸君自能處處見到。無不詳細審查。使者僅將其中最關緊要之問題。條舉如左。請諸君注意焉。　一此次疫氣因何流行。暨有如何辦理方法。　二此種疫氣。是否滿洲境內某處本土之病。如果係某處產生之病。有何最善之法。可向該處施救。　三其產生疫氣之菌，所含毒力。是否較腺百斯篤菌之毒力爲大。以顯微鏡觀之。菌之形類相同。以微菌學理驗之。亦無少異。而何以在滿洲則成肺百斯篤。敗血性百斯篤。在印度等處。則成腺百斯篤。而鮮成肺百斯篤者。　四檢查各醫報告。此次疫氣。何以僅染及人。而未染及鼠。　五肺百斯篤因何而致。腺百斯篤因何而致。其所以不同之理由何在。　六是否因氣候不同所致。抑係偶有之事。　七此種微菌。是否能於人身之外。存活數月之久。果爾必緣何種情形。而能存活如此之久。此關於吾儕之一大問題。蓋恐今年冬令。再有復發之事。　八黃豆皮貨。爲本省出口大宗。遇疫氣流行之時。應否照常輸運出口。抑應有何限制。　九各城鎭鄉村。是否應令一律設法施種疫漿。十據諸君所經歷者而言。凡發見疫症之房屋。是否應令焚燬。抑按法消毒。卽可無礙。除以上各項問題。應請諸君研究外。諸君各按素所經驗。如有此外條陳應辦之事。不妨詳細指明。庶幾可無遺憾。

各國醫官總代表答詞　本醫官頃聞貴大臣歡迎之辭。請爲各國醫官代表謝忱。此次十國政府。應貴國政府之命。委本醫官等來此解決鼠疫問題。研求善法。以爲此後防禦之資。本醫官等或曾習傳染病理。或究心微菌科學。惟於肺炎敗血百斯篤二症。

向少經驗。然深信前此六月中各項防疫章程。頗足爲後來師法。此次貴國政府。於禦疫之策。尤稱適宜。貴大臣暨各行政官。於救民之事。均形熱心。俱可賀也。

會長之舉定　萬國鼠疫研究會會長一席。公舉中國外務部特派醫官伍連德充任。按伍君廣東人。當光緒五年。生於新加坡。及長。肄業於新加坡之高等學校。學期試驗。屢列優等。至十七歲時。校長以其品學兼優。每年給以學費二百五十磅。送往英國堪伯獵基大學肄業。專習理科及醫科。考試常列優等。照章得兩次官費。一八九九年畢業。得文學士學位。再入倫敦醫科大學。試驗醫學。又得官給學費。幷常獲金牌等獎賞。爲留學彼邦者從來所罕見。一千九百零二年。得文學博士醫學士理學士學位。由堪伯獵基大學。年給一百五十磅。送往德法等國。從事調查醫學者三年。及回英後。英人公舉爲肺病醫院院長。著書立說。風行於時。得醫學博士學位。一千九百零四年。返新加坡。一時求醫者甚衆。嗣由鐵寶臣尚書。聘充天津陸軍醫院醫官。去年由外務部派赴哈爾濱辦理防疫事宜。已見成效。此次經各國醫士公意。舉充會長。亦可見伍君之學術資望。久爲世人推重者矣。

兩部長之舉定　研究會畫分微生物理化兩部。微生物部長爲日本北里君。理化部

醫事新聞

東省督撫奏陳三省疫情並開會事宜電　竊查東三省疫症流行。府廳州縣地方蔓延所及者。六十六處。死亡人口。達四萬二千以上。臘尾春初疫勢最爲熾烈。哈爾濱一隅。及其附近之雙城呼蘭長春。每日輒疫斃百數十人。岌岌不可終日。哈埠人口不及二萬。死亡至六千以上。染疫各處。大半因有來自哈埠之人。因而傳播。自外務部派醫官伍連德赴哈而後。並以陸軍圍守傳家甸。嚴行遮斷交通。錫良等督飭在事各員。嚴厲進行。協力以圖撲滅。二月以來。疫勢以次衰減。現在統計染疫各屬。月餘無疫。或十日半月無疫者。占十之八九。疫未消滅之區。類皆間數日偶一發見。漸起漸滅。開會之期已屆。全境肅清。亦指日可限。堪以上紓宸廑。各國政府遣派醫員陸續蒞止。外部右丞施肇基已於二月二十五日到奉。招待事宜。會同商定。籌備亦大致周妥。合併陳明。謹請代奏。錫良昭常樹模冬。

萬國防疫會連次討議。甚有進步。初舉日醫北里爲一二三部長。係由我國施丞堂所薦。衆意皆欲以伍連德爲會長。惟某國陰梗其議。伍亦謙讓未遑。然卒從衆議。推伍爲會長。又原議用德法英三國語。經衆議定。以我主國應尊重。故亦兼用漢語。惟一國止有一議決權。

萬國防疫會、昨已議定本會規則十五條宣布。聞二星期。尚須延會。

十五萬兩之防疫費

◉吾。民。注。意。　◉謹。防。濫。支。

江督張人駿等電奏內稱據蘇松太道詳稱現值北疫南行。各國官商會議有疫口岸來船。議決幽禁停泊專章。岸上取締。仍歸中國公立醫院擔任、惟城廂南市及法租界等處。亟應另設分院。擬購地添造病房聘醫購藥。近來直隸等省。先後電請部撥防疫經費。均不下數十萬兩。上海防疫事同一律。請援案電奏請撥經費銀二十萬兩。又據巡警道稟。上海閘北義塚叢雜。溝浜汙穢、棚戶蹴居。均礙衛生。擬分別遷徙、疏治資遣。請撥銀五萬兩。俾資籌辦各等情。上海爲華洋總匯。江海要衝。防疫一事。於國課民生。商務主權。均有重要關繫、該關等請撥經費二十五萬兩。實爲地方大局起見。惟庫藏奇絀。鉅欵難籌。自應酌量核減。除批令就地竭力勸募外。此係臨時費用。爲預算所不及。懇飭撥銀十五萬兩。以資補助各等語。當由度支部覆奏稱。伏查上海租界防疫經費。除就地勸募外。由臣部撥給欵項辦理在案。現因東三省疫症流行。該處爲華洋總滙之區。即全國商務中心之地。自不能不極意圖維。以資防範。原奏擬添造病房聘醫購藥。並擬遷徙閘北義塚。疏治濤浜。資遣棚戶各事。辦理尚稱嚴密。所請撥銀十五萬兩。臣等公同商酌。近日各處防疫用欵。實已不支。上海一隅。究關大局。不得不勉力籌撥。以資應用。擬請由江海關洋稅。撥銀八萬兩。鎮江關洋稅撥銀四萬兩。金陵關洋稅撥銀三萬兩。共十五萬兩。如數撥給。應由該督等飭經管各員。核實動用。毋得稍有浮冒。事竣專案造報。以期撙節而重欵項云云。

中國防疫醫院又成立

今正在滬各國官商會議推廣上海防疫。公決城廂南市及閘北等處。由中國地方官自行辦理。惟法總領事商請法租界內。亦須有中國公立醫院。以期防範周密。當經沈仲禮觀察一力擔任。聲請上海道通禀督撫。憲奏請頒發上海防疫經費。業已奉旨照准。迭記前報。旋因法界西南隅外人住宅密布。絕少相當之地址。以致久未成立。茲經沈觀察貸定福開森路之汪氏余村園。組織開辦。定名曰中國防疫醫院。該園直達馬路。交通便利。且洋房軒敞。花木徧栽、空氣充足。極合衛生。現已大加修葺。布置一切、開與法領事商妥。悉照公共租界公立醫院辦法、會同法公董局、辦理查疫事宜。並延訂西醫柯師亨司德峨利生香港著名華醫王吉民四君主任。其程度極爲完備。不日卽可開幕云。

防疫大會之人才

京函。聞樞府商議。擬于本年三月初五日。在奉天省城。開萬國防疫大會。曾經知照各國。請屆時特派醫學博士代表來華會議一切。其宗旨以研究疫症之性質。及各種防禦醫療。及善後辦法。聞英俄德法美比意奧八國。俱已簡定代表前來。法代表爲布羅其氏。已於本月十六日。由西比利亞鐵路來京。英代表爲華路辭氏。美代表爲士特郎氏。於西三月二十號啟程來會。哈爾濱俄醫士沙布羅尼氏。則代表俄國、餘德比意、奧四國。亦既派定。不日卽當發表。聞所派各醫士。均富於經驗。爲醫界巨子。至於會期約二十日至四十日之久爲限。外務部既延聘本京協和醫學堂現充北京防疫局醫士希路博士為代表。連日與該博士及哈爾濱各醫士。電商一切。俾預行佈置。以備開會云。

伍連德賞給醫科進士

學部前准外務部咨稱。接據本部右丞施肇基函稱總醫官伍連德。於研究情形。極有心得。為英美醫員所贊賞。聲名藉甚。應奏請賞給醫學進士學位。並將該員履歷冊咨送核辦。學部各堂司。當查該員初在英國堪伯里志大學校內之意孟奴書院肄習格致醫學。光緒二十五年畢業。考試取列優等。得學士學位。又往法國巴黎帕士德學校肄業。得有碩士學位。三十一年。復得博士學位。又赴各地研究霍亂各病症。並著有醫學各書。該員在外國既屢得學位。合之外務部咨稱各節。於醫學自屬確有經驗。所請賞給醫學進士學位之處。似可照准。當經三堂聯銜入奏。請旨將該總醫官伍連德賞給醫科進士位。以示激勸。二月十五日。奉旨依議。

杭州衛生研究社成立

衛生之道。人人所必需。可以消患於未然。保健康於病後。較之醫學爲尤甚。去歲余小鐵等集合同志、創設衛生研究社事務所於杭垣靴兒河下。以期同胞均成完全無疾之國民爲宗旨、一切經費。均由發起人擔任。並采製有効藥品。以挽救於既病。而於貧寒給藥編輯雜誌等事。刻正在部署一切云。

胎產誌異

廣東順德西淸鄉人。嫁與馬齊鄉竹基。年約二十餘歲。昨前已生過一二子女。今此人又忽於二月二十六晚臨盆。先產一女。俄傾更連產二男。翌晨復生一男。共一胎四人、厥後該產婦尙言腹痛日隆起。說者謂其再有一二生出亦未定云。錄之以廣醫界之見聞。

此事得諸友人傳述。諒非子虛。然胎產奇異。時有所聞。醫者所宜研究也。胎產之奇。更有生時無首者。有上半身全然失其形狀。而下半身發育者。又有所謂雙體者。卽二胎兒於身體之一部分互相癒着。就其種類言之。一軀幹而二頭者有之。一頭而二軀幹者有之。或二胎兒肢體俱備。然於臀部或腹部或胸部或背部互相癒着者有之。或頭項互相癒着者有之。又此胎兒左眼與彼胎兒右眼互相癒者有之。又一軀而三足四足者有之。其尤奇者。嘗有胎兒腹部癒着一小胎兒者有之。聞前暹羅有一雙體之兄弟。生活至五十八歲。曾游歷至德國。多數醫學家如獲奇珍。足踵相接而觀。藉作研究之材料云。因述一胎四人之新聞。并識日本醫學博士某氏談於此。普告我國醫界。如遇此等奇胎異產。勿迷信陋習。以爲妖孽不祥。弗加攷究也。(蓮伯)

疫症全消之佳音

◎輪船到岸一概免驗

蘇撫憲札滬道文云。宣統三年三月念四日。准山東撫院孫電開。東三省疫症。二月底內地即已消滅。惟烟台一隅。受疫較重。本月上旬聞有疫症斃命者。十一日以後。至今旬餘。迄無斃者。確已全省淨絕。青島德租界。已裁撤留驗所。足爲疫滅之證。頃電奏明開放由烟台及山東各海口輪船民船。駛赴各省海口。概免留驗。以後遵照部咨。改訂防疫章程辦理。請查照等因。本撫院准此。除分行外。合就札飭札到該道。即便查照。此札。

疫症全消之佳音

⑧直督奏准免驗行旅

直督電各督撫文云南京張制台武昌瑞制台。濟南孫撫台。開封寶撫台。太原丁撫台鑒。洪密直省疫患肅清現經撮要具陳電樞代奏文曰。軍機處鈞鑒。洪密竊查直隸籌辦防疫情形。歷經奏明在案。自二月以後。各屬患疫。業已漸臻平靜。嗣復督飭加意防檢。急速消弭。幸能日起有功。尅期收效。綜計患疫各州縣報告消弭日期。至遲均在二月以內。二月下旬本可具報肅清。祗以防疫為民命所關。必須慎終如始。期有百密而無一疏。且奉省特派西醫慕衞來直調查。事關徵信。亦不能不稍遲以待。現經該醫查竣回奉。據稱直境疫氣。實已消盡。留書作證。今之各醫報告亦與相符。此次關外疫熾適當又令停工之際。且各工人回籍散處各屬。猝不及防。以至傳染。念餘處。海陸通商各埠。及外駐軍各處。既須力杜干預。自保主權。內地僻陋各區。夙昧衛生。動多疑沮。又必須詳加勸導。乃不至滋生事端。當派各員經辦預先防救事務。始事迄今。民情安靜。

外人亦極佩服。現已消除淨盡。一律敉平。所有防疫事宜。自可就此收束。仍飭認眞善後。以重公共衛生。前定各項規章。屬於臨時施行。特別取締者。此時卽可取消。檢關一帶留驗。凡屬行旅辦法。擬卽咨聞郵傳部東三省總督定期停辦。以節糜費而便交通。謹請代奏等語請查照龍成。

撤疫防以解商困

吉林省城疫氣久已退盡。而防疫局之意。仍恐死灰復燃。所有前在各要路設之分卡。檢驗往來行人。仍照常嚴密。然分卡不撤。而交通終難便利。城內各商號。受此影響。終日毫無貿項。大有仰屋空嗟之勢。日昨各商號聯名稟請民政憲請裁撤各要路分卡。以維商艱等情。現在各當道商議。亦以防疫分卡不撤。而交通終難便利。日昨已議決定於三月初十日所有各要路分卡一律撤去。以解商困而便交通云。

百斯篤又襲南洋

荷屬南洋巴達維亞電云。此處於本月五號。忽有百斯篤發現。染疫者凡百三十六人。其中亡者亦已達八十三人。

香港患疫之警報

東三省疫症近已漸次肅清。頃據字林西報所載香港報告。西四月念五號至念七號。即華三月念七日至念九日計三天。患疫死者五人。一波甫平。一波又起。香港距滬一水可通。萬一傳染至滬。較東省尤爲迅速。幸英法租界均設有公立防疫醫院。防範周密。當可有恃無恐云。

台灣患鼠疫之警報

福州函。近來臺灣之嘉義廳。已患百斯篤疫。其故因台島。向爲百斯篤所伏匿。近以氣候不良。又復發生。初發時。已有患者七十名。既死亡五十九名。現在患者尚甚多。故該廳之日本官。雖急欲防其蔓延。然以晴雨寒暄不定。難以爲力。近日百計講求防遏之法。將疫地一帶。悉圍以亞鉛板。各廳舍之出入口。皆敷以撤潑石炭酸之蓆子。且收買民房四百三十餘戶。然此疫日內仍大蔓延。頗有四播傳染之勢。閩中與台但隔一衣帶水。不可不急注意防堵。顧閩省官吏。今尚充耳不聞也。

按台灣又患此黑疫。豈但有傳染於閩之憂而已乎。現在日本已開臺灣至中國各埠之航路。故台灣客及糖等輸入本埠者甚多。吾人爲公安計。不可不急望當事之嚴加防堵。以免釀成大禍也。

日記選錄

陽湖李祥麟　振軒

辛亥二月十一日晨起。宿雨初晴。神怡心曠。早餐畢。赴新馬路昌壽里譯書公會丁仲祜先生處、緣丁君於數日前赴蕪湖、爲張靖達公文孫診病、門診出診咸囑余代。是日上午先後來診者九人。洎十二時。佑尼干律師繙譯歐陽君來診。係氣管支答加兒。其時伯萊兄來。寒暄數語後、纔言須邀余至松江診病。余詢以患者何人。則以吳君伯庚對。余久耳吳君之名。悉其現任該處禁煙公所董事、學識高超。聲望卓著。爲新學界巨子。今忽罹病。理宜往診。惟余既允代任丁君處診病之義務。苦無暇晷可以前往。正躊躇間。伯萊兄出一紙示余。內詳述吳君病狀。言初六日發熱不退。昨忽人事不省。時發囈語。唇焦齒黑、四肢抽搐。危在頃刻等語、余遂決意撥冗一往。當偕伯萊兄同赴車站汽車須四時始開。余以吳君病勢。不能久待。遂商諸車站總理張綬之君。欲乘擻車以取迅速。張君言擻車須用人力。司車者弱壯不一。恐欲速反遲。余韙其言、即在待客室小憩。仍乘汽車而行、五時抵松江。詣吳第。招待者係吳君之弟叔容兄。坐甫定出示其前所服藥方數十紙。檢閱數紙。多用生地犀角等藥品。余不暇徧覽。即登樓診視。見吳君呻吟牀蓐。病情與前所述無少異。診其脈象。則細數而弱。（幸調節整齊）驗其心音。則幽寂而微。診察多時。知係腸窒扶斯。已被細菌之產生毒素。侵襲神經細胞。遂用强心興奮鎮痙滋養等劑。處方如左。

第一方

實芰答利斯丁幾	四、〇
赤酒	三〇、〇
單舍	三、〇
水	二〇〇、〇

右藥每二點鐘服一食匙、

第二方

羯布羅	〇、七
白糖	一、〇

右藥分三包、一日三次每次服一包、服滋養劑後服之、

第三方

臭剝　六、〇
苦丁　二、〇
單舍　八、〇
水　一〇〇、〇

右藥每次服一格、一日三次、

第四方滋養劑

淡牛奶（金牛牌）　半罐
卵黃　六枚
赤酒　三〇、〇

右藥攪和、一日內分六次服盡、

以上四方。一一配定令照法服之。是晚饍於吳府並留住宿。余因此係傳染病。恐惹染。即與伯萊兒出門散步通衢。繼至岳廟明新書局。精舍三楹。窗明几淨。左右羅列。皆係文明教育器具及各種書籍。以爲時已晚。即與伯萊兒同宿於此。夜半風雨大作。寒氣森森。凍餒交迫。大有布衾寒於鐵一夜無暖氣之概。

十二日黎明卽起。風雨猶未止。漱盥後。偕伯萊兒再往診。路上積水數寸。乘轎而行伯萊兒則徒步相隨。余甚躊躇不安。至吳第後。早餐畢。甫登樓見吳君神志已淸。抽搐譫語俱退。是殆因服藥後。而神經症狀之現象。漸消歸於無有也。余仍配置前所擬四方。囑其照前服用。並堅囑開窗以通空氣。蓋此症以得空氣爲最要。余昨晚本擬主張此說。緣吾國有一般慣習。不問患何疾病。均須守避風主義。言之恐不洽衆情。故未宜言。後見所服之藥。已獲效果。始敢開告以空氣之說焉。

診事既竟。復偕伯萊兒往觀淸華女學校。校長爲夏君昕蕖元麐。毀家興學。具有熱心是日適日曜。他出。未得把晤。一慰渴念。深爲悵惘。而校舍之精美。課程之完備。文明氣象。於此可見。校中有日本女教習。亦出外未晤。余前留學日本時。卽聞該校聘有品學兼優之日本女教習也。嗣由伯萊兒導入應接室。校中欵以茶點。余卽隨意取食。旋伯萊兒出片紙。託余轉懇汪淵若太史書名刺。汪公爲余舅祖。旅滬有年。書法高妙。聲名籍甚。咸以得其片紙隻字爲榮。校長夏君名刺。卽余舅祖所書。伯萊兒見而愛之。故耳

余小憩片時。卽乘車返滬。

比至寓待診者已有多人。卽依次診畢。傍晚與日本友人尾形君及米澤君。同赴日本

料理店アツマヤ晚餐八時歸譯エルリヒ新發明之六〇六號驗黴療法一頁。九時半睡。

十四日上午八時。早餐甫畢。就診者已至。中有許姓者。患慢性腎炎。將其尿試以定量分析則含蛋白%7。其量可謂多矣。午後四時。接上海車站電話。促余速往松江吳第診病。其時松滬汽車已停駛。祇可明晨前往。旋至丁仲祜先生處。丁君甫自蕪湖歸。出示道中近作請麗芊絲。耐人尋味。又有日記一冊。朗誦一過。覺所載事實。備極詳盡。丁君復自述其在蕪湖所診張靖達公文孫之病。如何療治。余亦將吳君之病狀治法。詳告一切。晤談良久。即於丁君處晚餐。九時返寓。閱日本橋本醫學士內科書。以來晨有松江之行。即寢。

十五日六時起。漱盥後略進茶點。乘早車至松江吳第。時吳君神志清朗。呻吟之聲。已無。讝語抽搐。神經症狀。亦已全退。脈搏心音。均復常態。惟神氣稍形衰弱。且能與余周旋。問余陳君子鶴曾相識否。並向余拱手作感謝之意。余勸以耐心養病。切勿勞神。不日即當痊愈。囑其再服滋養劑。改實芰答利斯丁幾爲ストロンファンツス丁幾。並另配置鎮痙劑興奮劑。以防讝語虛脫。處方如左。

第一方

ストロファンツ丁幾　二、〇

赤酒　五〇、〇

單舍　一〇〇、〇

水　二〇〇、〇

右藥一日三次、每次一格、服滋養劑後服之、

第二方（如不發譫語抽搐此方可不服）

臭剝　五、〇

苦丁　二、〇

單舍　八、〇

水　一〇〇、〇

右藥一日三次、每次一格、服滋養劑前服之、

第三方（如不呈虛脫症狀此方可不服）

一〇%羯布羅精　三〇、〇

右藥入滴瓶、呈虛脫症狀時。每兩時服十滴至十五滴。

下午七時赴青年會。晚餐九時歸閱日本安藤醫學士內科書數頁。

十六日上午。就診者有鄭姓。患肺結核。(即肺痨)咳嗽盜汗甚重。以其痰染色。檢查於顯微鏡下。則見有結核菌無數。余遂給以治療肺結核之各種主要藥。及衛生療法。憶余自日本回滬後。患肺結核來診者已不下數百人。觀工部局每月衛生報告册內上海人民有四分之一患結核症斃命毫無間斷。近年來歐美日本人民奮然興起與此症爭勝期於五十年內撲滅此至慘至酷之結核菌。今方懸賞徵求論文。以冀達此目的。上自政府。下及婦孺。無不注意於此。觀其一切消毒法豫防法。既嚴密亦完備。獨吾國以二萬里之方域。四百兆之人民。酣寐無覺。坐視八十萬之精壯人民年歸灰燼數百萬之病者痰涎。散布茶毒。言念及此。爲之扼腕者良久。

下午六時晚餐後。風雨大作。林木叫號。電燈明於晝。兀坐凝思。吳君之病。初診時人事不省。譫語抽搐。危如朝露。以爲難望痊可。倘服藥而不見效。病家必疑誤投藥餌。余在滬雖薄有聲名。勢將由此而一蹶不振矣。余爲人診病。無論貧富。靡不盡力。昨感伯萊兒一片熱誠。尤分外注意。當診察時。類症臆盈於腦。一再鑑別。知係腸窒扶斯症。處方時。各方又騰盈於腦。一再研求。始決用強心興奮劑。果一服即有轉機、東歐藥物。有生死肉骨之功。於此尤信。

余赴松三次。無一次不偕伯萊兒。伯萊兒具辦事才、學識優長。性情和藹、且篤於友誼、招待甚周。感謝無似。余性戇直。兼不善酬應。以致開罪於友者不少。嗣後當以伯萊兒爲法以蓋余前愆焉。

中西醫學研究會會員題名錄

畢寅谷號旭初年三十二歲湖北荊州府石首縣人前兩湖師範學堂最優等畢業生由官費派遣到東學習高等師範因慨國民衛生之不講種族之日弱改習醫學現已卒業於日本愛知醫學專門學校誠樸不尚虛文精內科學嫻熟外科手術

金清桂字石如號蘭升年四十四歲州同銜江蘇常熟縣附生工古文詞善書又擅岐黃爲江陰柳冠羣先生高足親炙四載盡傳衣鉢一時有青出於藍之譽云

郁奎章字聞堯年四十七歲江蘇江陰廪貢生前肄業南菁書院卓有文名繼就無錫張聿清先生習醫盡得薪傳錫宮保派充東三省紅十字會醫員後與李平書周雪樵兩先生合力研究醫學近復有志西學以溝通中西爲已任

沈士達字觀光號錬石松江華亭人年三十歲上海理科學校特班畢業生教育會會員大團競立公學校長自治公所議員前數理化講習社主任化學講師累世以醫術馳名至君尤能克承先業

魏俊字靜之又號靜知江蘇江甯上元縣人棄舉子業而專心於醫術夙有心得近更

從事西學於生理解剖尤爲明晰

張旭年譜名松年浙江平湖人年十九歲蘆川公學高等畢業生其天資亮茂才識過人近從陸介山君研究中西醫學將來正未可量也

王德基字厚齋浙江瑞安縣人現任陸軍步隊第六十一標一營軍醫長學識淵博而又能熱心任事實軍界中罕得之才也

謝愼修字永思安徽蕪湖人年二十歲南通州師範學校肄業生專力研究醫學已有心得

焦步蟾號月樵甯國府太平縣附生現被舉爲和州自治議事會議員善養生術於衛生書籍博覽無遺

鄒懷淵號卓如江西撫州府宜黃縣人年二十二歲痛祖國醫學之沈淪特留學於日本岡山醫學專門學校舉彼邦之學説灌輸於吾國其畢業後之有裨於同胞者必非淺鮮

陳寶書江蘇上海縣人年二十八歲北洋大學堂畢業生各科學研究有素歷充各校英文教員近復從事西醫頗有心得

周渭南字寄渭日本警務畢業生現在帮帶萍鄉警備隊兼任教練事宜於公衆衛生條件足稱三折肱年三十二歲江蘇金匱縣人

陳繩武字應和江蘇太倉州附生年二十九歲上海師範傳習所畢業生現任白茆鎮呂氏小學教職特注重於衛生一科足見其研究有得

李桂森字馨山江蘇常熟縣附生年三十二歲研究醫學有年近復涉獵西醫學說力求中西貫通

黃光裕字還林年二十五歲江蘇金山人松江雲間師範業畢生現充黃氏學堂教授生理學早具根柢近更有志醫學

王文濱字子丹年三十二歲天津人研究中醫多年深得徐洄溪王清任兩先生奥旨以施診一鄉爲已任大受社會敬信

曹炳章字赤電年三十四歲甯波鄞縣人紹興醫學研究會評議員兼編輯現任同義施醫局醫員著有鴉片解除法二卷(已付印)又診舌大成二卷醫粹雜存十册內科外治法一卷生殖奇談一卷待梓

程慶星字綏初浙江平湖縣廩貢生現爲自治代議士兼統計科員竭力提議公衆衛

生以保衛地方

兪大成字修甫浙江平湖縣附生任統計處科員究心醫術歷有年所

李蔡英字立三年三十五歲福建漳州龍溪縣人藍翎候選布政司理問漳州府法政自治畢業生技術專修學校畢業生現任崇正學校敎習又精內科學

湯祥銘字滌塵號新溥年二十六歲江蘇六合縣人中學預科及自治研究所優等畢業員精於中醫現已懸壺施診

吳嘉鱗字振趾年二十六歲江蘇六合縣人自治研究所畢業生研究中西醫學頗能貫通

李厚庭字蔭祖年二十五歲江蘇六合縣人巡警最優等畢業生於公衆衛生研求有素近充官醫局醫員頗注意防疫事件

常經字秉彝年二十四歲江蘇六合縣人中學預科畢業生研究醫學孟晉無已

周純熙年三十歲南京上元縣人光緒三十二年蒙安徽督練公所考取常備軍醫長着候二標成軍再行傳補旋因橐筆遠方未克就職宣統元年充安徽右翼巡防第三營軍醫現在自設醫廬行道頗爲社會所信任

徐樹棠號石生嘉興平湖縣人年五十二歲五品銜兩淮補用巡檢精中醫爲人治病應手見效近更入函授新醫學講習社研究西醫嗜學之篤令人畏敬

謝家駒號伯昂字如石現年四十七歲江蘇溧陽縣人侯選同知加知府銜精通中西醫術歷充山西戒煙局委員醫學館提調醫學教員衛生局局長警務公所衛生科科長督練公所醫務提調軍醫局正軍醫官

褚源深原名元升號子長字吉初浙江嘉興優廩貢選用道著有游江疆域紀要嘉府水陸道里記又精醫學曾著褚氏醫話待梓

于瑞慶字廉溪年四十五歲江蘇通州人行道多年名譽卓著石港醫學研究會公推爲副會長

吳承楷字靜之江蘇江陰縣人年三十九歲優附生本邑師範優等畢業生江蘇教育總會法政講習社優等畢業生研究中西醫學十餘年著有醫礎中西臨症備考等數種待梓

陳奐璠字指津年二十三歲江蘇通州優附生改良私塾教員兼簡易識字學塾教員狠右營文案酷嗜醫學於中西醫籍靡不瀏覽

徐龍光字翰臣年三十五歲浙江嘉興平湖縣學優增生博通醫學力任提倡

顧鏞字紱廷江蘇如臯籍年三十歲如臯師範學堂畢業生現充西塲鎮公立玉成小學校中西醫學研究有素

馬龍驤字雲起年二十歲安徽渦陽縣人藍翎九品銜侯選府經歷邑官高等學堂卒業生又畢業於省城師範請獎貢元安徽全省蠶業教員講習所學校肄業生兼醫學專修科夜班卒業生

仲錫鍌字景堂年二十五歲江蘇吳江縣人上海測繪學校專修畢業生前任盛湖明德學堂教員普羣講習社講師均盡義務受業於名醫邵幼雲先生門下盡得薪傳現倡辦盛澤中西醫學研究分會熱心公益不可多得

朱增元字愷儔號天民江蘇鎮陽縣附生現充劉河新鄉議事會議長太鎮州縣自治籌備公所參議員劉河商立學堂經理精究中西醫學

呂韜字仙樵紹興嵊縣人年二十九歲好治古文詞尤喜岐黃於眼科內科均有心得

周宗墀字博容浙江海鹽人精通中西醫學

漢魏六朝名家集預約劵

漢魏六朝人詩文集、坊間甚不易覓、張溥百三家集、雖有通行本、而編錄無法、謬誤紛見、乙未歲鄙人肄業南菁書院時、依嚴鐵橋先生全上古六朝文目錄、及各家舊刊別集、編輯漢魏六朝名家集四十家、曰枚叔集、司馬長卿集、司馬子長集、揚子雲集、班孟堅集、王叔師集、鄭康成集、蔡中郎集、劉公幹集、應德槤集、孔文舉集、王仲宣集、陳孔璋集、阮元瑜集、徐偉長集、魏武帝集、魏文帝集、曹子建集、阮嗣宗集、嵇叔夜集、左太沖集、潘安仁集、陸士衡集、陸士龍集、陶淵明集、謝康樂集、謝法曹集、謝希逸集、顏延年集、鮑明遠集、謝宣城集、梁武帝集、梁簡文帝集、梁元帝集、梁昭明太子集、沈休文集、江文通集、任彥昇集、陳後主集、隋煬帝集、搜輯頗詳密、共三十冊、凡百三家集中之紕繆者、悉訂正之、福保爲流通古書起見、獨力出資付印、備各省藏書樓及收藏家所用、全部用本國連史紙、僅印五百部、定價十元、並無折扣、限本年六月出版、先售預約劵二百部、每部售實洋四元八角、加郵費六角、一次付清、如欲索樣本者、請寄郵票二分至上海新馬路昌壽里五十八號無錫丁寓、即將樣本寄上、

無錫丁福保謹啟

欽定四庫全書提要醫家類

我朝四庫全書。其富過於前代所藏遠甚。卽以醫家一類言之、著錄者凡一千七百四十三卷。而存目之書。亦有六百八十一卷、附錄二十五卷。可謂多矣。曾文正云。著述者之衆、若江海然。非一人之腹所能盡飲也。要在慎擇焉而已。學者欲讀古書。非得提要鉤元之法。無由得其門徑。而擷其精華、四庫提要編纂者皆一時名士。卽論醫家一類、抉擇精嚴。品評確當。披讀一過。於我國醫學之淵源。歷代醫籍之流派。已能得其大凡矣。用特摘出。印成單行本。以供吾國之研究醫學者。 每部三角

肺癆病救護法

肺癆自古爲東西各國患。攖其鋒而死者。歲不可以僂指計、歐美醫家。力求防禦療治之法。其勢乃大衰減。獨我中國。不知利害。熟視之若無所覩、既不研究強身之術。與之相抗、又未闡發特效之方。以治既病。一任其勢之蔓延。宜乎死者日益夥也。是書爲無錫丁福保所譯防治肺癆之書。此爲最新。凡可以袪除肺癆者。臚載無遺。可行於個人。何行於全國。未病者據之可免傳染。既病者據之可望全治。學說嶄新。治法確實。足見世界進化之速。而肺癆終必爲人類所戰勝也。吾國得此。當亦無慮肺癆之爲患矣。 每部六角

丁福保啟事

函授新醫學第十一二期講義。因刻圖甚多。故出版稍遲。閱者祈諒之。　諸同志試用新藥。皆有極好之成績、各種報告書擬按期選登。○敝社擬招新班。如有願入社者。悉照舊章章程見本報第一期、醫說及續醫說現已出書預約券截止不賣。四庫提要醫家類現已出書論各種舊醫書及源流甚詳備學者不可不讀。　每部三角。

買各種藥品。愈少愈貴。此乃一定之理。因費各種之人工。與送入郵局信局之力錢。藥雖少許。與數磅相等也。各社員他日來上海買藥。每種宜多買為是。其價必比買少量者便宜數倍。

謹謝特別贈書◉趙子祥君熱心振興本會昨蒙慨助精版陶淵明集四册特此鳴謝

衛生公會贈送書報◉本會以研究衛生普施良方俾同胞却疾延年强種保國為宗主除刊送婦嬰至寶書外尤編衛生雜誌贈送五期如蒙索閱函內附郵票五分逕寄徐友丞處即當寄奉（函內須寫明閱中西醫學報而知贈送書報云云）

甯波江北衛生公會幹事徐友丞啟

謹啟者。本會已在民政部　督院撫院批准立案。期垂久遠。惟醫學一事。造端宏大。會中應辦事甚多。暫因絀於財力。未遑措手。雖然。烏獲舉鼎。十步而喘。弱夫百人。負之而趨。良工造車。三月不成。漆斲不乘。旬日而就。天下事獨立則難。分工則易。昭昭然矣。凡我同志。果有熱誠提倡。捐款扶助。或惠贈各種圖書。以振興茲會者乎。僕等不敏。竊願馨香頂禮以迎之。

中西醫學研究會謹啟

謹。謝。特。別。常。年。捐。欵。◉王翰伯君熱忱公益凡關於社會善舉莫不樂為輸將近復以提倡醫學為懷慨助本會常年欵五元同人欽佩之餘特誌以謝

謹。謝。特。別。捐。欵。◉林君雨田昨承捐助會欵已由同人刊報誌謝今又續捐英洋一枚誌之以鳴感謝

催。繳。上。年。會。費。及。本。年。會。費。

催。繳。函。授。新。醫。學。講。習。社。學。費。及。講。義。費。

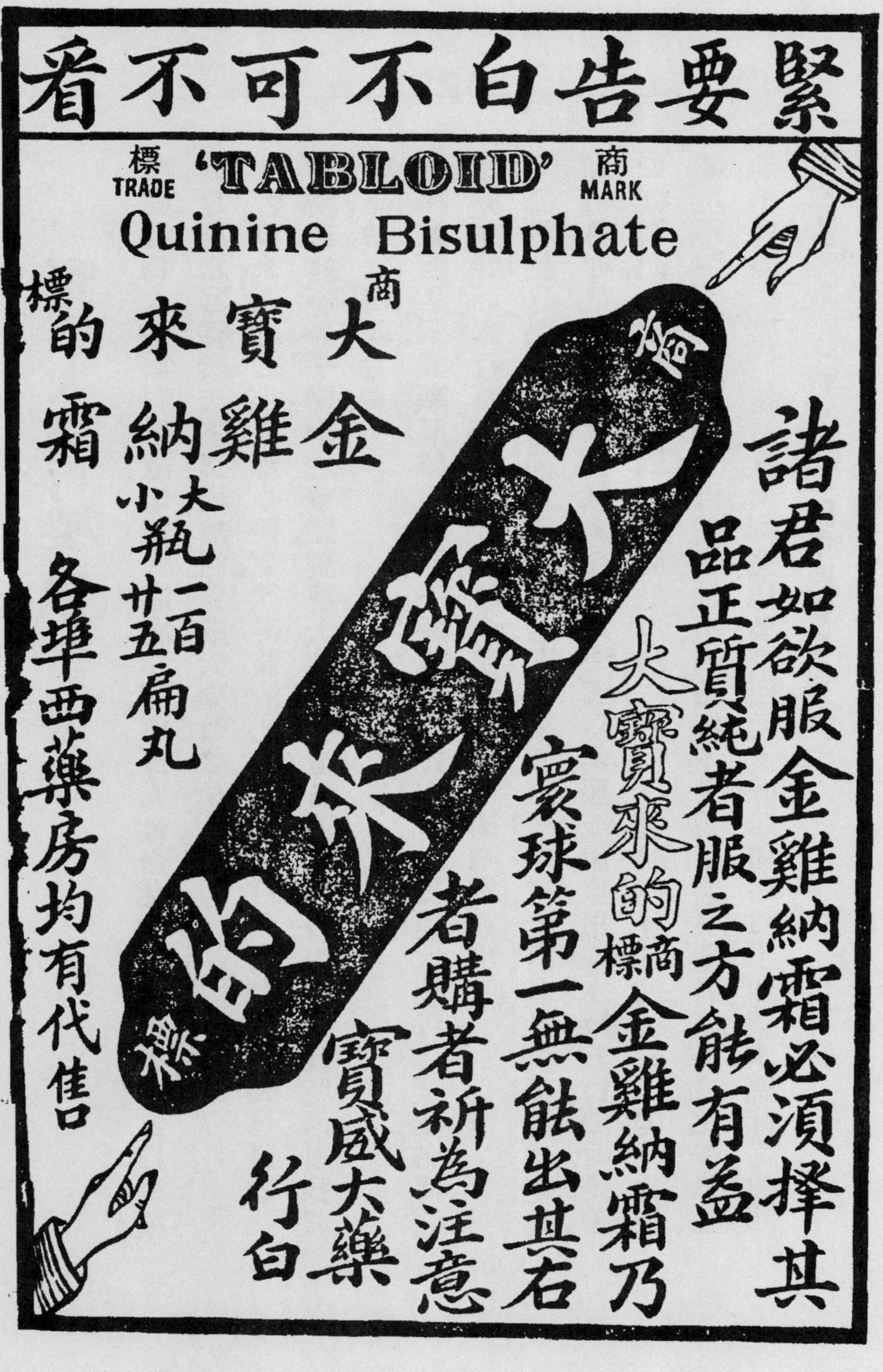
緊要告白不可不看
TRADE 標 'TABLOID' 商 MARK
Quinine Bisulphate
大寶來商標的金雞納霜
大瓶一百
小瓶廿五
扁丸
各埠西藥房均有代售
大寶來商標的
諸君如欲服金雞納霜必須擇其
品正質純者服之方能有益
大寶來的商標金雞納霜乃
寰球第一無能出其右
者購者祈為注意
寶威大藥行白

(第十四期)

宣統三年五月中西醫學研究會出版

中西醫學報

總發行所上海新馬路昌壽里五十八號無錫丁庽

目錄 五月份

●價目●
本報全年十二册本埠八角四分外埠九角六分

演說紙煙之害

無錫丁福保

日前會長伍侍郎來余寓所告福保曰。紙煙之耗財傷身甚於鴉片。余調查海關進口稅冊。紙煙一項。丁未年五百餘萬。戊申年六百餘萬。己酉年七百餘萬。至去年竟增至九百餘萬。將來之漏巵。更有十倍於鴉片者。本月初九日集合同志擬立戒紙煙會。吾子必到會演說將紙煙之有害於各內臟者。條舉而詳說之。使吾民咸曉然於紙煙之不可吸。則於國計民生大有關係焉。福保既承侍郎之命。敢不以淺陋之學說。爲吾諸同志陳之。

福保癸卯歲赴京師。見十餘齡之男女學生。口銜紙煙者。踵相接。因此知京師各學堂尙未設禁煙之律。爲父兄師長者亦未知紙煙之有礙衛生。故一任無知少年恣意吸食。京師爲首善之區。而有此不文明之現象。誠非意料所及。歲乙巳南還。見少年之吸紙煙者。其數又過於京師。近數年來。吸者日甚一日。無論官紳士農工商。下至妓女販

演說紙煙之害 二

夫走卒莫不口含紙煙呼吸吞吐以爲維新之美觀嗚呼吾國幾成紙煙世界矣其傷身耗財誠有甚於鴉片者君子於此有深憂焉紙煙中所含之毒質以尼哥丁 Nicotine 爲最烈能使心臟肺臟胃臟腎臟目力神經系均受其害而以年少者爲尤甚以下所云之煙毒皆指尼哥丁而言余本美國晏斯納博士之說條列左方以備吾民之採擇焉

心臟之神經中紙煙之毒則痳痺故心力弱而跳動速且失其常度吸煙一枝脈搏可加速十七次至二十次即爲心弱之特徵英國歐斯勒博士以紙煙之害分爲三級

(甲)心經易受刺激幼童之初吸紙煙者恒患此症其病狀爲心悸及心跳急促而無定序

(乙)心痛如刀刺極銳利時或加劇

(丙)慘酷之心痛甚爲兇猛近世尚無醫療之法

美國徵兵入水陸師時必先檢查體格因吸煙而患心臟病者必不入選美國之武備

學堂亦嚴禁吸煙違者科以重罪惟末一年之高級生其禁稍弛肺臟之神經爲紙煙毒所麻痺則呼吸短促而無定序吸入之空氣減少不足供全身之用由是全身衰弱肺之容積縮小不耐勞動時患喘息喉頭及氣管之粘膜受煙毒之刺激易患感冒故屢發傷風咳嗽等症減少肺臟對於結核菌之抵抗力肺癆病即因此而發生故吸煙者之肺力恒弱於不吸煙者

胃受煙毒之刺激其始則胃液增多消化食物較易久之則屢受刺激胃亦衰弱不能發生充分之胃液於是食積不化遂缺滋養之料形消骨立面黃唇白皆胃受煙毒之所致也

奧國衛生學報曰人受煙毒之後有自肺臟呼出者故吸煙人呼出之氣亦含煙味有自皮膚洩出者故吸煙人裏衣所沾汗液恒作黃色然煙毒之大部分皆從腎臟排泄而出其始則煙內毒質凝聚於腎臟繼則腎臟功用漸次失調終則腎臟劇病功用全失此腎臟直接所受之害也心受煙毒漸致麻痺則發血之力不足身內之老廢物漸

演說　紙煙之害　

致積聚腎臟負排泄之責任較平時爲尤重以既病之腎代循環系爲新代陳謝之事此腎臟間接所受之害也心腎交病往往患脚腫尿中毒症而死能使視神經受病而目失明者以烟酒爲最烈嗜烟酒者雖不全然失明亦必半瞽英國醫學報曰吸紙煙雪茄煙及用煙管貯煙葉吸之其害畧同均足以釀成各種目疾馴致失明蓋煙毒入血中傷神經系而視神經受害尤烈故煙性愈猛而釀成之瞽疾亦愈劇也倫敦眼科專家葛智德博士曰余歷診各種瞽疾其主要之原因大率以吸烟之故美國陶林醫士嘗遍診製烟廠服役人員三千餘人見其中有百分之九十五因受煙毒而患目疾者

美國衛生學報曰腦髓之結構最爲精微煙草之毒立能毀之能使思想遲鈍而疏忽腦之運用失其敏捷雖所吸甚少而害腦亦甚若吸之無度往往釀成癲癇及神經衰弱等症有多數之慢性神經病其直接之原因大率爲吸煙所致也英國沙萊醫士曰余未見貽害之大有如吸煙者其初能使腦神經安閑舒泰後則衰弱致病易受刺激

余診治神經病多矣皆以吸食煙草爲致病之由賴萊醫士曰煙草與他種麻醉劑功用略同初吸有興奮之作用一若吸煙能將精神加入腦髓而不知煙草僅能將腦中之力豫爲支出以供暫時之用耳待刺激之性既過則吸煙者必較未吸以前其神經益形衰弱有躁急易怒者有怔忡失眠者有作書手顫者有畏怯易驚者皆神經中毒之所致也歐利物君曰凡學生手戰不能畫直線者皆有吸煙之癖蓋約束肌肉之神經已爲煙毒所麻痺使肌肉之力漸失故不克自主如此

連吉生醫博士曰煙草足以加增疾病若在二十五歲以前之童子受害尤酷身體之發育不能完備臟腑虛弱有夭折之虞

童年感受煙毒則德育智育體育均不發達故近日美國各邦之商界實業界均不用吸煙之學徒校中亦禁吸煙草又不許以煙草售與兒童

晏斯納博士曰大率十八歲以後吸煙者一經戒絕仍能恢復其健康若在十六七歲時即吸者所受之煙毒較重後雖戒絕亦難恢復若幼年即染此癖者則受害終身永

無脫累之一日焉

以上皆言紙煙之有害衛生本美國晏斯納博士之原著而刪節之者也紙煙之耗財其理亦確而有徵試為諸同志述之設每人每日需紙煙費二分半積一月則需七角五分積一年則需九元十人即九十元等而上之十萬人即九十萬元百萬人即九百萬元其數適與去年海關進口稅册相符合一年如是十年即九千萬元矣嗚呼吾國最近向日本借債一千萬元環球為之注目清議因之沸騰而吾國一年中之紙煙費其數亦幾幾與之相埒顧乃漠不動心忘其數之巨大抑又何也庚子賠款其數為四萬五千萬元並利息計之約九萬萬元吾國人所視為剜心挖肉創鉅痛深者也顧積十年內紙煙之代價即已得庚子賠款十分之一而吾國人皆不甚注意抑又何也（說本時事報）福保弱冠時即讀傅蘭雅各種衛生書故紙煙之害知之甚詳至今不敢吸食以所省之紙煙費用繁利息之法計之當在二百元外敬勸今之吸紙煙者以每月所省之費存入儲蓄銀行積二十年亦可成鉅款也上海人力車夫與妓館內男

女傭時時口銜紙煙以自豪吾見今之吸紙煙者其氣象之猥瑣亦與車夫妓傭相伯仲自愛者當知所擇矣

本會會員以戒絕紙煙爲主無論中國之紙煙東西洋各國之紙煙均不可吸若各種雪茄煙水旱煙鼻煙能一概戒絕者尤爲合格惟紙煙之嗜好旣深一時不能遽絕者當以中國所產之水煙旱煙鼻煙代之徐徐節減以至於盡

凡願註册入會者不費一錢祗書某省某縣人年若干歲現居何處何業按旬登報旣入會者不許再吸各店鋪各公館所僱工役人等均可飭其入會由是父詔其子兄勉其弟篤守會規永不再吸

如查有違背會規者立卽除名並登報紙以示懲罰想人之欲善誰不如我人之欲保全生命亦誰不如我准此以行各省各縣設立分會逐漸推廣於國計民生必大有裨益

凡願捐助本會經費者不拘多寡由一角至十百千萬均聽其便請交至事務所立卽

掣付收條。按年彙數登報。其欵存伍侍郎處。俟本會推廣。捐欵日多。再指定銀行存儲。惟此欵不准移作別用。

本會會所暫設伍侍郎宅內。本會事務所。暫設福保寓內。如欲索本會章程者。乞寄郵票二分至上海新馬路昌壽里五十八號無錫丁寓。即將章程寄上。

民政部防疫局紀畧序

外城巡警總廳廳丞　王善荃

配司脫譯言鼠疫其源起與其發生地說者謂在歐洲紀元前二三百年迨同光間入中國南部爲中國有鼠疫之始然卷施閣集載趙州有怪鼠白日入人家即伏地嘔血死人染其氣亦無不立隕者近人丁氏醫學叢書謂即古所稱歷子痒子是中國夙有此疫而乾隆中曾發於北部此疫亘歐亞二洲歷數千年殺人無算萃萬國數十百醫學專家之研究近始知有菌然卒無方藥療治中之者百不一二免爲各種傳染病冠洪水猛獸方茲已渺吁可畏哉歐人因吾國不治已病治未病之意捕鼠診驗檢菌遮斷隔離清潔消毒種漿諸預防法獘然以起細如牛毛雖厲民不少顧恤資其術於醫官而寄其權於强制執行之警察失其用於方書而責效於凜然不可犯之條教其忍也乃其所以爲仁其所失者小而其所全者大也京師自設立警察衛生行政粗具規模而居民自治力甚孱世界最劇烈之鼠疫遘於宣統二年十二月自奉天傳至疫症爲肺配司脫劇烈更在腺配司脫皮膚配司脫之上時當滬上檢疫風潮之後

民間驚疑又屆年節市面益洶懼而不能不實施預防諸法其中遮斷隔離等
法爲預防肺疫司脫中堅雖父子夫婦之親不能寬假尤與習慣忤驟然施之
艱困萬狀顧防疫如防大敵重以
宵旰惕厲於上友邦忠告於下
民政部堂憲外顧國際之名譽內維國中之治安與外務郵傳等部會商本京
使館界與各省租界邊界及汽車汽船港關檢疫諸法會奏撥給防疫專欵奏
請設立衛生會同時奏設京師臨時防疫事務局以善荃與內廳蕭廳丞玉麐
爲之長首善之區百萬生靈將於是焉托命嗚呼顧不重哉敢不愼哉預防以
來督同在事人員晝夜抵拒計京師疫系自三星棧測地局協和醫學堂地僅
三處自王桂林至陳成章人僅十餘自十二月十四日王桂林故至正月十六
日陳成章故時僅月餘此外無賡續者而奉吉黑直魯各省亦數報稱疫勢漸
退蓋仰賴
朝廷洪福
皇上聖德足以

感召。天麻俾疫癘。已萌而旋滅。民生已危而復安。且使國民益知珍衛生命。醫術亦將去哲學而入於科學之域。富強之效。基於體育。殷憂多難。必有興啟。又豈僅易所稱貞疾恆不死。子輿氏云。恒存乎疢疾已哉。後事之師。端賴前事。爰命局員將兩廳及防疫局所辦各事。擇要編纂。題曰民政部防疫局記略。聊備參攷。非敢云爲衛生史上開一新紀元也。

敬告青年之有志學醫者

日本愛知醫學專門學校畢業生　畢寅谷

學問之領域。可區爲兩方面。爲一精神的。一物質的是也。屬於精神方面者。固可從理想以立言。如哲學心理學倫理學論理學教育學社會學政法學等是也。屬於物質方面者。則貴審實驗以從事。如生理學博物學化學物理學天文學地理學農工學等是也。而吾儕所習之醫學。實非精神的而物質的也。必實施生理解剖。而人體之生理的搆造。乃得明。必實行病理解剖。而人體之病理的變化。乃可悉。而證明此搆造與變化。其手可觸而目可視者。無論已。即手不能觸。目不能視者。亦無不可藉顯微鏡理化學以闡其隱微吾觀西洋醫學之舉一病名列一病症其原因其解剖其症候其經過其療法不知經若干人之實地研究互相討論殆垂為定論安有如中醫之憑空想逞臆說永古千秋奉數人顛倒錯亂荒謬誕幻之談以為圭臬而不思所變計哉是由西醫與中醫之根本上言之固已優絀判然學者宜審所從事也抑又思之學也者所以致用也日本大隈伯之言曰學而不適於時用是亡國敗家之學也吾國值此憂患交迫力求改革之時吾恐以不明細菌學之中醫而任檢疫醫不能也以不曉衛生學之中醫而任警察醫不可也以未講軍陣醫學之中醫而任軍醫不宜也以未修裁判醫學之中醫而任法醫不得也吾意過此以往交通大啓文明漸進國民普通教育日擴一日而生理衛生之知識普及全國時彼謬持五運六氣以立說專恃草根木皮以回生者欲不處於劣敗之地位而不得也況當此列强環伺因國民之衛生乏術疫病繁興來外人之干涉而對之袖手旁觀一籌莫展者非我國固有之中醫乎是中醫之不足以應世變濟時艱尤昭昭在目我中國如不欲轉危為安轉弱為强則已也欲轉危為安轉弱為强則我醫學之不可苟焉自安亟需改良不待智者而後知也故我謂今日之舍中醫而學西醫亦猶科舉之改為學堂綠營之改為練軍保甲之改為警察舊律

之改爲新律專制之改爲立憲非鄙棄國粹也非矜尚新奇也非好爲舍己以從人也應世變濟時艱因時制宜不得不然也噫歐風美雨震撼神州萃我全體青年之精神急起直追猶有綏不濟急之勢顧可枉其聰明以誤用乎乃有暗於時事者流墨守舊法甘爲井蛙自誤而且誤人漫設學堂講授中醫使我青年子弟費有用之光陰習此將歸淘汰不適時用之學究其終極不僅如孔子所謂賊夫人之子吾敢斷言之曰亡中國者必此輩願我青年有爲之士審時察勢毋爲所誤則幸甚也

爲派會員宣講致本醫會書　　顧實

仲祜先生大人有道中西醫學會者

先生倡之而諸會員和之倡者一而和者百固將曰衆志成城其道彌廣也顧會之成立非一日矣除每月發行醫報外其他會務未見長足之進步實亦忝厠會員充數無裨良用慚疚抑我同人甯不共之夫岱海崇廣不讓塵涓鵬鯤遠大實始觳卵則大善者小善之積勿以善小而弗爲凡我同人曷弗勉焉實今茲敢有請者則本醫會派會員宣講導民於智使知衛生使知醫之要是已之事雖小日計不足歲計有餘誠毅然

行之而無問將見福利於本會於吾國者無有涯涘也今夫政府社會關係切密有善良之社會而後有善良之政府社會惡者決無善良之政府夫人而熟聞之矣實平居私念嘗謂國家社會者一最大之複體社會也必由其所包幾多之單體社會互競銳進而後此複體社會亦同時以銳進焉矣故使我中國社會而果發達者將見睍之民生雖一針一縷之微亦皆有其衆集社結會以為無窮之研究況其大者若文若法若醫若工農商諸事乎誠如是也則中國社會蒸蒸日上而政府乃轉得有所憑藉無為而治恭已南面堯舜之盛重規疊矩黃老之術信古驗今是故結會集社者政府之大功臣也而今後四百兆炎黃貴胄將胥於是待命焉雖然會社性質之不同有二一曰目的會專研究學問之會是已大如文法醫工農商諸事者弗論雖一針一縷皆有專精之藝術其入會者弗知者之趨於知者弗能者之就於能者如盲之從明弟之從師惟其會中一二材哲馬首是瞻無有所謂從衆也二曰方法會專研究事務之會是已上而議院國會下而地方局所乃至農商公司具體而微無弗人盡敵體曰平等三占從二曰從衆合夥營生曰植黨以是三者為之成立之要素以覘目的會之手續大有逕庭矣蓋前者祈學之進步後者祈事之進步相反而適以相成天道如張弓然一戲

爲派會員宣講致本醫會書

一盈人事如左右手。然一推一挽。順乎天而應乎人。此人類之所由日臻於休和也。今我中西醫學會者。目的會也。其宜用目的會之手續。以督促會務之進步者。無俟言也。是故本醫會之會員。語其上者。則博士學士固會員也。語其下者。則販夫走卒亦會員也。語其狹義。則會員固會員也。語其廣義。則非會員亦會員也。何則。本醫會之大職。固將導不知者於知。導不能者於能者也。苟有求知求能者。歸斯受之而已矣。而何以使歸之者日衆。則惟視夫導之之有方也。實言至此。乃更一剖言本醫會月刊醫報。但足以導上者於知於能。而不能導下者於知於能。但足以導會員於知於能。而不足以導非會員於知於能。夫其下者其非會員。誠不可曰使之能。而亦豈不可曰使之知使之知。則所以派會員到處宣講。爲事之至要。而不可一日緩也。乃者南之滬瀆。北之滿洲。防疫事起。喪失國威國權無算。正坐一般人民不知衛生。不知醫之嬰階之禍也。與其臨事而倉皇。何如事前而預防。拔病根塞病源之爲愈。醫會宜講。亦預防之一法也。如虞宜講時人不我聽。則聽不聽由人。講不講由我。易曰兌以說民。語曰强聒不舍。西國之俗。每來復日。必有名人學者。到處演說。高下從心。不拘一格。益信言論者事實之母。持之以恒。行之有誠。而謂無效者。無是理也。抑又聞之日本之變法也。一兵二醫。惟兵

七

惟醫死生之大皆最足以移民視聽者也是則醫會宜講其影響之大固將更甚於他種宣講也實近在龍門師範校執教鞭監督　賈君即上海教育會會長銳志救國實時以公餘往隨演講念國之多故輒心麻亂以毛煩忽憶及本醫會倘鄙言之不謬由本醫會派員與教育會會同宣社其於社會和平必無他虞或由本醫會別行部勒宣講均出

公裁滬濱一處行之有効他處各會踵事仿行吾道之廣喜可知也率貢愚見是否有當惟希

仁鑒宣統三年四月九日顧實頓首上言

裸體運動之益

金山偶奴述

人體之大部永久遠於空氣及光綫中則皮膚不能完全營其作用適與植物枝葉之枯死受同樣之障礙也現今之着衣法於軀榦則密封以厚衣於足則包以襪又加以鞋是自棄其天然賦與之空氣及光綫中所得無料而有偉效之營養也因之營養之全部又不得不悉取諸內臟諸器中其卒也內臟諸器勢不得不用自然所指定以上

之勞力乃致受過度之刺擊而同時波及於生殖器管而其興奮性因之以高若能裸體運動於光綫及空氣中則內臟諸器之擔負輕血行循於整規四肢發生必要之熱量雖萎縮脆弱而枯死之皮膚亦漸帶生氣柔軟而滑澤乃得十分發揮其自然能力而全體亦因以柔滑抵抗力强成剛健之軀壳以充多量新鮮之空氣改輕其體重而下肢及足之擔負亦輕而全體得完全發育矣故我人欲身體完全其發育則須每日運動於光綫及空氣中

自毒新說

盧隱著

食物養人即所以毒人之奇談

新發明之延年却病至寶靈丹

一日不食則飢七日不食則死食糧者誠養生之要也是以世之林林總總者幾無不以喫飯爲第一事矣孰知吾人每日三餐所藉以果腹者其消化之餘即在腹中蘊釀而成毒質浸入百體爲種種疾病之根原促人生年壽之短折斯亦常人所萬不及料者苟非經若干博士再三考驗得有鐵證則吾殊未易信爲可據也今此理既已大明

於世界而其關於個人之幸福者又甚大故請略述其槩以告閱者

（一）常人食飯恆過於其身體之所需　吾人所作百事大半沿素日之習慣社會之風俗未嘗細審其前因後果而節度之疾苦損害之起即因是也如飲食一端亦蹈此病今試執途人而問之曰汝一日必需三餐乎每餐必需二盌或三盌乎肴必須四簋或八盤乎每食必具魚或肉乎則其人必將答曰吾父母之食如是吾戚友之食如是吾所見隣里之食又皆如是吾又何爲不如是試又訊之曰此姑不論祇問汝之身體果確需如許之食料此種之食料乎則其人或將答曰噫吾何知吾惟沿平日之所習慣耳此外吾又何必問此等意見殆人人心中之意見也故吾若舉近代醫學士精心考覈所得者而謂之曰子之日用食料其量殊過於身體之所需要其人實難理會今彼醫學家皆當今英法美德諸國博學專門之士費如許之時日經多番之實驗而後決然告世人曰常人所食者恆過於其身體之所需吾人固不能一笑置之以爲妄言妄聽也夫西人之所食者其平均量恆較吾邦之人爲少而醫家猶嫌其過多則吾人之食大過所當更可見矣（昔年游日本寓客店其下女見同人食飯皆需三中盌不禁大笑因日人所食較少恆不過二中盌也）

(二)食過度之原因　按吾人所以多食之故。實爲三原因融合而成。其一則因半生之習慣。蓋俗見以健飯爲體壯之徵。加餐强飯一語。自古卽爲勸人珍攝之口號。故兒童自幼卽習聞飯愈多愈有益於攝生。緣此卽體偶違和。本無胃納。而猶進食物不止。久而久之。胃體漲大。不有如許食物以充塞之。便覺空虛不快矣。其二則因肴饌之引誘。中人之家。每食輒具肴數種。且競尙新鮮。故一桌之上。或具十餘簋。魚肉紛陳。雞豚並列。列坐者因此遂暗受其引誘。恣情貪饕。每見客腹已果。而見新肴陳來。遂不免重新舉箸。吾國習俗。主人又以敬客爲禮。故不憚再三勸進。使之過當而後已。其三則因咀嚼之太速。夫按理想之餐法。凡食物入口。必宜緩緩嚼透。使之全體爛輭。徐徐吞嚥。庶消化之第一步。口津作用。得以透達。可免無數胃腸之症。且胃能早呈飽足之感覺。使人不至逾分多食。乃今之人。多因慣習或事務之急迫。既餐則虎吞狼咽。須臾卽盡。魚肉飯菜一例未爛。卽已下入胃經。胃卽不能按天然之定則。而呈報食限之已逮。故當其人輟食鼓腹之際。實已逾實用常額之半矣。

(三)食過度之損害　夫食過度之害。最易見者。卽在耗費太多。夫今日之吾國。豈不以米糧之貴。爲大患乎。補救之法。講者亦不一矣。然余獨未聞人提倡減食省費之一法誠以常人之食過體內所需之量多則一半少亦爲四分之一或五分之一此溢量本無益於養人大可節而省之則八口之家經年累月所省之財必甚可觀（合全國而計之其數更不知若干萬萬矣）內既足減出欵之重外又可平糧價之昂計莫善於此矣美國連年糧食之價遞增一二倍不等國民引爲大憂有心人詳細考察各陳救挽之策有耶魯大學教授却數盾氏即主持省食節用之法故鄙人採之以轉輸於吾國但以上所舉祗屬害之小者彼有力之士聞吾所言或且謂吾力足以辦之何必因省費之故而克吾口腹之欲哉則吾請進而告之曰食過度之害不第此虛耗金錢一端已也而尤在於發生疾病促短壽命也法名醫某氏曰世人見殺者少自殺者多英國名醫阿氏曰世間殺人最多者二事憂與食是也按近日名醫之所探討大旨謂人壽至少可達百二十與百五十歲且畢生強壯不宜有疾病今人之所以均夭折而多疾痛皆自造之業也或個人獨造之或社會合造之其殺人傷人則一也衆業之中尤以食過度一事爲最溥通且最重要苟吾人於此一端竭力反正則壽即不難至八九十而病痛且可消除至最小之度今試言其理由實有二端一曰食過度則虛耗吾體之精力夫食物入體仍賴體內之精力施其消化吸收同化排泄之功而後可變爲

血。肉。毛。髮。而後。可。散。作。元。氣。精。神。食。能。適。當。體。之。所。需。則此。所。用。之。精。力。不。為。妄。耗、盡得。其用。倘食。過度。一。分。體。中。固。無。需。此。然。物。既。入。腹。仍。不。得。不。按。定。例。施。其。同。化。之。作用。而後。排除。之。於。體、外。此。一。番。工。夫。為。吾。體。所。不。當。擔、任。而吾。乃。因。貪。口。舌。之。快、樂。督科。學。之。知。識。移。禍。於。我。胃。腸。肝。肺。等。臟。於。本。務。之。外。別。用。一。番。精。力。彼無。口。舌。不。能。向我。告。訴。而。主。人、翁。遂。冥。然。無。覺。不以。為。意。如。是。者。日。復。一。日。年。復。一。年。而。吾。之。精。力。虛糜。者。不。知。凡。幾。百。疾。之。根。於。是。伏。老。死。之。至。因。此。速。矣。一日。食。過。度。則。生。害。身。之。毒。物夫。食。物。本。所。以。養。人。今。乃。謂。其。能。毒。人。似。背。造。物。之。本。意。而。非。情。理。之。所。宜。有。乎。然。攷其。所。以。致。毒。之。原。因。則。又。深。合。於。萬。物。之。公。理。並。無。絲。毫。之。背。忤。致。此。之。咎。惟。當。歸。之於。人。而。已。何。則。因。食。如。適。當。不。豐。不。嗇。則。體。中。同。化。之。餘。亦。適。無。羨。賸。所。泄。者。惟。其。不。可。用。之。渣。滓。而。已。今。若。食。物。過。度。則。所。同。化。者。不。能。淨。盡。而。所。餘。之。物。頓。滯。腸。中。不。久。即。因。體。內。之。溫。熱。腸。中。之。潮。溼。急。行。腐。敗。同。時。發。生。無。數。細。菌。更。出。一。種。毒。液。西。名。曰托。克。新。此。液。為。腸。膜。所。吸。收。隨。血。液。運。行。百。體。即。致。大。害。是。即。所。謂。自。毒。也。自。毒。之。源在。六。腸。中。蓋。大。腸。貯。存。消。化。所。餘。之。物。輒。過。二。十。時。而。後。始。排。至。體。外。也。此。理。前。人。多未。之。曉。近。二。十。年。來。醫。家。始。精。心。研。究。得。其。端。緒。今。尚。考。求。不。已。

（四）肉食之致自毒甚於素食　凡食物過度則致自毒此公理也但肉食與素食又有分別蓋肉食之致自毒較素食爲劇烈也其故則因肉類之性多含窒素而其組織又極繁複故腐敗較易而生細菌亦多且速其在腸內致自毒之弊比之素食爲烈也試觀夏令肉類較蔬菜易於腐敗且發極惡之臭即可略證此理

（五）自毒之損害　自毒一症甚普通而極隱微其中人於不覺然非細故也蓋其重者固速人之死而其輕者亦足減人之精神使人常覺疲乏作事則無興味以致百病因之而起總而言之世人因此一症而受損害或較之其餘百病更爲重大而吾人顧因其居不易覺察之地位遂輕忽之今既得通人之喚醒當不可復爲前之夢夢矣

（六）自毒之現狀　夫自毒之害如是劇烈預防之法不可不講而其症之現狀亦不可不知矣故此條略舉之按法國醫士康勃氏所著自毒論一書述其病狀曰面容憂鬱皮膚蒼白血色淡薄口唇色濃胸脅腹突指甲輭脆手足多汗胃口不佳或食饕過度喜食泥土石灰等物腹痛吐瀉頭痛失記輭弱潮熱皮症瘡癤舌有白苔清晨初醒口有苦味腹多洩氣大便秘結等態狀俱爲自毒之現徵

（七）自毒之救治法　自毒一病十人殆可七八其救治之法亦爲人人所當知即努

力痛改平日之習慣使食不過度是也常人之食過多今欲節之其道不一歷陳若干條如左有志養生者可節取之一日食宜徐緩凡物入口除清水之外均須細細咀嚼不計口數務使其嚼爛如糜且與口津調和沁透而後下咽如是則胃中天然之量一滿腹即覺果此刻當即止箸不必更進飲食常人試留心習之若干時後則胃自知應用之量時至即行呈報而食過度之弊可去大半二日減少肴饍肴多則不免引人貪食故社會酬應之酒宴最是誤人非但下箸十萬折福殄珍抑且大啖肆吞傷腸害胃故至妙節食之法莫如減肴之數使之至少以一種爲度則果腹即止不至貪饕矣昔德相畢士麥病胃醫士訓之戒以每食祇可用一種亦此意也三日減少餐數夫常人日食三餐視爲必不可少核其實則亦爲世俗之習慣耳按近人所考定謂二十四時中體內所需之滋養料蓋於一餐之中可以盡供初無待於三餐也昔羅馬國極强盛時其民日食止一次非待日晡則不授餐又古代波斯國威懾亞西歐東之日其民每日亦祇一餐而兵士耐勞之精神一時無二凡此皆節食有效之鐵證也今英美等國每日不食早餐者其數日增亦一善法也求免自毒者正可倣之四日茹素夫肉食使人易於貪饕而蔬食則食慾早能饜足不致踰限論茹素之益者多矣即此一端已足

可貴五日餐間不小食世俗多重以餅餌奉客誠失養生之宜蓋胃經於正餐之後消化畢盡正可休息而又進瓜子花生糖果等物以勞動之徒積腐敗之料作細菌之食亦何益哉六日無胃納時不進食物蓋人如不覺飢餓即表體內之無需養料此時不必強進飲食以徒耗身體之精力也越一二餐不食待胃納復盛而後進食可矣正不必拘於常例而憂偶爾不食之便可傷身也

（八）却病延年之新丹　由上文所已言足見人壽之促疾病之發其最要一原因乃在大腸內之細菌故法國生理學大家麥精尼考夫氏曾倡爲駭世之言曰如世人能將大腸割去則人壽可延至百年氏又以多年之時日尋搜何種有益之細菌可植之腸內反尅毒菌之功能以助人之消去此毒近已考得酸牛乳之細菌西名曰聿古得者實具此功用實驗之法取牛肉一磅納入化聿古得五六顆之牛乳內其肉可數星期不腐又方腐之肉浸入上所言之乳內則腐敗止而肉如鮮凡此皆徵聿古得之菌反尅毒菌之能也故人如久服之則腸內毒菌漸漸消亡而益菌發生其處時時爲人驅除外敵其人遂永不遭自毒之害病可却而壽可延矣此吾所以號之爲却病延壽之新丹也此丹純根據科學最新之理而成與尋常所稱滋補之藥絕不相同講求保

者。正不妨一試之也（其藥之狀宛若神麯，作長立方小餅式。美國有售之者。每百粒需金一圓，可作十六日服。中國今無售者，而鄙人亦非代營利者作介紹也）

九結論。身毒之害幾已中於人人，吾曹各宜仔細省驗，各就一己之情地，遵用上文所疏緩食、節食、素食諸法，以自救治，庶幾增有用之歲月，省無謂之苦惱，縱不能壽域同登，亦足以疾病大減也。

延壽古例

盧隱述

長壽者，世界人人所欣慕者也。自古帝王、卿相、富翁、名士，一經身逸家裕，則莫不轉念及此，以冀久享世福。雖以秦皇漢主之梟雄，不能於此恝置，故採藥之使，煉丹之士，進出國門者，僕僕不已。卒受術者之紿，小人所誑，壽未嘗延，反貽後世以口實。然其延壽之目的，固人人所宜追求，不得以暴君奢主之已為，而遂斥為謬妄也。彼徒求之不以其道耳。若按天然之定例而進行，則壽又何嘗不可延哉。年少力強之士，每不以老死為意，一聞延壽之說，往往笑而置之，不知延壽之方，正宜於少年遵循，庶乘身體之未衰，築克享大年之根基。如待氣血頹敗而始作補救之計，雖亦未嘗不能得效果於萬

延壽古例

一然所喪失者固已多矣吾故尤願一般青年悟徹延壽爲人生當盡之分亦爲可成之事得於營攝之餘一爲研究不第造福己身亦且有裨社會也

古今論延壽者多矣其說不免有流入怪誕者今特述一正當確實之成例以供吾人之思索

意大利國人高乃羅氏名魯伊其以西歷一四零五年生於維尼斯市以一五零六年四月二十六日卒於伯都亞市享壽一百零一歲驁氏之幼年氣體本不壯强而更嗜好無度飲食起居俱無節制迨三十五歲時體即甚弱身多病痛心常抑鬱如胃症骨痛症消渴熱症常纏繞不已終日憮憮無生人趣醫者勸以節飲食愼起居庶幾諸疾可瘳若乞靈於藥石則傾產以購亦無用也氏初聞之心知其然然未能決志奉行陽允而陰背之徒欺醫者而已如是因循四年諸疾有增無減乃一旦立志奮從醫者所諄囑減輕飲食嚴定起居行之一年而身頓强向之不能工作者今則勤動不疲向之心思結塞者今則暢快異常氏乃深悟養生之有定術堅持之幾六十年而長享徤康之幸福

氏年屆八十始執筆記一己之閱歷泐成小帙以告世人其後於九十歲及百歲時又

各續紀一卷其書傳四百餘年今尚刊行讀之趣味豐富蓋氏之言皆已所閱歷與世之泛論長生者有天淵之殊焉

氏之言曰人生過四十乃爲堅強有力之時其識見閱歷俱臻純熟正社會最得用之材乃以少年不慎衛生多人至此時已爲疾病所困精敗力衰奄奄待盡不能有所作爲誠世上最可太息之事予因悲此且願一切人類俱得享余老年之幸福故述一己之閱歷以告世人氏又曰予自三十五至四十歲之間以身體衰弱各種藥物幾於徧嘗（按氏家資在中人以上）卒無效果後因安心從醫師之勸專務節飲食愼起居行之期年而病霍然故深信節之一字眞養生之第一祕訣也

氏又曰養生之法其細目人各不同未能盡一以氣體各有不等也但節愼二字實爲種種細目之大綱余每日所食定體不逾十二英兩（合中衡九兩）卽小麵包三枚鷄子黃一枚肉與湯各少許是也飲葡萄酒每日十四英兩（合中衡十兩半）此余歷試而知與余體最相宜者也嘗因戚友之勸進食畧增卽患熱病迨復原量乃已然余非謂人人之飲食皆當與我無異余惟諄勸世人細心體察自己身體之所宜師余之意而不泥於余之法則必可享同等之利益也

余亦嘗爲親友所勸迫勉進定體過十二兩之數未及數日體即不快熱病繼之因急反吾前食之量疾遂已自後無論世俗如何評斥余之所爲余亦不顧矣

余每食決不至飽祁寒祁暑俱所謹避眠之時間必至暢足心地常使光明不令憂慮愁悶偶蒙吾心人如節飲食則此等不中程之心思亦可減至最少數余謂凡節慎者其享壽必可至百歲（氏果實踐其言）

觀高氏之說即可悟得人壽本不止四十五十實當在百歲左右今之人所以不能達自然之壽限者實因文明進化種種惡習慣爲之厲階也上古之人罕有夭折以其所營之生活簡單自然並無憂鬱煩腦以擾其心也今人如能返眞還樸盡其天然於節飲食平心思愼起居三事謹持不失則壽算之延長有固然者此日本大隈重信伯所以自信可活至百二十歲之高齡也

長壽者非偶然之事也必有其原因在雖以先天之強盛亦非必要之事因每有元氣偉大可臻耆頤之壽徒因二十年之縱慾妄耗而其精神消磨殆盡年至夭折亦有體素虧弱之人因其善自調養時循天則故克享大年者

延壽之原因不一而歷攷古來長壽者之成例有數項必不可少之事爰略述之於下

一則長壽者之軀態或坐或立必皆正直也蓋其脊梁直豎則胸膛廣展心肺胃肝腎諸臟各得其所故能各按其機能運動活潑備織質之養料去體中之廢質全無缺滯而百體之强固不待言矣

二則長壽者之呼吸必深長也此事不如體態之易於覺察然實爲緊要之一端夫人生需養氣以立命凡所進之養料如不經酸化作用則不能成爲織質故養氣一欠雖多食無裨深長呼吸者其體內之變迅化速排泄透達故爲養生之要吾國古人講長生者每加意於煉氣數息之功日日持之無間亦此理也凡人感情易動者其呼吸必不能深長故凡大喜大怒驚愕悲嘆俱足促短呼吸致死之道也（按此則賈長沙鵩之不得其壽蓋有故矣）

三則長壽者之舉動必安詳也此節常人每不以爲意然不見夫高年壯健之輩類皆行步輕舒起坐靜便乎若心思躁急舉止猛烈其狀貌不安詳即表其心思不寧靜而望延年不可得矣

四則長壽者飲食必撙節也貪饕者必早世廉食者必久生每日多進食物過於常度體內需額外之力以消化之又需額外之力以排泄之其所耗者實多年積一年體何

以堪終則無以支持一旦傾頹不可補救此高氏之所以日以定體十二兩自限也要之求長生者只當在日用間講之得其道則壽失其道則札彼漢主秦皇之徒事神仙服方藥適背道而馳去之愈遠矣

社友來稿彙錄

腸窒扶斯赤痢及內部有炎症忌用黃耆說

劉鏡蓉

黃耆一品。我邦恆以爲補助氣血。詎知應用失宜。轉滋病變。若內部有炎症。及腸窒扶斯赤痢等病。㞐用黃耆。每招危險。謹先述歷年經驗目擊數例。並附以說明如次。

某患腸窒扶斯。至第三週末。熱候已降。將趨恢復。食欲增進。患者忽自謂久病體虛。漫以黃耆一兩。蒸雞食之。不二日。忽患腸大出血而死。

某患腸窒扶斯。體溫已降。諸症消退。惟身體軟弱。尚未離褥。患者倩人乞授鐵方。係用大劑黃耆。二服後。忽患腸穿孔。大出血。數日而死。

同鄉某君。患重性赤痢。經爲診治。反復通利。膿血將淨。後重亦減。忽一傖者踵門問治。方用黃耆乾薑各一兩。不二服。腹部疼痛。諸症全增。乃遣急足延往馳診。檢視其膿血多量。後重且劇。體溫亦昇。口渴彌甚。亟爲按法療治。月餘始痊。

同鄉某醫。患腸窒扶斯。且不自知爲溫病。屢服桂枝湯。病不少減。日漸增劇。然尚非絕症也。誤用託表法。貿然以黃耆一兩。附子八錢。連服二帖。翌日即發皮膚徧現紫紅血斑。大者如掌。

族姪某。體質素强。供差滬軍營。患重性赤痢。索診。適予先期亦因診病赴蘇。旬餘始返。及經馳往。病已垂危。檢驗其排泄物爲純血液及類似赤肉之水性液已成腐敗性赤痢。無可挽回。閱其藥方。係屢用大劑黃耆及難於索解等藥品。日內卽斃。曷禁黯然。

按黃耆。爲興奮强壯藥。在血液。酸素內發其作用。惟酸化機能不旺者。宜之。本經有治癰疽敗瘡排膿之文。故外科恆用以治癰瘍敗症及寒性膿瘍。利用其催助酸化機釀生酸酵素。促起其溶解組織化膿之作用。以取良好之轉歸。若內部有炎症者。病竈必呈充血腫脹。腸窒扶斯則小腸成炎症腫瘍。且有潰瘍之經過。赤痢則大腸成炎症腫瘍潰瘍消炎。與保護。尚恐有失。與黃耆正成反對。設更以黃耆。促起釀膿。安得不敗。

述水浮甲蟲防禦恐水病之功効

劉鏡容

羯答利斯者。係產自泰西豆棚上一種甲翼蟲名芫菁所含之成分也。日本與我邦所產斑蝥內含有之効分與芫菁所含者同。且羯答利斯之含量。較芫菁爲多。均爲誘導弔炎藥。並爲防禦恐水病（瘋犬噬傷後痙攣發狂之病）之良効藥。我邦以斑蝥治狂犬噬傷。此經驗與學理相符者也。第鄉野服用斑蝥。既未諳曉提析。兼或服用過量。往往。起腎臟炎。或排血色素尿。每指為排出狂犬所成之毒物。不知乃斑蝥所起之副作用也。茲有一種水浮甲蟲。（俗名水浮蟲形略似蜣螂而黑背如龜有斑點兩甲翼為黃黑色多在池蕩中。恆浮於水面。逐之能潛能飛有時游泳水中）。為防禦狂犬病發作之確効品。較斑蝥為優。被噬時。尋取三五枚搗敷患部。並以酒沖服。屢用屢効。並不見有排尿疼痛及排血色尿之副作用。我鄉多習知者。呈効無算。其所含効分。必亦為揭答利斯。無疑。藥品形狀異。而効分同者。固比比也。特貢諸我邦醫界。並貸藥學家之提析化驗焉。

柳枝尖兼治室女萎黃經閉並解瘧熱有効之報告

劉鏡蓉

撒里矢爾酸。為產自歐洲柳屬西楊屬樹皮內。提析之一種類鹽基也。為清涼解熱藥。兼有制酵防腐之作用。我邦楊柳枝。見於本草。能去風消熱。西河柳近醫多用於痲疹斑痧等急性熱性病。此清涼解熱之用。中西相合者也。茲由歷年經驗。並知柳枝尖不特治以上各病。兼以治室女春機發動期之萎黃經閉。為通經劑。屢呈良効。且用以治問歇熱。爲解瘧藥亦有効是知。均。由。於。清。涼。解。熱。制。止。原。蟲。之。作。用。必。同。爲。含。有。一。種。類。鹽。基。之。有。効。成。分。無。疑。也。我邦藥產衆已木屑竹頭皆足爲藥籠中物倘得藥學化學家。一一提析試驗盡得其有効成分而用之。詎非醫林一大快事哉。

次硝蒼阿片吐根散治療成績之報告

胡蓮伯自記

節飲食。愼起居。古有明訓。余不。能。遵。守。之。今日。我。疾。作。矣。先是二十一日。余友金雪軒主人設宴請客。邀余往陪宴至夜深始返。翌日而全身已覺不舒暢矣。是夜四鼓腹中忽雷鳴作痛。未幾遂下痢。屢發惡心大嘔吐一次。所下之糞。初黃褐色。如軟泥狀。後則如水狀內夾粘液及食物殘片。是夜計共下痢五次。二十三日上午仍下痢。計十次。腹仍痛。熱三十八度。口極渴舌被厚苔。余生平頗多尿而是日上午竟全無不得已乃先服蓖麻子油二〇、〇。是日下午仍下痢三次隔一日以硝蒼六、〇。拕氏散〇、八。分三包一日服之。仍下痢二次。閱日再以硝蒼二、〇。畢那爾並〇、八分二包服下午痢已止。熱亦漸降至常溫。但餘疲倦而已。此數天但飲淡牛乳。不用飯等硬固之物并休息七天。不閱書報。余意。賤。恙。係。急。性。腸。加。答。兒。而。兼。胃。加。答。兒。也。丁氏醫學叢書藥物學綱要。言硝蒼於胃腸加答兒有效。余今用之。果收良好之成績。按部就班。非敢自詡也。上工治未病。故衞生一端。最爲緊要。否則罹病。縱能自治。亦飽嘗個中滋味矣。不講如余。咎有應得也。

阿斯必林治療成績之報告

程國祥 可均

祥近年來。酷嗜醫書。每有會意。便欣然忘食。恆以人命綦重。未敢倉卒試。去年閱中西醫學報。及丁先生新出之各書。而茅塞益開。戚鄰中有乞診者。累獲效。然但讀先生之書。而未得先生之指授。吾斯之未能信。今年春入函授醫學社以來。讀講義至西藥實驗談一書。輒欣欣然曰。先生之指授。其在茲乎。其在茲乎。適春來倏暖倏涼。氣候不齊因此而罹感冒症者頗多。恆有乞祥診視者。祥以阿斯必林雅善解熱。爲治感冒之特效藥。因此實驗而得成績若干種。雖曰微倖成功。祥之私幸。然先生提倡之苦心。正未可泯也。爰作報告。彙畧陳顚末。以示飲水思源之意。且以勸後之習學者。所治愈之病者列左

張君年三十五歲。一日忽寒熱交加。身體戰慄。脈數氣促。鼻塞頭痛。喉癢頗甚。咳有粘

痰。延余診視。余恐其爲流行性感冒。卽用杏蘇二陳之類。一劑微效。而身熱不減。遂改用阿斯必林三、○。分三包。一日三回。一回一包。次日則身熱大退。惟頭痛咳嗽未除。余又用阿斯必林一、五。分三包。每次一包。越日而其病若失矣。

李姓男年五十三歲。偶因感冒。發三十九度之高熱。兩肋脹痛。余恐其爲肋膜炎。遂用阿斯必林四、○。乳糖二、○。爲六包。一日三包。二日分服。服畢。其病遂痊。

友人江君健秋。年二十八歲。偶因感冒。寒熱交加。其熱度達攝氏三十九度。喉間覺刺痛。聲嗄。氣促。余恐其爲急性氣管支炎。遂用阿斯必林三、○。分三包。一日三服。旋愈。

何氏子。年五歲。素嗜患氣管支炎。一日因感冒。身發高熱。咳有粘痰。食慾不振。如是者閱一星期。服藥未見稍退。家人甚憂之。延余診視。余診其係流行性感冒。而兼氣管支發炎。遂用阿斯必林一、○。乳糖○、五。令其一日分三次服。如是者二日。而其病告痊。

王氏婦。年三十六歲。常患偏頭痛。微帶寒熱。一日發作甚劇。延余診視。余以阿斯必林三、○。分三包。作一日服。服後頭痛銳減。

陸氏女。年七歲。患流行性感冒。發熱頭痛。咳嗽頻頻。咯有稠痰。余以阿斯必林二、○乳糖一、○分三包。使其作一日服。諸恙皆退。

宋靜安之成績報告書

鈕姓男年三十餘。頭部發生粟形之瘡。甚痒。因爬搔而破。破後流出黃水甚多。水之所及。無不復生。如前更結如豆大之厚痂。凝集毛髮。頗難梳理。不數日。蔓延於頭面各部。痛癢交加。不堪其苦。特來求治。余見新萬國藥方皮膚病類濕疹節。第八八〇四方。有防腐收斂止癢之劑。遂照方配合成膏。另以明礬鉛糖水。洗去患部之痂。後用此膏塗附。用後出水甚多。痂亦不見。第二日塗洗如前。則毒水盡而患即癒矣。其方如左。

明礬 一〇、〇 鉛糖 四、〇 水 一〇〇〇、〇

右爲洗滌料

撒酸 〇、五 硼酸 五、〇 鋅養 一〇、〇 華攝林或豚脂 三五、〇

右爲軟膏

此方。無論頭面頸項腰腹各部之急性濕疹(我國名黃水瘡)皆可治之。如髮部有虱。每膏一兩。加黃汞養(即黃三仙丹)二三分。亦可殺虱。余用此方治癒者。已有數十人。實爲性平効確之佳品也。

述肺癆病死亡之速

新街朱樹璋 彥淸

余之妻陳氏。係康城陳公鴻奎之女也。體質素強。爲人賢淑。於二十二歲（光緒三十四年）歸余。至二十三歲（宣統元年）仲冬二十八日產一女。分娩後。精神依然。飲食仍舊。至季冬初八。無端寒熱。狀若流行性感冒。余以竹氏女科法加減治之。寒熱漸止。惟覺肢軟神疲。不能起立。余以爲產後之常事。何足爲異。至二十四歲（宣統二年 元月十一日。忽患氣管支加答兒。間或吐痰。余仍仿竹氏法變通之。服後有增乏減。至十六日。咳愈盛。痰愈多。日夜傾盆累碗。形容頓枯。飲食少下咽。當是時也。余初不知其爲肺結核也。既而延翁醫診治。彼云症情重篤。將近產癆。方即切當。亦服與不服等耳。迨後咽喉。亦赤痛。因另請王醫診治。彼云產後肝腎兩虛。當用滋補。處方服之。更覺不舒。當此之時。或云產癆。或云產虛。余茫無頭緒。無法可施。至二十八日。加之口燥唇焦。言語短縮。至二月初五。請譚醫診治。彼云產癆已成。刻難見效。藥至三劑。然後轉方。不料於夜間九時。斃命矣。余輾轉思之。殊難索解。（元月十一起約二十餘日。豈非速耶）其爲肺結核菌乎。抑產後氣血兩傷乎。余不得而知也。嗟乎。吾妻已矣。他人之類於吾妻病者正夥。故不得不記之以告世之研究諸君。速籌預防之法。俾同胞共登壽域也。

記者按此症頗足研究其爲肺癆病乎。則未產以前已具結核病狀。否則死亡必不如是之速也。餘者更無論矣。如爲產褥熱而藉氣管支擴張合併症者。似尚有劇烈腦症及漏泄惡露等病情。惜來書語焉未詳。不能遽下診斷也。然乎否乎。姑誌之。以備閱者參考。

曾師孔來書

昨夜得十一號醫報。急讀一過。開章即朱君取締醫生說。以無形之殺人爲可恨。吾更進一說。殺人以藥餌固無形之殺人也。然藥餌尚有形。以精神殺人者。眞無形之殺人也。凡醫生之良否。無關係若於治病時言語容貌稍有不愼。亦足以致人於危。故良醫之失。每等於庸醫。故爲良醫者。更當於精神上注意。三期報二十二頁裴愁君之心理作用所載甲對乙之言動。是以精神殺人。即無形之殺人也。又每聞某醫生至某家診脈不開方而曰另請高明。某醫生診某脈。大呼曰不治矣。幾日內必死。如是等類甚多。不勝枚舉。是皆無形之精神殺人者也。如果諸醫生。能將此種。不經意之言動。以後愼重出之反對。行之則於精神療法得之過半矣。一號報十七頁大著。有「醫士之快樂。其治病之效。實有數倍於藥石者。蓋於患者之懽然一笑。其效果之良。藥籠之物。決不能及其十一。」善哉言乎。十二號報買君述靈胎軼事數則。謂其暗合東西醫心理療法。誤矣。心理療法之主腦。在無形之感通。徐之數則。固非心理療法。而東西醫重解剖藥物實功。亦并不重神明虛理。惟中醫暗合此種妙理。而醫生并不自知也。中醫除數種藥物有特效分。其餘半係自愈。半係因精神作用而愈也。前囑撰文以公同志。第拙於文久不成篇。昨閱朱君論說。遂因無形之殺人五字。有所感觸。信筆書此。頗不成文。願先生潤色之。即以登報何如。此理本至平庸。人因其平庸。遂輕忽而不深思耳。孔子之正心誠意。能以齊家治國。克己復禮。即天下歸仁。此是何等功夫。其入門即在知止而后有定數語。功夫深到。自能從心所欲不踰矩者。正恐人之泛用精神作用而無愳不作。故設此仁義道德以為之矩。有深意焉。張子壽君肺結核近日如何。此種症候以精神療法較愈。弟曾為人治療頗著效果。餘再述。

醫事新聞

香港醫科大學校將落成

胡蓮伯來稿

香港於一千八百八十七年已有雅利氏醫學堂一所。以西文教授內外諸科。初意專爲華人子弟而設。開辦至今成積頗著。唯不爲英國總醫會所公認。故亦未爲香港政府所許可。殊覺可惜。迨前年麼地君報捐鉅欵。發起創辦大學於香港。後陸續所捐各欵已足一百數十萬。故將雅利氏歸併其中。大學校址建在薄胡林一切規模甚爲完備。居然與英國各大學並肩。英廷及英學界皆贊成。據彼中人言。約於西一千九百十二年二月、可以竣工。同年八月可以開學。如被選爲金比列治及牛津大學高等生者。或由別學校考拔與該兩大學高等生程度相埒者。即可入校肄業云。

按醫生者。隱操生殺人之權者也。苟非於新醫學。研究有素。不可輕易問世。我國自開海禁。內地得風氣之先者。亦有外人教會所設。及華人自立之醫學堂矣。非無裨於社會。而所授者皆普通之醫學。若語精深。則未也。今香港大學醫科之設。誠造福我中邦不鮮。爲該醫科大學規模完善。斐然可觀。且有解剖專科。足資學生之考驗

（我國今日尚溺於澤及枯骨等說。此種實行解剖人體學業在內地恐一時難辦到也）其善一也。出洋求學。動費萬金。中人之家。除官費外。亦應裹足。若香港大學比之出洋。其費當省五倍以上。（據該大學董事局例。每人每年。除膳宿等費外。統括各欵。最多不過三百金。蓋渠非專恃學生學費爲補助金也。詳載香港盧督大學勸捐啟內）雖非富者。亦可入校。研高深之學業。其善二也。出洋求學。開通者盡知其益。但一別十年。孑然萬里。河山阻隔。魂夢難通。倘非有絕大之果決心者。必爲家人所縲累。多有望洋興嘆者矣。若香港大學。則異是。香港雖名爲英屬土。實則不啻內地。華人社會。舉目皆是。郵便既速。來往又易。休暇之時。可以歸修子職。爲父母者亦可巡視其子。以遂其顧復之私。天倫之樂。不衰專深之學。又遂其善三也。詩云他山之石。可以攻玉。齊諺曰雖有智慧。不如乘勢。願我國之習西學已有程度者。盍興乎來。（蓮）

雷州之大疫

廣東雷州府。疫症盛行。經電請醫生前往救治。迄未就手。現據該雷州府朱守家人回省云。府城現計共約死去三千餘人。府前街無人敢行。衙內亦死去七人。該守之第四子。完娶僅三日。即起病。七日而死。現該署內各人。及該守之家眷。已陸續回省。該守亦不敢在署。現駐雷威兵輪內。幷聞雷屬有一二村鄉。因患疫死絕者。其傳染甚爲迅速云。噫、慘矣。

按我國。衛生行政。素不講究。而人民。又絕少普通衛生智識。其街巷房屋。飲食衣服。無處不齷齪異常。此正天然絕妙之細菌培養基也。一觸即發。何庸駭異。迨病勢劇烈。愚者則求神拜佛以禳之。所謂智者。則遷居以避之。今則更有聘西醫生以救治者矣。雖然。急來抱佛脚。亦已成噬臍之勢矣。無論所聘之醫。未必是學理湛深。經驗宏富。即皇皇然是個博士。試問此等鼠疫。目下除預先嚴密實行衛生防範外。更有何策。(百斯篤血清療法今尙少圓滿之效果)。嗚呼、履霜堅冰。吾願有治民之責者。及地方自治之責者。及身爲家長者。當勸諭篤責之。使個人衛生。公共衛生。兩無偏廢。然後可。誠如梁培基君答我。所謂社會進化。貴能一律。若參差不齊。則多所牽礙也。易曰、剝床及膚。愛命者當猛醒。此等急性傳染病。非可以隔岸觀火之見視之也。雖然、病勢來得猛烈。人始注意耳。其他慢性傳染病。如肺結核等。則常人又膜視之。

矣、火烈。民畏。水弱。民玩。而其死人則一耳。幸仁人君子廣爲勸告之。(蓮伯)

山東醫學院開學　山東教會所設合衆醫學大學行正式開堂禮。巡撫以下。均到堂觀禮。並由東撫捐欵銀一千兩云。

公立醫院立碑開幕

昨日下午二時半。爲中國公立醫院行立碑開幕禮。先由總理沈仲禮觀察、率同醫士員司、遍紮松柏彩花。高懸龍旗、雇用樂隊布置井然。來賓如滬道劉觀察、駐滬各國領事及其夫人。中國報界記者、及中西商紳、共約千數百人。首由沈觀察請劉襄孫觀察行開幕禮、劉觀察卽對衆演說。并由何樂航轉譯洋文。繼沈觀察亦登檯演說、諸正相生。合坐鼓掌。旋請來賓工部局史丹來醫官演說大旨。謂沈觀察所創之公立醫院、爲中國最完全之醫院。足爲新中國之模範。所聘醫士。均有學問。有閱歷、實爲難能可貴。不特本醫生所欽佩。卽各國寓滬官商。亦交口稱頌沈觀察之熱心公益。中外官民。並受其福云云。當由王君培元。逐句譯以華文。并將沈觀察演說。轉譯西文。座客咸欣賞不置、末由閘北醫局衛生科科長。代總局局長姚捷勳。致讀頌詞。并欵來賓酒點。殷以攝影。以留紀念。復導中外來賓參觀病房。明窗淨几。維羅清疏。規模大備。無不嘆服。迨衆賓陸續告辭時已五時半矣（華文演說稿續刊）

附甯波同鄉會頌詞

今日爲中國公立醫院立碑開幕之期。凡我旅滬同人。覩國旗之飛揚。豎碑之揭櫫。莫不欣欣然相告曰。此爲上海特立之醫院。亦爲上海前此未有之盛舉。吾人當念醫院未立之前與醫院將立之際。經幾許困難。費幾許籌畫。始有此公共機關。以爲滬民造福。此固工部局董之善體民心。而亦滬上同胞之全體幸福也。溯自去年鼠疫事起。西官鑒於外洋往日疫禍之滔天。不能不思患預防。而有檢疫之舉。其良法美意。固宜爲吾人所共諒。特我華民闇於世界智識。局於歷史觀念。從不知鼠疫爲何事。自不知鼠疫爲可懼。一旦檢疫令下。其恐慌之狀。固亦事理之常。中西兩方面。不免稍有芥蒂。於是我國紳商出與工部局董磋商良策。而始獲自立醫院。自行檢疫之效果。吾鄉沈仲禮先生。不辭勞瘁。起而擔任院事。本會同人。亦隨先生後。分任檢查。逐戶慰問。剴切開導。民心遂翕然而信任焉。今者鼠疫早消滅矣。醫院已成立矣。撫今思昔。是非沈仲禮

先生。暨諸君子熱心公益。安有如是之盛事哉。(下略)

金山中西醫學分會開會記

金山中西醫學會分會於五月初三日開成立會除來賓外會員到者有何望達君俞道生君蕭培畦君范卓齋君何俟清君錢杏蓀君馬慰之君徐忘青君蔣可均君劉梅春君黃孟賓君徐抗歐君楊殿臣君唐際虞君周紫雲君何古愚君黃選林君徐翰臣君徐景仁君梅詠仙君郭達夫君吳盤谷君俟散之君沈艮卿君蔣式如君姜葵生君陳景華君雷引之君包志棠君等午後一時搖鈴開會先由徐倜奴報告開會理由提議事件如左

(一)公訂會章(二)公決會期(每年開大會一次每月望日開常會一次)(三)施診問題(四)選舉職員(幹事員一人錢杏蓀君得十七票當選編輯員二人俞道生君得十四票錢杏生君得十一票均當選公推蔣可均君爲書記員徐倜奴君爲會計員(五)磋商雜誌辦法(六)提議何望達君交議事件(甲)附設醫學堂事件(乙)施藥事件以上二件尙未議決(丙)刊發醫案事件議決歸入雜誌問題

長。爲英國勃崔君。及海兒君。蓋皆專門名家。必能多所發明也。

疫死醫生之追悼會　此次從事防疫之中外醫官。救人心切。奮不顧身。致染疫逝世者甚多。各會員特於初六日下午休會半日。開追悼會。以誌哀忱。

公署之宴會　錫督於初六日晚。在公署宴會各國醫官。領事。由各司道作陪。酒半。錫督起述歡迎詞。並轉述　皇上暨　監國攝政王歡迎之意。請向各國大君主大總統道謝。當由美醫司德朗君代表各國醫官。起述答詞。並謝盛意。觥籌交錯。賓主頗爲盡歡。

各國代表對於監國之答詞　萬國代表員。因監國攝政王眷念該會。蒙於開會日致歡迎辭。當即恭呈覆辭。以表謝悃。其大要如左。

萬國防疫會議代表員等。茲捧誦賢王歡迎之懇詞。欣感莫名。鄙人等深慶中國開催此會。意美事善。願令此會克奏巨効。亦鄙人等中心所切望也。

俄代表醫官之謝意　俄代表醫官語某報記者云。予曾列席於世界醫學會數次。從無此次之設備完全者。皆貴國施丞堂伍醫官竭力籌備之功也。

雪片般之電報　研究會開會後。外務部特致電表歡迎及希望之忱。各國代表當即覆電致謝。並請轉達監國攝政王。以表敬意。又哈爾濱防疫會。駐哈俄醫官。廣東廣華醫學會。均專電致祝。

人名表　各國政府特派代表醫官。(英)司德朗　梯克(奧)俄外而　(法)百羅開(德)馬梯尼(英)法拉　克里　勃崔(義)格羅梯　過拉　新牙利(日)北里　府幾那銘　西巴牙馬　昔木司(墨)剛佐萊斯(荷)海撥斯(俄)沙波羅脫乃.司臘脫哥羅夫　苦魯篤　勃特立府斯開(中國)伍連德　全紹淸　方擎　王恩紹海兒　愛司勃蘭德　司督閣　司登萊　海夫鏗　各處派來醫官(民政部)吳為雨(直隸)霞把梟克司(奉天)王若宜　王麟書(吉林)鍾穆生(黑龍江)王新安(上海紅十字會)　王備元(上海公立醫院)王彼得　研究會書記　勞羅　醫學書記　愛司勃蘭德　中國文案　施紹常　總繙譯　伍璜　副書記李規庸　打字俄太得　特別外賓　安俱　克郤那夫　維大　俄司克蘭斯楷　牙斯新斯楷朱祖堯

伍君英文演說詞

諸君舉鄙人任會長之事。以鄙人學力之薄。對於各國醫學名家。實深慚愧。諸君之所以舉鄙人任會長之事者。不過以鄙人此次在哈爾濱辦理防疫事宜。已見成效。然此次深賴諸同儕協助。得令疫症消滅。實非鄙人一人之功也。施右丞謂此次疫症來勢甚急。雖立時防備。而輾轉傳染。死者已達四萬六千餘人。此中殊大可研究者也。故此種瘟疫。近十年來。西伯利亞蒙古滿洲西北部。皆時時發現。住居其地之中俄人民。罹此而死者數亦不少。然從未有如此次傳染之速。死人之多者。

此番黑疫。其染疫之第一人。一切經過。諒俄醫官必有詳細報告。現在吾人已公認旱獺一物。爲傳疫之媒介。據全醫官調查。蒙古滿洲西北部之人與獸。亦常時感染疫症。然染疫而死亡者。不過數十人。卽已自然消滅。不至輾轉傳染。貽禍無窮也。旱獺之呼聲。聽之若(不怕)一語。惟感有疫病。則不復作聲。蒙古人固早知旱獺一物。常有傳染瘟疫之事。且知其瘟疫傳染之險。又謂旱獺之有病毒。卽所以保護已身。使人不敢加以捕獲者也。從此可知旱獺之性。固甚和平。易於獵取。至旱獺之病症。蓋病核也。

近年歐美商人。多喜販賣我國所產之獺皮。致山東苦工之從事於獵取旱獺者。年有所增。問獵人之受傳染者。其病狀亦爲頭痛發熱。吐血色之痰而死。

旱獺之性。冬季恒作穴居。疫作即斃於穴中。明年新生之旱獺、覓得舊穴。方冀安居。而遺毒傳染。遂致愈傳愈廣矣。

獵人之傳染者、恒聚居於滿洲里等處。彼等所居之屋。大都塵垢汚穢。往往二三十人攢聚一斗室中。於是又互相傳染。

聞我國人云。我國人之第一感受此疫者。發現於滿洲里地方。其時爲去年之九月初六日。滿洲里共死四百人。賴俄國之防備、始獲消滅。

哈爾濱傳染之第一人。發現於十月初七日。當時有二獵人歸自滿洲里。住一機器并之人家。於是傳染不已、如疾風迅雨。直下南滿而至山東直隸等省矣。溯各地始疫之日期、亦研究之一材料也。滿洲里發現於九月初六日。齊齊哈爾發現於十一月初四日。哈爾濱發現於十月初七日、呼蘭府發現於十一月十四日。雙城府發現於十二月初五日。寬城子發現於十一月十四日。吉林發現於十二月十六日、奉天發現於十二月初二日。新民府發現於十二月十四日、錦州府發現於十二月十四日、永平府發現於十二月十五日。天津發現於十二月十五日。北京發現於十二月十二日。烟臺發現於十二月二十一日。濟南府發現於正月十七日。各處死亡實數。現尚未得其詳、考其

病狀日記

戴麒 定之

光緒三十年六月十五日。晚餐後。偶吸紙煙、煙入喉管。致右肺崩裂、咯血盈甌、頭稍俯。則血自鼻出。逾三十分始止。然精神不衰。仍與贊廷手戰一時。護溪至。談笑一如平日。見者不知其有大病也。臨寢嘔血數口。擬明朝赴病院診視。紙烟最傷肺。我國。青年。多嗜。食之。非嗜食也。欲借以爲維新標識也。食之既久。不復可脫。植重症之根於不覺。悲夫。悲夫。余初頗惡此物。時至友人處。多以此進。少少習食之。久之食後若非此不可者。四月間。與贊廷相約力戒。亦未能盡去。每讀書更深。神昏氣濁。猶藉之以慰勞苦、日漸久。戒漸弛。不月餘。復如舊日矣。終獲此疾。豈天所以堅吾戒煙志而玉吾成耶。嗚呼。而今而後。吾知勉矣。

十六日。晨起血轉黑。蓋血離肺。積於咽下。經宿色變也。七時。英文教習至。坐學讀本兩時。九時二十分。步至駿河台町杏雲堂醫院。値院長診日。以洋蚨一圓。購診察券一枚。（券中署病人名姓。書有號數。按號診視。）余來晚。候至午。始輪至。醫生診訖。謂予肺新愈。孱弱非善葆不可。而食煙以戕之。宜乎其致此也。今既加重。宜入院安寢。余漫諾之。

病牀日記　二

期以明日。先是。余五月下旬。痰中微雜血塊。醫家診屬肺症。服藥十數日。血去。自以肺已復舊。不知其尚宜葆衛也。患肺疾者。居空氣開豁處爲佳。嚴君約沖、亦嘔血、移居品川海濱。攝養。友人悉勸往同住。叩之醫士。血不止。不能往、入院之意始決。得藥步歸。步履艱滯。不似來時壯勇矣。至寓飯畢。斜欹。將取書閱。血忽上湧。奔注如泉、不可遏止。大懼。閉口强咽仰臥不敢稍動。悔不即時入院。時五弟他出。贊廷赴宏文學院觀卒業式、室無一人。莫可告語、其悽慘之狀。不可言喻。又以。幼。時。聞。父。老。言。男子。之。血。最。貴。失之。黃金、莫、返。自思。年。青、力。壯。前途。之。事。業。無。涯、今若、此。吾遂。止。於。是、乎、數年。來、所。抱、之。志。竟。不。克。遂。乎。心灰。志。朽。無復。生。趣、轉念。日。本。醫。學。凌駕。歐、美、杏雲。堂。又。以、醫。師。名固不。得以。華。醫。相。律。既、令入。院、必非。不。治、之。症。不數。日。仍復。故。我、何戚、戚、爲。心又。大。慰、繼思。時。値。夏。假。返國、人。多、脫病。信。傳、乎。家。中。不知。兩、大。人。若、何。憂、慮、余一。人。有。疾。貽憂、父。母。不孝。之。罪。天地。莫。容。復憂、辭、愧、恨、不。可。解。輾轉。思、之。中心。轆、轤、忽悲、忽。喜。三時。五弟返。令至李君子周處。假十數元來。同赴病院。李君他出。不遇。幸血勢大殺、六時、贊廷歸。勸即入院。然天已晚矣。遂止。晚餐。食米粥一盂。食畢。起坐樓簷下。吸收空氣、不言不動。心氣頗清爽、十一時、將寢。支、帳、展、褥、稍、用、力。血、又、上、逆。濡、枕、沾、衾、十七日。早起。移、臥、帳、外、被、帳、令、婢代理、不復、敢、自、爲、矣。是日六時。崔君子餘、胡君海門、返國。贊廷五弟送至新橋。九時始同至病院。病室分四等。一等、一日二圓。二等、一圓六角、三等、一圓三角。四等一圓。別無大差。惟室之大小明暗。肴蔬之美惡多少稍異耳。華人多居二等。利其有床榻。（日本室內皆六蓆張地寢起其上無床榻棹椅）余居三等。室有六蓆大。（日本以蓆數測室之大小一蓆長六尺廣三尺半）頗清潔。備有衾褥。外有一小箱。以儲食品。餘無他物。病室最宜淨潔。忌置汚惡不用之物。每觀我國室內。長筍紗廚。繞置四圍。幾無隙地。類多塵垢油臭。（日本置物另有室其寢處之室常用文具手中級綴物外他無一物）有病亦不除去。惡氣薰蒸。壯者居之數日。不出且將致疾。況病者乎。思之慨然。余入室即臥。少焉醫至。診畢。令用一看護婦。即有人帶一少女至。年可十八九。向余稽首。叩其姓。曰余川。數語後。起代余更衣服藥。掃榻整衾。大類家人。（看護婦有見習二等之分見習者一日三角乃入院未滿六月者二等者來院差久一日四角余川屬見習）來時乘人力車。顛動不堪。喘甚。寢至晚。氣殆平靜。庖人請何食。且言不能食硬物。牛乳何如。余點首作可意。（病院日三餐一餐可折牛乳二合一合約中國一飯碗）是日體溫三十九度有奇。灼熱甚。（三十六度五分至三十七度五分爲常人體溫最高至四十三度，最低至三十四度五分，皆大寒大熱不治之病）醫生令以冰袋置胸上（袋以牛膀胱製）以寒兩肺，兼以祛熱。仍時嘔吐，色黑凝固如膏，閉目不敢視。十時看護婦懸帳抱被來，與余共寢其中，愕甚。時酷熱，爲余搖扇作風，腰以下覆以絮被，蛻去卽爲徐徐提上，常夢中覺被爲足揭去，醒時則被依然。胸上之冰須一時一替，夜凡六七起，不厭。其親厚誠姊妹弗若也，余心敬之。

十八日晨五時，院中看護婦盡起，臨拂擊窗打壁之聲，入耳不絕。余破夢醒，余川已洒掃畢，以巾拭地及窗壁，滿室生光。既而爲余洗面手，余不能轉動，聽之而已，而手之輕重頗能愜意。七時木析聲動，有人持牛乳至（院中飯時擊析爲號）余川入之小壺內，以壺口食余。飲畢，醫至，診脈之緩促，加手於腹，驗呼吸之長短，詳問病況。昨日大便幾次，痰幾格（痰盂玻璃製，刻有橫紋，每晚洗盂時可驗其幾格）思食乎，熟眠乎，別生他症乎。凡此皆書之病床日記（此中專載每日病床朝夕呼吸體溫脈動之度及藥之更換，以備考）置之枕端，俟午時院長來診覽閱（一院七八十人，一時畢診，無暇多問，故令人先書以待）一日三診，朝晚兩次書呼吸、體溫、脈動而已，亦偶理枝症，至本症則必留之院長。今日咯血如昨，體熱仍不下三十九度，口焦渴，余川每以冰進。

辟不食。更飲以冷水。牛乳、水藥、及送藥之水。莫不氷之。凉徹肺腑。欵其故。曰予症熱高宜凉。以殺其勢。暖之是助虐於紂也。余無言。因以知吾國之言之大謬也。水以擊而涙高。火以激而焰烈。非華醫所奉為金科玉斗者耶。故遇熱症。忌風忌冷。幾繩束無策。不過發散疏通。為無關痛癢之事。聽其自去自滅而已。西醫則不然。或冰其胸。或冷其首。食飲苟無大害於病。悉冷之。火燎室。奔走掬水急救。猶恐莫濟。固乃首尾逡巡。以俟其自熄。奈何其不灼天燬地。焦土長城耶。是以中土患熱者多囈語。不省人事。往往因之顛狂（發燒最傷腦腦傷即不辨人事）而坐。是不起者。又不知凡幾。庸醫誤人。固不毒哉。

十九日。病如前。熱漸殺。入院時。醫員不令入廁。兩便悉仰臥。為兩日來日食牛乳六碗。頗思溺。欲使余川持飲器來。而余殊艱於出口。言至喉而止者以數。今早膀胱大若鼓。膨脹難忍。不得已言之。余川持以玻璃之器。狀類長瓜。劃有容積度數。置之跨下。無着滯態。余心終不安。然竊喜今後此事可無慮矣。連日礡礡日間兩窗皆却去。夜間亦啟其半（倭窗狀類扉輕便易下）使我國攝生家觀之。當必搖首咋舌。危其莽鹵也。不知人之生以呼吸。而所以能呼吸者。賴空氣。故空氣之善惡。身之強弱繫焉。空氣中於人最善者為養氣。最惡者為炭養。人吸養氣而呼炭養。室內空氣。脫不開窗與院外清空氣更轉。不數刻。養氣盡而炭養充塞矣。人何以生。世之窒悶死者。職是理耳。縱不至此甚。養氣漸少。雜炭養入肺。其為害亦非淺鮮。人有病。五臟必有一受害。可再加之厲乎。我國病人室中。惟恐有風。雖夏日窗上亦不留一隙。入之腥臭氣騰。令人掩鼻。醫生多含烟以避之。而獨不為病者也。異哉。

二十日。血色稍薄。熱平。不敢多語。多語則氣促咳起。而血上逆矣。有友問疾。聽其語。以首頷之而已。入院四日。迄無大解。醫士憂之。手按腸部。結糞多。物至晚。令看護婦用里斯林(甘油)水浣腸。盛里斯林水於一尖頸管。以尖頸浸油。嵌肛門內。旁有一象皮囊壓起之。藥自流入。余畏痛。管頸未盡入。藥水四溢無效。換石鹼水浣腸。多前數倍。加一看護婦。一提燈。一嵌管。余側身瞑目。一任所為。藥未盡。而腹鳴思下矣。既竟。令余面上曲立兩足。置便器股下。(便器洋鐵製前高後低狀類舌臥解頤便)一人持管去。余川手握紙。阻余肛門。防藥出。使余強忍一時。腹中雷動。若車之雲集。萬馬奔騰。爭奪關以出者。去余川手。正便器。施衾於身。然臥中不便用力。且恐沾污榻褥。將出不得出者數十次。腹一痛。則羣集谷口。其勢如山水驟至。方將稍用人力。則復絲絲退去。如是者三勾。鐘。神憊身疲。又不敢去股下器。進退惟谷。窘困不可筆寄。惟恨醫之毒我而已。至十一時。窺余川倚壁假寐。起坐。始快下器。幾滿溢。神爲之爽。

二十一日。血中雜白痰。不似前之純赤矣。昨晚藥。朝來猶有餘威。仍思下。余欲坐。余川必不令坐。仰臥。竟出。流濡。重褥。余慚甚。無地。余川。無怨懟色。穢不可聞，無嫌厭色。移余席上。易以他褥。整理畢。以石炭酸水。徧撒室內。將以殺病虫也。至晚。問以前褥。曰、已洒浣矣。余感。幾出涕。因歎我國。良醫固絕少。而良看護婦。亦罕覯也。以錢傭者。相視若路人。語之則動。不語則止。無論已。弟姪子媳。可謂親矣。然不肖者衆。賢者能有幾人。賢矣避忌孔多。有心至而事不克至者矣。縱令事至。看護之學。不知。或任病者意。或聽巫醫言。飲食寒暖。顚倒錯置。宜於病者。禁弗爲。害於病者。勇爲自喜。愈盡力而病愈厲。嗟乎。古今重患。死於孝子賢婦手者。不知幾何人矣。至若日本看護婦捧湯進餌之時。雖慈母孝婦。無以過。而其言不可犯。則嚴若君父。令病者敬之畏之。而不自知其何由也。而謂中國有之乎。而謂少女中有之乎。吾故曰。中國良看護婦少。（女子無外事心緻細耐常誠知醫理看護病人善於男子日本軍艦向用看護夫此次戰爭聞皆改用女子矣）鎭日。閉目臥坐。清淨寂滅之思。若置身深山大壑中。子長松而妻麋鹿。不敢以人。

事。入。心。恐。悲。喜。哀。樂。之。情。入。之。賊。病。也。

二十二日。數日連食冷乳。頗嫌之。今午改牛肉汁。味奇鹹。不能下咽。惟米粥適口。余欲盡去牛乳以食粥。醫不可。曰。粥力小。飲之若無。飲人之生。如機器之動。轉人之需飲食。如機器之需煤電。器機無煤電則止。人不飯食則死。子入院治病。將以求生。也今不强食。乃南轅以適燕。趙不大謬乎。余詢尚有他物可食者乎。牛乳每食兩合。不可以常。對以鷄卵。曰以之易牛乳之半何如。曰可。午餐遂改爲牛乳一合。鷄卵二枚。余川欲余生食。余難之。余川言生食滋養。鄰室人又從旁慫恿。諸之。思他日返國理事。荆天棘地。其艱於食生卵者。不知幾千萬倍。此而避之。彼時將何以處。令余川破卵。以口承之。氣頗壯。甫三咽而嘔吐作矣。神定。不復敢食。人亦不復勸。此後皆煮熟。雜鹽食。不再自壯。以生食。諸人矣。中國有病。以少食爲上。今始悟其謬。有病者病已害身。强飯補益之。猶恐難償。固乃寡食。得不愈。憊乎。日本病。愈則豐碩。於初。我國病。愈則尫弱。不堪。恒年日不復。可以知其故矣。（病中固有不可食之物然如牛乳米粥牛肉汁鷄卵鷄鴨湯等物則無論何病食之皆宜要之病時養身之物當較平日多食不可減）

二十三日。血痰漸少。初入時一日五十格。或六十格。今日減至三十格。氣緩。言語無礙。

偶詢病院規則知看護婦皆小學畢業者入院時須考試見習者病人出三角實得八錢二等者病人出四角實得一角餘歸病院其所以苛扣如此而甘心不怨者有四因焉日本女子庸率低月一圓五角傭一女子四五人飲食市物滌器烹茗拭几悉代爲之遲寢早興殆無暇晷今雖扣猶多於常率一也院中每日集看護婦爲講淺近醫學一時既得庸金又習學問二也無病人時不得金仍可以飯有病藥餌無費三也倭俗鄉間女子至十五六歲來都中庸爲婢觀上國之光習處世接物儀法二十一二歲返鄉行婚禮以爲常意不在金四也偶披病床日記知十七日醫生以顯微鏡檢余痰肺中微生蟲數約居第三區（德國名醫家克憂微生蟲多難以數計特列一表自最多至最少分爲十區第三區其少者也）而十八日再驗則蟲無矣其後必不再生五臟之病多微生蟲所致今無之心頗寬豁

二十九日數日來血漸少痰色薄若朝霞至今日則斂爲血星血止有日矣余川病歸濱田代之年二十餘親切不減余川十數日間寢而食食而寢一無所事初猶可病漸愈頗苦之欲看書左右不可心癢不堪人有事時目無事爲最樂及實無事則又索然無味思有所從事蓋天之生人授之才智將使其有所爲以益於世不然默默食飲以

終奚以人爲嗚呼世之馳心衣食玩好不事而蠹國病民者豈天之本意哉

七月初五日血止痰日不過三四格入院未十數日而血全消誠非初意所及也我國以咯血爲死症饒裕者遊散不問事或十生一二然亦三二年而後愈下者未有不殤者也而愈者醫不能拔其根於止血病仍盤踞其中待時而發爲他日死種有血症而享高年者曾不一二聞西醫病必去根不使再作病處可復則復之不可復則縮而固之以去蔓延之患此院院長之叔父少咯血右肺全腐以藥去其病蟲而縮小囊固之專以左肺呼吸今年七十餘矣矍健如壯者故一臟之症瘳苟不自戕賊終身此臟可無他恙一得症而身亡一有病而身轉固孰謂天命可恃醫術無濟邪今晚胸上氷袋撤去轉側自由身輕如釋重負袋中氷日需二十餘斤價六角餘（一斤二分五厘）余去冰最早鄰室瀨戶友吉君病同入院早五日血止十日後冰始去蓋醫員不以此瑣事爲意而院長診時皆先至移去去否更不之知病人亦不以此爲問是其所以遲遲也余乃萊先生視余時令去者（萊先生名順平治此院醫員醫術精院長器之嘗習華語時就余正音故熟識之）萊先生遇余頗厚常晚間投暇過余診視爲導示一切心甚感之

廿二日。醫言可坐。看護婦將以身腋余。而余手皮礙。躍然起坐。神色不迫。先是瀨戶君初坐時。側身疊被礙於後。爲欹倚之資。看護婦手承其首。輕輕掖起。身未直而頭眩目暈、地轉室動。不得已復臥。如是者數。始得坐。衆人臆余亦必如彼。教余多法。今觀余自起。皆愕然驚。有謂外國人强於日人者。有言華人身長故體壯。乃餅者或言余體胖。狺狺不已。爭向余問。語耳鳴乎。屋搖乎。腰間得毋痛乎。余悉搖首。作不狀。自豪言談自若。濱田數請余臥。始臥坐時。他無所苦。惟兩股稍疼耳。是日飯時藥時外。仍仰臥。晚間移縟廊下。坐觀明月。時近三五。又以病久。不見。倍覺清郎。銀河。在天。星光明滅。涼風徐至。時聞蟲鳴。耳目手足。無不一暢。快天潔。地清。覺胸中廓然。無毫渣滓。

十三日。晨起。呼人就室中薙髮。頭顱爲輕。院中人。以余華人而操日語異之。臥中不能來。今覘全坐。爭至。室常滿。或請敎以華語。或詢華俗。心不善之。亦無可如何。有問支那女子纏足。其意何取。豈將以禁其外出耶。抑果以爲美觀也。余曰。風俗根於習慣。別無取意。纏足之事。其初不過一。二人冒然倡始。衆人隨而和之。時久世移。養成國俗。遂至牢不可破。雖有拔萃之儔。知其不可。亦從衆。莫可自救。夫天以足付人。將以使其步也。今小之。使不得步。戾天旨。人之爲事。多賴乎足。今錮之。不能自如。傷人理。戾天旨。傷人。

理。纏足。誠不得謂非惡俗也。然前年已下詔勸禁。志士復林立天足會。導誘之。十數年後。吾必中國無一小足存矣。且此類惡俗。無國無之。西洋之細其腰。日本之墨其齒。與吾國之纏足。相去又豈能幾何哉。文明漸進。若此惡習。悉歸於自然淘汰中。足日齒旣止。西人之細腰亦必不久廢去。三者將永絕天壤。徒存於史乘。供讀者一粲而已。衆唯唯。

十四日。能起步。初足軟無力。必有所倚。凡三起三息。始可獨步。得入厠。大便兩次。月來床臥。大便不出。每三四日。必浣腸一次。不可至再至三。往往延及半日。事甚苦。然終不能暢出。故浣腸前。如赴屠之羊。俄然氣阻。惟恐天之早暮。(浣腸多在晚間)浣腸後幸數日可安。其樂不啻登天。今後此苦可幸免矣。

十九日。足漸强。日步庭中。庭中多植樹木。叢一兎。馴不避人。余每掬物食之。院內氣清。輙流連不欲入室。此院院長爲佐佐木政吉(醫學博士)精於肺科。院中患者。太半肺疾。余周覽各病室一週。詢之。有已入一年餘者。有七閱月而不能起者。而居三四月者爲最多。皆不咯血。奇之。叩之醫生。曰。咯血。爲肺症發端之輕者。及時善治。可立痊也。其不咯血者。雖肺有疾。不外見。不自知。仍詡强壯。日以烟酒毒之。莫以爲意。久之愈劇。遂釀成重患。此症之重者。所以皆屬不咯血者也。子症之愈速於人者。以初發入院早。且體壯無嗽。從此將肺醫固。苟善自調攝。可終生無肺患。子得此症。非子之福乎。

二十五日。飲食遞增。朝。牛乳二合。麵麭半斤。午晚如之。唯牛乳少一合。麵麭去皮。薄切爲片。炙之。取其易於消化。菜爲牛酪烹雞卵。亦偶食牛肉。所食皆滋養物。體量日加。初起時十三貫二百匁。前日衡之。十三貫五百匁。今日則加至十四貫矣。(千匁爲貫。)湖南某君。因喉症入院。不能日語。性躁。看護婦善語存問之。而彼竟目圓耳熱。怒不可遏。奔至余室。謂爲人侮。使余往責之。余詢得其故。語之。色始霽。啞然自笑。余日必三四往。爲作舌人。入院時。窺看護婦不在。將兩日之藥。一次服下。藥利大便。瀉二日不止。推其心。必以爲多服可速愈也。頗謹守。晚間不令看護婦同室寢。晝間除鋪時外。閉戶。看護婦不得入。自言有遺精症。惡見女子。不求淨於心。徒虛飾於外。未見其有益也。

二十六日。早入浴。(院中有浴室。每早縱患者往。)看護婦隨入。觀鄰室人。周體皆看護婦代洗。無微不至。余不敢受。僅令其拭臂而已。此病院有分院。於平塚。地居海濱。空氣佳。養肺病最宜。且距東京不過四五十里。每欲往。苦於三等無室。托萊先生轉致分院。三等有室時知告。卽時前去。今得覆云。處二等人、待入三等者夥。室閒必先彼移徙東京人恐不克及現二等亦滿。無已。請先入一等。次遷二等。俟三等室出。再移居之。直入三等。必不可得也。一等昂甚。余擬至彼。止於棧房。日往診。尚未請之醫生。日於日人處口語頗進步。前所習皆文語。俗語鮮重。以課忙不常與日人交。時聞講義演說。聽日人言。雖無不曉。自語則不如彼之靈敏。欲有言。必心中先綴成華語。自華語轉譯日語。未能衝口而出。今得其俗語甚多。非一一問自日人。日聞其語。積久耳熟。遂洞其意。言時直出不事思索。直不知其爲外國語。有請易以華語者。轉難得當。蓋各國言語之習慣不同。如有問病況何如者。在華語則告之善否。日語則僅言感謝。多不及病狀。欲知其善否。必再問始得。治他國語者。此處宜致力也。

二十八日。萊先生來。問余願注射否（注射肺癆血清）且言其益。余可之。注射乃以針注藥於脇窩靜脈中。使輸於肺。得力大於口服之藥。醫家恐僅服藥不足以淨其根。爲注射以輔之。一禮拜注射兩次。五十次爲滿。計時六月。而其間若體溫過常度、或下痢。注射無益。暫時停止。俟復元再注。故多嫌其時久費鉅。遠人皆不待其滿而歸。余居東京費少。擬注至五十次。此院注射。爲第一三日曜日。余卽從明日始矣。

八月初六日。日以食寢爲事。鬱時閱漢書數葉。不敢多。殊不自知有病。面豐大。無枯槁狀。卽旁人亦不以病人目我、擬明日去平塚。因市體溫器一枚。（一元二角）以備在棧中朝午晚自驗體溫。列表彙呈醫士。蓋注射後體溫最宜注意也。午前九時。徐君映奎、死於病院。此君湖北人居華時有咯血症。年一發。旬月自愈。已五六年矣。今歲東來。又作。入神保醫院醫治。神保不善理肺。居三日加重。改進此院。是時已瘳能步。余病臥時。見其徘徊廊下。以爲不日痊快矣。日前其兄自楚來省疾。食之燕菜。吐黃痰。病以日厲。數日竟爲泉下人矣。病篤。醫言肺全潰。無救。速備後事。其兄不聽。羅致華醫服華藥。謂余曰。死生有命。氣未盡。醫士何能必其死。特術淺耳。徐君爲官費生。其監督爲自橫濱購來棺木衣衾。棺大而重。八人僅能舁起。聞運之返鄉。需約千元。日人在外國死者皆葬於其地。不然。火其屍。携灰歸國。吾國最重喪事。旅外者。無一不全其屍以返。如神戸、橫濱（皆通商要港我國商人多居此地）商人會館。特儲數十萬元。爲貧者扶柩之費。其餘各埠亦然。余以爲吾國視屍過重。糜費於無益。人死無知。藉令有知。亦其魂魄耳。其屍甯有知哉。屍無知。火之可也。隨地葬之可也。何必耗重金棺之以歸故土。且處今日。人將以天下爲家。無處非吾故土。更何言歸。必如是無益而適形其小耳。或曰。子言誠當。吾心不忍奈何。應曰。子有不忍之心。甚可尙。然何其不腐也。方今我國勢微力蹶。

外患。蝟生。俄之。於滿州。英之。於西藏。長江。德之。於山東。法之。於川。廣日之。於福建。經營。畢力。視爲。領土。或明。或暗。其術。雖殊。其事。則一。要皆，足以。屋吾國。而墟吾。種子忍之。乎。苟其。不忍。凡立。學校。派遊。學。修路。開礦。皆救。之之。術。宜急。圖者。也。曷不。傾其。財。竭其。力。以爲。之。卽不。然。將施。於屍者、納之。學校。入股。公司。亦於。國計。不無。小補。各商。埠會。館。之欵。誠。能。就。地。設。學。教。育。僑。居。商。人。子。弟（在外華商多無學）或以。之。興。文。明。事。業。其。爲益。豈。不。溥。哉。顧此。不。圖。以四。百。兆。同。胞。之。淪。滅。爲。可。忍。而。以。一。就。腐。之。屍。斷。斷。焉。爲。不可。忍。何。其。所。識。之。不。廣。以。至。於。此。哉。晚、步至本鄉區湯島町六丁目二十九番地伏見館。（五弟於前月抄自神田區今川小路一丁目一番地飯田方移來）携來羣學肆言。呻吟集、漢書數册。及望遠鏡：

初七日。午後一時。自病院坐人力車。至新橋。汽車已發。候至二時四十五分始行。五時五十三分。抵平塚。（屬神奈川縣）止於旭館。（房飯錢一禮拜四元五角）此館距海半里。波聲。聾耳。海風。拂面。涼甚。五弟送余至此。六時五十分。復乘汽車、歸東京。來時鄰室瀨戶君。約同行。以家書不至。不果。晚、蚊奇多。手足。袖縮。不敢。出。燈前。蚊。舞，如。雨。花。撲頭撲。面。天雖。涼。扇不。敢。歇。

初八日。早起。雲合地濕。知昨夜雨。午至海濱。途中沙深沒脛、風大。濤浪山起。白花珠跳。岸邊多漁船。余倚之臨眺。須臾風愈疾、雨亦至。不復可留。歸寓。餔畢。至杏雲堂分院。三等無室。取藥歸。平塚爲一僻村。人口稀少。旭館遠在村外。四圍松柏密樹。一望無垠。人跡罕到。葉落無聲。野鳥時三五羣來。余屋窗三面。左盼右眺。疑非人境。此館所居。皆養疴者。余將一月留。是日、鎮日雨。不得出。聞逆旅主人言。晴日、海濱多漁夫取魚。病人朝晚皆往觀焉。余之病。未聞於家。病劇。恐家人懸繫。今愈。將作函 兩親。以日記附之。此症實余留學中一大厄災。本擬今年入第一高等學校。以病不得入學。淹滯一年。疾甚時。不能執筆。稍瘳。特補記日記。以爲後日紀念。且其間、可則戒之端甚衆。書之。一以化人。一以自勵。日記止於此。

按杜之堂。日定之。藏氏。名麒。安徽天長縣人。父選樓先生。有子五。長次早卒。三名麟候。補山東。五名贊。字襄父。與定之同游學日本。定之性醇謹。而才頗敏銳。且勤勉。恥居人後。辛丑歲。與襄父從余遊。流寓京師半載。適舊游有擬赴東者。定之請於父。是年遊日本。其時襄父十六歲。定之十八歲。携手遠行。一時知名之士紛紛祖餞。增以詩詞。既至。肄業同文書院。癸卯春。余旅保定。定之以所譯英國史。動物學示余。余驚其文思驟進且疑其驚此而遺彼既聞畢業考校名次第一余又慮其過勞每郵書勸之是時志在入帝國大學習英語於正則英語學校衆業德語志堅氣銳不可奪甲辰聞其致疾秋余至東京相見時其疾稍愈已而復發就醫於平塚杏雲堂院以某月某日卒年二十二歲且襄父扶柩歸諸朋好送之皆痛曰吾國亡一文學家初余侍桐城先生東來也定之與其弟襄父及邢君贊廷休暇居學外冒暑日夜習幾何算學贊廷名之襄南宮人曾受業選樓先生門下故出入必相攜持是後襄父人中學校定之贊廷豫備英德文迄余後至則襄父病胃贊廷病腦定之病肺惟定之較重時愈時發襄父為余言其原委曰定之病篤仰臥恆書空作英字以自快嗚呼空談不足圖存惟賴英銳精敏之士殫窮學問歸而措施求進故不可不篤身體柢弱萬事坐廢即厭於學而長於材抑何足貴重重自攝養又必荒廢業務百無所成定之所操之術其足令人愛且悲也如此故傳其軼事欲求向學愛身之中道

函授新醫學講習社簡章

報名處在上海新馬路昌壽里五十八號中西醫學研究會

第一條　仿實業函授學校之例。以通函教授法。教授各科淺近普通新醫學。故定名爲函授新醫學講習社。

第二條　函授期限定爲一年。仿嚴有陵先生等發起之師範講習社之例。一年期滿、舉行通信試驗。及格者給予證書。

第三條　學科以解剖學、生理學、病理學、藥物學、內科學、外科學、眼科學、婦人科學、衛生學、爲範圍。所編之講義。凡廿餘種。皆淺近易曉。爲門徑中之門徑。階梯中之階梯。

第四條　寄上之講義。及選定之書籍。倘有疑義。可通函質問。

第五條　西藥實驗談一書。大都皆特效之方。屢試屢驗者。方內所引用之藥品。可由敝處代購寄上。其如何用法服法。均詳載無遺。學者如已有此藥。則不寄。凡毒藥一概不寄。

第六條　無特效藥之疾病、及疑難險症。用函授法。殊多隔膜。概從删削。

第七條　程度以漢文清順者爲合格。年齡概不限制。

第八條　學費每月二元。講義費七角。郵費三角。每月合計三元、一律按月先繳。書籍費藥費、臨時按原價照算。

第九條　學者試習一月。或以此法爲不善。或毫無心得、或別有事故。均可隨時退學、

第十條　每月寄講義、書籍、藥品。或一次。或二次。隨時酌定。本章程他日如有增刪。再行奉告。

無錫丁福保仲祜謹擬

緊要告白

本年五月函授新醫學講習社大加擴充添招新社員五十八人故將簡章詳列於前

第十二期函授新醫學講義因刻圖極多故出版稍遲

丁氏醫學叢書提要

各省買書者書欵從郵局亦可匯寄

總發行所　上海新馬路昌壽里五十八號　中西醫學研究會

分發行所　上海棋盤街　文明書局

新撰急性傳染病講義

傳染病之害。烈於毒蛇猛獸。而急性者爲尤甚。卒然而發。病家咸出不意。奄然就斃。醫生每謝莫治。死者比比。生者皇皇。烏可無以拯之哉。是書爲無錫丁福保君所譯。臚列急性傳染病三十餘種。每種分七段。一、定義。二、原因。三、症候。四、解剖的變化。五、診斷。六、豫後。七、療法。爲急性傳染病書之詳且備者。學理精當。本諸實驗。方劑豐富。效可通神。至其如何豫防。如何處置。猶餘事也。　每部一元二角

赤痢實驗談

是書乃無錫丁福保最近之作、其學說治法、一本於實驗、詳論病因、病理解剖、類症鑑別治療法等、最後又羅列實驗之病床日誌、爲從古未有之書、使闇者可以案病施藥、案藥治病、即素不知醫者、亦可自行療治、自此書出板後、各埠函購已紛紛不一、實驗而得良好結果者、咸來報告成蹟、則是書之價值可知、苟商學各界人費一編、吾敢謂赤痢病將來可絕跡於吾國也、敬告諸君、請歡迎之、　每部四角

增訂第三版醫學指南

無錫丁福保著、凡歷代醫學之源流、中西醫學之分科、內科學藥物學之大要、內經本草等各書之謬誤、皆言之甚詳、爲門徑中之門徑、階梯中之階梯、故曰指南、著者欲以醫學智識、普及齊民、故定價極廉、　每部收回印工洋二角

醫學指南續編

丁福保著、其內容有解剖學、產科學、藥物學、看護學、診斷學、花柳病學、衛生學、胃腸病學、兒科學、中外醫通、名醫列傳、以及種植內科學各序、凡三十餘種、其材料之豐富、理論之新穎、爲醫學論說中獨一無二之作、　每部三角

外科學一夕談

無錫丁福保述、是書乃普通之外科學也、書分二十四章、凡一部分之充血、貧血、血塞、出血、炎症、膿瘍、壞疽、潰瘍、損傷、創傷、切傷、打傷、刺傷、銃傷、電傷、骨折等、及種種之症候、治法、處置法、大略已備、又能以淺顯之筆、達深奥之理、閱之一目了然、實爲家庭中不可不備之救急書也、　每部三角

生殖譚

日本渡邊光國著。無錫華文祺丁福保合譯。共分二十三章。一、總論。二、男子生殖器之解剖。三、女子生殖器之解剖。五、骨盤。六、乳房。七、男子生殖器之生理。八、女子生殖器之生理。九、交接。十、女子生殖器交接時所起之變化。十一、卵之妊孕。十二、妊娠後母體之變化。十三、胎兒之發育。十四、妊娠之持續。十五、可隨意得男兒及女兒之說。十六、生活狀況對於生殖力之影響。十七、全身疾病對於生殖力之影響。十八、結婚之注意。十九、結婚者須知之事項。二十、男子之生殖機能障害。二十一、花柳病之害。二十二、女子之生殖機能障害。二十三、交接過度及手淫之害。每章各有子目。條理井然。學說精確。卷末復附有妊婦攝生法。　每部大洋六角

皮膚病學美容法

無錫丁福保譯、是書雖定名爲美容法、其實凡皮膚上普通症候、已包羅無遺、凡所述洗顏、入浴、塗顏、面皰、痤瘡、皮乾、胼胝、雞眼、疣贅、酒渣、多毛、脫髮、毋斑、雀斑、汗斑、赤鼻、皸裂、凍傷、苔蘚等種種治法、既詳且備、而又詳於藥方製法、更爲難能可貴、研究美容術者、洵必要必讀之編也、　每部四角

實驗却病法

此書乃德人山都氏原本、其習練法共十九式、爲正式之運動、其効果有四端、能使全身筋肉、及各臟腑、同時發達、一也、能堅忍耐勞、二也、能增加抵抗病毒之力、三也、子女有壯健活潑之遺傳性、四也、凡習此術者、一月小效、兩月大效、能使全體內外發達極速、以達却病之目的、　每部三角

歷代醫學書目

無錫丁福保編輯。其第一類、曰素問靈樞。凡六十一種。第二類、曰難經。凡十七種。第三類、曰甲乙經。凡三種。第四類、曰本草。凡百五十九種。種採炮製附焉。第五類、曰傷寒。凡百一十種。第六類、曰金匱。凡一十九種。第七類、曰脉經。凡九十七種。太素脈附焉。第八類、曰五臟。凡三十三種。骨與經絡附焉。第九類、曰明堂鍼灸。凡八十五種。第十種、曰方書及寒食散。凡三百七種。第十一類、曰疾病總。凡二百三種。皆一書兼備數科。不能分隸者也。第十二類、曰婦科。凡五十六種。而胎產居泰半焉。第十三類、曰小兒科。凡八十七種。而痘疹居少半焉。第十四類、曰瘡腫。凡五十種。癰疽瘰癧發背痔漏外傷等。皆屬於此。第十五類、曰五官。凡三十六種。耳、目、口、齒、咽喉、等皆屬於此。第十六類、曰脚氣。凡八種。第十七類、曰雜病。凡五十二種。痎瘧、虛癆、痧症、吐血、等皆備焉。第十八類、曰醫案。凡二十四種。第十九類、曰醫話。凡一十六種。名醫傳、醫史之類附焉。第二十類、曰衛生。凡六十四種。服食導引之法附焉。第二十一類、曰祝由科。凡一十一種。五運六氣之說附焉。第二十二類、曰獸醫。凡六種。退置末簡。貴人賤物之義也。　每部二角

食物新本草

無錫丁福保譯述。共分十章。一、緒論。二、穀類之部。三、飲水之部。四、製化食品之部。五、酒類之部、(附脂肪油)六、野之部菜。七、菓實之部。八、魚肉之部。九、鳥肉之部。(附鳥卵)十、獸肉之部。(附乳汁)吾人日常飲食之品。無不畢具。每品分性質効用注意三節說明。其化學成分。指示其有無毒素。使人知何者食之有益。何者食之有害。誠家庭必備之書也。　每部六角

西洋按摩術講義

按摩一法、自古有之、蓋病有非藥物所能見效者、則按摩之術尚矣、吾國專書、已渺不可得、僅僅散見於周禮藝文志等書而已、無錫丁福保、曩曾留心於是術、而苦無參考、近得西洋按摩術、急譯之以供同好、希世之珍、誠當之無愧色矣、至其書中手法之詳盡美備、演習之易於從事、及圖解之明晰、學理之條暢、猶其餘事也、注留衛生者、其亦先睹為快矣、　每部五角

腳氣病之原因及治法

無錫丁福保編譯。腳氣為傳染病之一種。其起也多出於不意。遷延弗治。治之弗當。則即陷於衝心期而不能救。可危可畏。莫此為甚。無怪吾國人之死於腳氣者夥也。是書分上下兩編。上編為中國舊法。分名義。原因、症狀、治法、四章。諸家學說。經驗良方。無不搜羅備載。下編為外國治法。凡腳氣之症狀、解剖的變化、診斷、豫後、療法、及其所以發生之原因。載之尤詳。腳氣衝心。唯一之療法。為射血法。他書多不載其手術。此書并其學理亦詳載之。洵最佳之腳氣病專書也。讀者并可藉此一覘中西醫術之異同焉。　每部六角

醫話叢存

丁福保編輯其自序曰鍾嶸詩品劉勰雕龍詩文之話莫古於是厥後之詩話詞話四六話製義話作者夥矣福保少習岐黃恥以雕蟲小技自炫於世故不話詩不話詞不話駢四儷六而話醫作醫話唐王勃撰醫話序一卷即醫話之鼻祖也其後有顧體醫話(史搢臣著)友漁齋醫話柳洲醫話(王孟英著)潛齋醫話存存齋醫話(趙彥暉著)惜餘醫話(柳寶詒著)等作者林立奚事余之駢拇枝指為然余之所欲話者與舊學說不同或話所聞或話所見或轉述師友之所聞所見而彙時之所甄錄以備遺忘者亦附存焉不分體例不別門類銖銖積之漸成卷軸故曰叢存　每部五角

寶威大藥行製藥公司廣告

疾病者、為人生無形勁敵、恒使人惴惴恐怖、與吾人性命相搏擊、欲抵禦之、當以良藥為最利之器械、然天下良藥、無過寶威大藥行之所製、自古以來、人之於疾病、專心研究、欲得醫治之藥、逮至今日、而醫學成精美專科、故藥物精奇、終不外乎醫學之發達、寶威大藥行製造各藥、均依科學最近發明妙用、寰球藥品、殆無出其右焉、

近來東西各國、其藥品輸入中華、不勝枚舉、然皆未有如寶威大藥行之良藥、名傳遐邇、亦無能如本行良藥、素蒙世上著名醫士、羣所稱揚樂用者也、

本公司製造藥物品極純正、權量凖確、携帶靈便、雖經寒帶赤道、其性質不稍改變、尤為特色、非他家所能及也、又本公司良藥適口易服、或備家用、或水陸旅行、隨身携帶、均極利便、且每種藥品、均詳明服法用法、本公司所製品物、曾往近世最大博覽會陳賽、所得奬賞功牌、數逾二百二十餘事、均揄揚本公司所製良藥、有奇特之化學妙工、倫中外醫學界　諸君、欲索華文仿書、請函致上海四川路四十四號本藥行、當卽郵奉、郵資不取、　（祈寫明因閱中西醫學報云云）

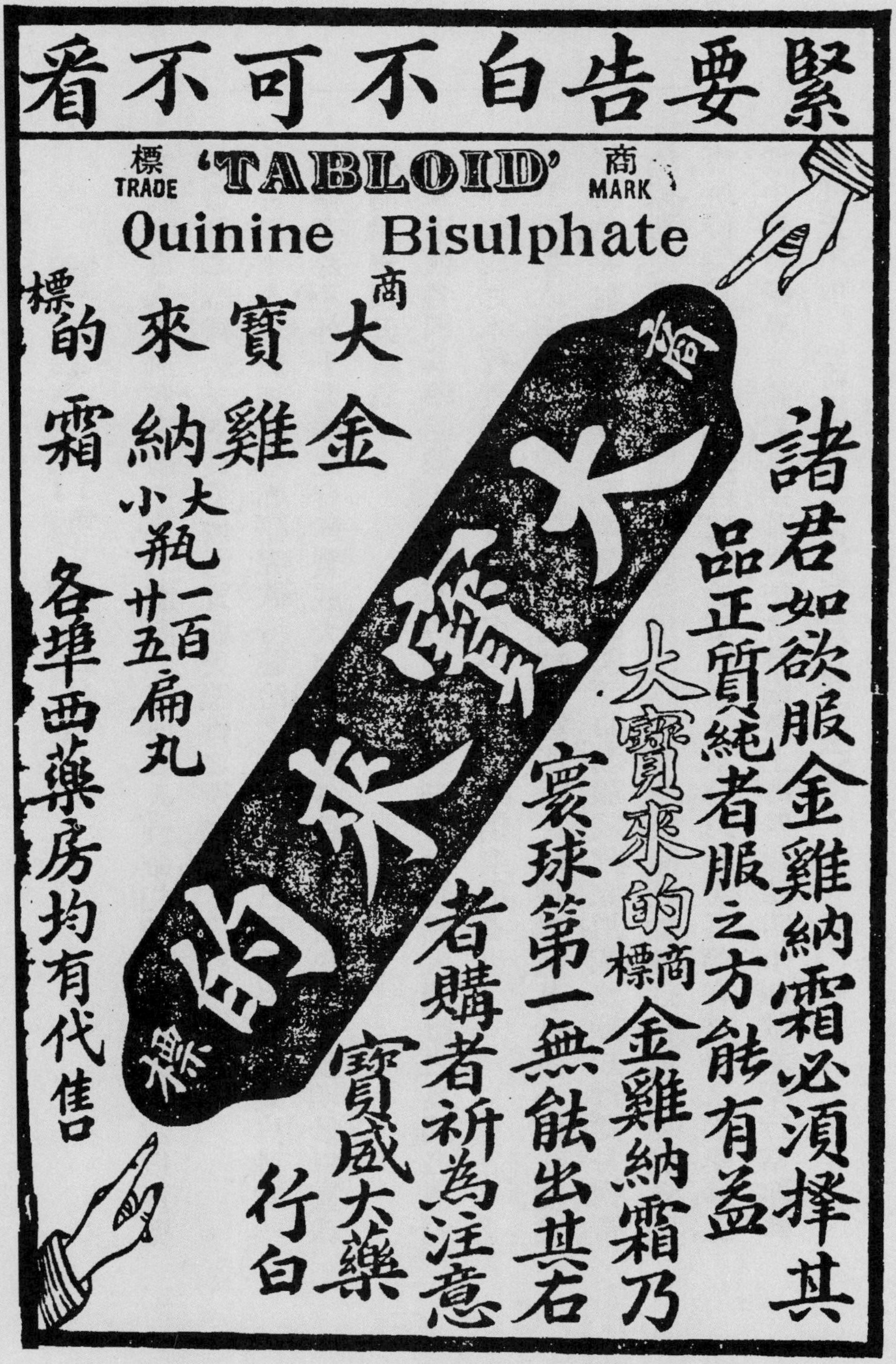
緊要告白不可不看
標 'TABLOID' 商
TRADE MARK
Quinine Bisulphate
商標
大寶來的
金雞納霜
大瓶一百扁丸
小瓶廿五扁丸
各埠西藥房均有代售
商標 大寶來的
諸君如欲服金雞納霜必須擇其品正質純者服之方能有益
大寶來的商標金雞納霜乃寰球第一無能出其右者購者祈為注意
寶威大藥行白